W0266187

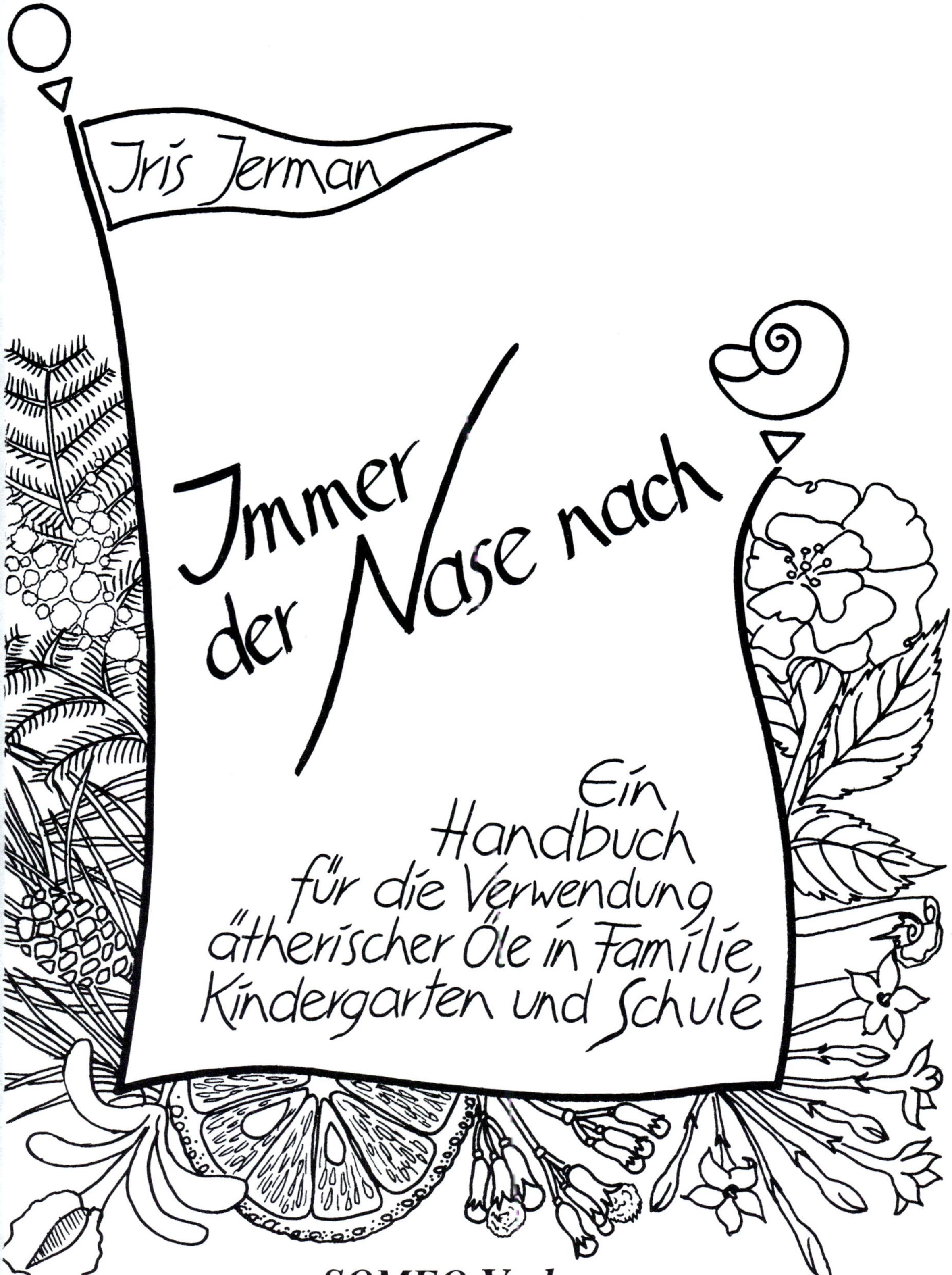

SOMEO Verlag

Die Deutsche Bibliothek – CIP-Einheitsaufnahme

JERMAN, IRIS:
Immer der Nase nach : ein Handbuch für die Verwendung ätherischer Öle in Familie, Kindergarten und Schule / Iris Jerman. – Kaufbeuren : Someo-Verl., 1994
ISBN 3-9804102-0-X
NE: HST

© Someo Verlag, Andreas Jerman, 86700 Kaufbeuren
ISBN 3-9804102-0-X

Satz/Layout: Layout · Satz · Repro Ilic/Pusch, Leverkusen
Druck/Verarbeitung: Druckhaus Knoche, Solingen

IMMER
DER NASE NACH

EIN HANDBUCH FÜR DIE VERWENDUNG ÄTHERISCHER ÖLE IN FAMILIE, KINDERGARTEN UND SCHULE

IMMER DER NASE NACH

Dieses Handbuch informiert über Duft und Dufterlebnisse, aber auch über Wege und über Entwicklungsschritte, bei denen Düfte Begleiter sein können. Ganz neue Qualitäten erfährt unser Alltag, wenn „Verstand“ und „Intuition“ gemeinsam Wege durch Krisen finden.

Kinder und Erwachsene lernen durch Berührung, Bewegung, Massage und Meditation sensibel mit sich selbst und mit anderen zu sein. Dies ist der sicherste Weg durch alle Krisen.

Seit zwölf Jahren unterrichtet die Autorin an Sonderschulen. Ihre Klassen haben zwischen zehn und sechzehn Kindern. Alle Duftideen dieses Buches lassen sich in Familie und kleinen Kindergruppen verwirklichen, doch nur mit Einschränkungen in Klassen mit zwanzig, dreißig und mehr Kindern.

Iris Jerman, geboren 1955, lebt mit ihrer Familie im Allgäu. In fünfzehn Jahren Schuldienst sammelte sie die Erfahrungen für dieses Buch (Grundschule, Hauptschule, Schule für Lernbehinderte und Schule für Sprachbehinderte).

INHALT

IMMERWÄHRENDES FLÜSTERN,
DAS TAG UND NACHT ERGEHT:
ETWAS VERBORGENES –
GEHE HIN UND FINDE ES!

GEHE UND BLICKE
HINTER DIE GRENZEN;
ETWAS VERLORENES
HINTER DEN GRENZEN,
VERLORENES WARTET AUF DICH.
MACHE DICH AUF!

RUDYARD KIPLING,
„THE EXPLORER"

VORWORT

„Verborgenes und Verlorenes...“, diese Zeilen verheißen Geheimnisvolles. Kinder sind ebenso wie Erwachsene glücklich, wenn sie bislang Verborgenes entdecken und sich mit allen Sinnen daran freuen. Diese fünf Sinne – Hören, Sehen, Riechen, Schmecken und Fühlen- sind eng verbunden mit den Fähigkeiten unseres Gehirns. Dazu gehört das klare, abstrakte Denken ebenso wie die sensiblen Gefühle, und wenn diese beiden Qualitäten Hand in Hand gehen, stehen viele Geheimnisse zur Entdeckung bereit. Wir finden eine selten benutzte Tür, die Intuition. Geheimgänge werden angelegt zwischen Verstand, Emotion und Instinkt. Das Abenteuer beginnt für alle im eigenen Körper. Wir können mit unseren Sinnen allerhand über Auge und Ohr, Nase, Mund, Haut, Gehirn und deren Zusammenspiel wahrnehmen und erkennen.
Auch wenn uns moderne Medien mit Zeichentrick, Computersimulation oder spannenden Actionszenen locken, so erhalten Kinder am Bildschirm Erfahrung nur aus zweiter Hand serviert, zudem beschränkt auf Sehen und Hören. Geheimnisvolles muß man wahrnehmen können. Echte Geheimnisse hören, riechen, spüren und erleben wir nur, wenn wir den Fernsehsessel verlassen. Gesunde Neugier ist die Fahrkarte, Mut und Zuversicht der nötige Proviant, wenn sich die dreizehnte Tür öffnet...
Bei perfekt gedrehten Filmen sind gefährliche Szenen stets gedoubelt. Schreckliche Bedrohungen und scheußliche Ungeheuer sind nur Trickaufnahmen und trotzdem hinterlassen diese Filme die Zuschauer mit dem dumpfen Gefühl, daß ihr Alltag im Vergleich zu solchen Sensationen langweilig und öde ist. Schlechtgelaunt übersehen wir, welche Abenteuer auf uns warten, wenn wir in den Wirbel des eigenen Lebens springen. Zu spüren, daß jeder Tag voller Abenteuer steckt, bei denen es allerhand Kostbarkeiten zu gewinnen gibt, macht Großen und Kleinen Mut. Doch wie steht es mit Verlusten? Schließlich müssen wir das eigene Leben ohne Filmtricks durchstehen, ein Double für gefährliche Szenen fehlt ganz. Könnten wir Wissen und Erfahrung nicht auch ohne Niederlagen, Krisen und Verluste bekommen? Die medienbedingte Gewohnheit, sich von unangenehmen Meldungen schnell abzuwenden, gaukelt uns diese bequeme Art der Erfahrung vor.

So lange, bis uns die Krise packt und schüttelt.

ENTWICKLUNG BRAUCHT KRISEN

ENTWICKLUNGSSCHRITTE

Für ein Baby beginnt ein gefährliches Abenteuer, wenn es das Laufen lernen will. Es muß harte körperliche Arbeit leisten und darf trotz schmerzhafter Rückschläge nicht aufgeben. Ohne zu resignieren, muß es zusehen, wie andere sich mühelos bewegen, ja sogar rennen oder hüpfen.
Was gibt dem Baby in solch einer Krise das nötige Selbstvertrauen? Einmal erfährt es Mut und Zuspruch durch die Familie, und deren Vorbild macht zuversichtlich, es irgendwann selbst zu schaffen. Bis dahin fühlt sich das Kleinchen am wohlsten, wenn ihm jemand das Laufen abnimmt: Das Gefühl, gehalten und getragen zu sein, kann sich tief im Unterbewußtsein verwurzeln.
Doch die stärkste Antriebsfeder, das Laufen zu lernen, ist die Idee des Lebens selbst. Stillstand ist auf Dauer tödlich, und so muß jeder einen Entwicklungsschritt nach dem anderen gehen. Manchmal erreichen wir dabei eine Station, wo wir leben wie die Made im Speck. Dort möchten wir am liebsten bleiben, für immer und ewig. Doch irgendwann ist der Speck gefressen oder beginnt zu schimmeln. Was für die Raupe das Ende ihres Daseins ist, nennen die Menschen Schmetterling. Wer wollte denn lebenslänglich auf dem Bauch herumrutschen, wenn man auch als Falter durch die Lüfte fliegen könnte.

Ohne Krise keine Entwicklung

Aber zwischen diesen beiden Stationen liegt meist ein großes Abenteuer, die Krise. Sie kann Angst und Verzweiflung beinhalten. Sie kann Hilflosigkeit, Resignation und Schmerz einschließen. Sie bedeutet oftmals einen Rückzug aus dem gemütlichen Speck. Dem Neubeginn geht eine Zeit der Besinnung und der Ruhe voraus. Diese Phase darf man nicht mit Stillstand verwechseln. Während wir von außen nur eine verpuppte Raupe erkennen, geschieht innen nahezu Ungeheuerliches. Bei der Metamorphose zum Schmetterling löst sich die Raupe buchstäblich zu Brei auf.
Auch für Menschen sind Entwicklungskrisen oft schmerzhaft und beängstigend. Und doch lernten wir als Kleinkind Laufen, Rad-

fahren und Schwimmen. Überwundene Krisen sind die Kraftsymbole, mit denen wir uns bei kommenden Abenteuern schützen dürfen, doch das Fortschreiten auf diesem Weg nimmt uns niemand ab.
Heutzutage werden Erfolg und Krise oft als Gegensätze interpretiert, wobei man den Erfolg meist als Endpunkt durchgestandener Krisen verstehen möchte. Doch jeder Erfolg ist gleichzeitig ein Sprungbrett in die nächste Krise. Eine Zeit lang hopsen wir glücklich und sorglos da oben herum. Erst wenn wir bemerken, wie hoch wir diesmal geklettert sind, beginnt das ängstliche Festklammern am Erreichten. Eine unkluge Reaktion, denn es geht ja darum, den Sprung in's nächste kalte Wasser zu wagen.
Diese Sprünge aber sind es, die angelerntes Wissen zu wertvoller Erfahrung reifen lassen. Nur dieses gelebte Wissen schafft bei Kindern und Erwachsenen ein tragfähiges Selbstbewußtsein.

ILLUSION DER MACHBARKEIT

Als Lehrerin habe ich oft mit Kindern zu tun, die sich selbst kein echtes Vertrauen schenken und deshalb nach außen mit Minderwertigkeitskomplexen oder aber mit Mehrwertkomplexen reagieren. Wie können wir helfend begleiten? Sicher nicht, indem wir ihnen alle Stolpersteine aus dem Lebensweg räumen; es ließ schon einmal ein König alle Spindeln im Reich verbrennen...
Leider erweisen sich auch viele Theorien aus Pädagogik und Psychologie als wenig nützlich, wenn die Krise wirklich an die Türe klopft. Lange Zeit predigten Erziehungswissenschaftler den Erwachsenen, stets kühlen Kopf zu bewahren und voller Besonnenheit ausschließlich mit Güte und Verständnis auf die Krisen mit Kindern zu reagieren. Dies ist natürlich eine Möglichkeit, Konflikten zu begegnen. Aber sie ist leider nur dann erfolgreich, wenn Güte und Verständnis aus dem Herzen kommen. Angelesenes, nicht gelebtes Bücherwissen versagt im Ernstfall sehr schnell. Sind Erwachsene in ihrem tiefsten Herzen an andere Gefühle gebunden, so hilft die schönste Theorie nichts.

Der Schlangenbeschwörer hat nichts von einer Kunst, wenn die Schlange ihn beißt, ehe er sie beschworen hat. (Kohelet 10,11)

Um Kindern in Krisen sinnvoll beizustehen, müssen die Erwachsenen dieses Wandlungsthema zugleich im eigenen Alltag überzeugend leben. Eine gefährliche Aufgabe, eine echte Herausforderung.

„Ein Schnupfen dauert ohne Arznei sieben Tage und mit Medikamenten eine Woche!“ Mit Krisen scheint es ähnlich zu gehen. Nichts auf der Welt kann eine Krise abkürzen, ohne gleichzeitig einen Entwicklungsschritt zu verfälschen. Viele Therapieformen geben vor, uns und unsere Kinder zu „heilen“. Auch die Aromatherapie weckt oftmals die falsche Hoffnung, daß es auf dem Weg durch die Krisen des Alltags bequeme Abkürzungen gäbe. Man sollte den Stellenwert eigener sowie professioneller Hilfe kritisch überdenken. Meist erwarten wir zuviel von einer Behandlung, oft sogar „Heilung“ im ursächlichen Sinn. Sind wir jedoch nach einer Krise lediglich wieder ganz und gar die oder der Alte, dann stimmt etwas nicht. Die Wandlung fehlt und die Lebensaufgabe muß wiederholt werden.
Unser Denken und Handeln haben wir fast ausschließlich an die Vorstellung von Ursache und Wirkung gebunden. Ein folgenschwerer Irrtum, wie wir noch sehen werden. Wir suchen nach Gründen. „Woher kommt das? Warum ist das Kind so? Was haben wir falsch gemacht?“

Manche Eltern, Lehrer und Erzieher werden dann gerne hyperaktiv. Alles wollen sie dem Kinde bieten und zwar sofort. Auf das Kind prasselt pädagogisches Spielzeug und ein Therapieregen herunter. Weder Kosten noch Mühen werden gescheut, in der Hoffnung, diese Fehler wieder gut zu machen oder auszumerzen oder nie mehr zu wiederholen oder schnell zu vergessen und dergleichen Dummheiten mehr. Andere Eltern, Lehrer und Erzieher hoffen, sich mit oberflächlichen Lippenbekenntnissen und halbherzigen Maßnahmen den weiteren Krisenweg zu ersparen. Aber wehe, es funktioniert nicht! Dann sitzen alle mutlos im Gefängnis des monokausalen Denkens und wollen resigniert dort bleiben.
Erst nach einigen Rückschlägen wird spürbar, daß es nicht darum gehen kann, dem Kind etwas hin- oder wegzutherapieren. Ist ein Kind in Not, brauchen alle Beteiligten Hilfe, Ermutigung und Unterstützung, um den notwendigen gemeinsamen Veränderungen gewachsen zu sein.

Kinder sind natürlich ganz besonders auf diesen Rückhalt angewiesen. Dennoch sollen diese Hilfen mit zunehmendem Alter immer weniger von außen gegeben werden. Die ganz Kleinen brauchen Schutz und spürbaren Trost für fast jeden Kummer, die Größeren wünschen eher unseren Beistand für besondere Sorgen, und die jungen Erwachsenen brauchen unser distanziertes

Verständnis, wenn sie in die Welt ziehen und alles besser machen wollen als ihre Eltern. Auch wenn sie nun erwachsen sind, bleibt ein Teil von ihnen unser Kind, dessen Ablehnung schwer zu ertragen ist.
Der Reiz am Erwachsenwerden ist die zunehmende Freiheit, also muß auch das Kind schrittweise immer mehr Verantwortung für sich und andere übernehmen. Bei uns dürfen Kinder in einem Alter noch Spielautos hin- und herschieben, in dem Gleichaltrige anderer Erdteile die Familie miternähren oder sich schon selbst versorgen. Auch bei uns brauchen die Kinder Herausforderungen, damit sie sich selbst Vertrauen schenken können. Medienerfahrungen aus Fernsehn, Video und Computeranimation reichen dazu nicht aus. Die notwendigen Entwicklungskrisen warten im echten Leben.
Düfte können angenehme Wegbegleiter sein und uns beruhigen, aufrütteln oder zum Durchhalten animieren. Doch die kraftvollste Hilfe ist allemal jede zuvor bewältigte Krise. Solche Erfahrungen machen Mut, sich selbst Vertrauen zu schenken.

Doch die Aufgaben des Lebens werden mit zunehmendem Alter nicht einfacher und so sind wir lebenslänglich auf zusätzliche Kräfte angewiesen. Den Großen hilft dabei Wissen und Erfahrung. Teile dieses Buches sind dem Wissen gewidmet. Doch wer mag, kann auch gleich mit dem Praxisteil, der Erfahrung beginnen. Dieses Buch darf immer der Nase nach gelesen werden, kreuz und quer, und wenn es bei der praktischen Anwendung ein paar Ölflecken abbekommt, so bedeutet dies gewißlich eine Auszeichnung!

GEHIRNFORSCHUNG

DAS GEHIRN, EIN BIOCOMPUTER?

Entwicklungskrisen des Universums

Es lohnt sich, zum besseren Verständnis etwas auszuholen. Wie ist unser Leben, unser Universum entstanden? Auch wenn dazu stets neue Theorien entwickelt werden, gibt die Idee vom Urknall immer noch ein ganz brauchbares Bild ab. Doch so schnell sind wir nicht zufrieden. Was war davor? Warum hat es geknallt?

Christian Weltler geht von einer Art immateriellem Bewußtsein aus. Ähnlich wie unsere Gedanken den Wunsch entwickeln sich zu materialisieren, hat sich das universelle Bewußtsein materialisiert: zu Teilchen auf subatomarer Ebene. Schon diese Art von Teilchen war bestrebt, gemeinsam wieder Ganzheiten zu bilden, sie komprimierten sich soweit, bis es nicht mehr ging.
Dann ließ der ungeheuere Druck diese Teilchen energiegeladen auseinandergehen (Urknall). Immer noch „erinnerten" sich die Teilchen an die Ganzheit und bildeten bald wieder die ersten großen Pakete, die leichten Wasserstoffatome. Durch Gravitation versammelten sich gasförmige, scheibenartige Energiegalaxien, in denen durch Reibung und Druck die Temperatur soweit anstieg, daß eine Fusion von Wasserstoffatomen zu Helium stattfinden konnte. Eine dabei freiwerdende Abfallenergie erfreut uns noch heute: das Licht! Die leuchtenden Sterne waren eingebunden in den Rhythmus von Geburt, Leben und Tod. In weiteren Transformationsprozessen bildeten sich nach und nach die schwereren Elemente, wie Kohlenstoff, Sauerstoff, Silizium, Eisen, Schwefel. Vor etwa 4,6 Milliarden Jahren entstand aus der Materie sterbender Sterne unser Planet Erde. Nur sein geringes Volumen bewahrte ihn vor einem schnellen Ende als verglühende Supernova. Seine Oberfläche konnte erkalten und eine Erdkruste bilden, auf die sich jede Menge Wasserdampf abregnete. In dieser Erdkruste füllte sich der „Topf des Lebens" mit Ursuppe.

Entwicklung des Lebens

Während in der Erdkruste die Mineralien entstanden, ging es in der Ursuppe lebhafter zu. Mehrere Milliarden Jahre produzierten Einzeller als Abfallprodukt ihres Stoffwechsels Sauerstoff. Mit diesem Sauerstoff wurde eine dynamischeren Energieumwandlung möglich: der Verbrennungsstoffwechsel. Die ersten Mehrzeller konnten entstehen. (27)

Der Einzeller brauchte kein Gehirn, denn er hatte ringsum ungehinderten Kontakt (Berührung und Bewegung) zur Ursuppe. Auch kam er gut ohne Sinnesorgane aus. Anders bei den Mehrzellern: Je größer die Anhäufung wurde, desto schwieriger gestaltete sich die Versorgung der inneren Zellen. Eine Spezialisierung begann. Bestimmte Zellen übernahmen festgelegte Aufgaben, und schließlich wurde eine Steuerung notwendig. Dies war der Beginn des zentralen Nervensystems.

Entwicklung der Pflanzen

Auch wenn wir uns gleich wieder um das Gehirn kümmern werden, ist ein Seitenblick auf die Evolution der Pflanzen sehr inter-

essant. Die Wasserpflanzen brauchten keine Wurzeln, um Nährstoffe aufzunehmen, sie ließen sich im Meer treiben oder entwickelten einfache Haftwurzeln, wenn sie das Bedürfnis hatten, seßhaft zu werden. Einige neugierige Pflanzen wagten alsbald die ersten Schritte ans Land, zunächst als Flechten und Moose, später als Farne. Während Flechten und Moose auch heute nur im feuchten Waldboden gedeihen und ihre Samenkapseln öffnen können, sind die Farne mit ihren Sporen schon etwas unabhängiger, denn ihre Wurzeln sind erstmals auch ein Nährstoffversorgungssystem. Nach den Sporenpflanzen kamen die Nacktsamer. Unsere Gräser und die Nadelbäume gehören dazu, und der Wind übernahm damals wie heute ihre Bestäubung. Ganz „fürsorglich" wurde die Pflanzenfamilie der Bedecktsamer. Sie begann, ihre Samen in einer Hülle zu schützen, die einmal als Embryonahrung gedacht war und alsbald wie eine Fahrkarte wirkte. Hungrige Tiere sorgten nun für eine größere Verbreitung. Auch für die Bestäubung wurde die Tierwelt von Bedeutung und Blüten wurden als Wegweiser notwendig, um genügend Insekten anzulocken.
Viele der Nackt- und Bedecktsamer gehören zur Existenzgrundlage der Säugetiere, denn sie können etwas, was wir Säuger nicht können. Aus Sonnenlicht, Wasser, Luft und Erde bilden die Pflanzen eßbare Materie für den Stoffwechsel der Säugetiere und der Menschen. Die Pflanzen versorgen uns mit Nahrung und der nötigen Atemluft. Sie bringen somit alle Lebewesen auf materieller und energetischer Ebene in Kontakt mit den Kräften von Himmel und Erde. Dies ist ein schöner Grund, mit ihnen achtsam umzugehen, sei es in der Natur, als Lebensmittel, in Form von Atemluft oder Duftölen. Doch nun zurück zum Menschen.

DER DREIGETEILTE GEHIRNSTAPEL

STAMMHIRN-ZWISCHENHIRN-NEOKORTEX

Dem menschheitsgeschichtlich jüngsten Teil ordnen wir die Denkprozesse zu, dem darunter liegenden Zwischenhirn die Emotionen, dem Stammhirn die Instinkte. Diese grobe Einteilung verdeutlicht drei Ebenen unserer Verhaltensmöglichkeiten.

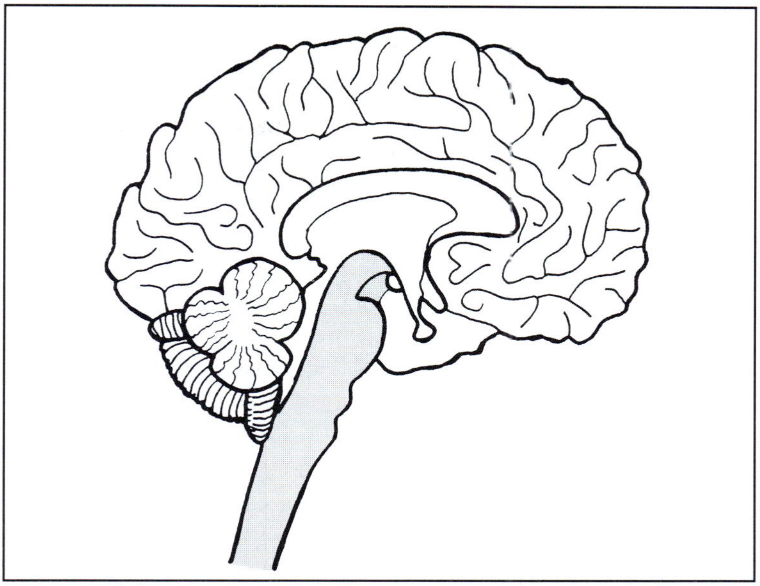

Das Stammhirn sichert das eigene Überleben und den Fortbestand der Art

DAS STAMMHIRN

Als die Fische anfingen, das Leben auf dem Lande zu entdecken, konnte schon ein ganzes Repertoire von Sinneseindrücken verarbeitet werden: Bewegen, Berühren, Geschmack, Geruch und Hören hatten für das sichere Überleben größte Bedeutung. Sehen und Hören wurden an Land immens wichtig und die bereits angelegten Organe für Licht und Geräusche wurden zu Augen und Ohren der Reptilien. Somit erfreuten sich diese Echsen vor etwa 500 Millionen Jahren schon an einem Gehirnchen, das für die Körperfunktionen, aber auch für die instinktive Steuerung von Paarung, Herdentrieb, Jagdtrieb und Spielverhalten zuständig war (heute: Stammhirn).

DAS ZWISCHENHIRN

Über dem „Reptiliengehirn" entwickelte sich etwa 200 Millionen Jahre später in den Köpfen der nun entstehenden Säugetiere ein limbischer Kortex, manchmal wird er auch als älteres Säugetiergehirn bezeichnet. Diese Tiere verzichteten allmählich auf's Eierlegen und Brüten. Sie begannen, ihre Babys in der geschützten Gebärmutter auszutragen. Das Neugeborene wurde zunächst gesäugt und dann mit Nahrung versorgt. Dieser Wechsel in der Aufzuchtart der Nachkommen machte eine neue Art von „Denken" notwendig. Das limbische System spielt hier eine

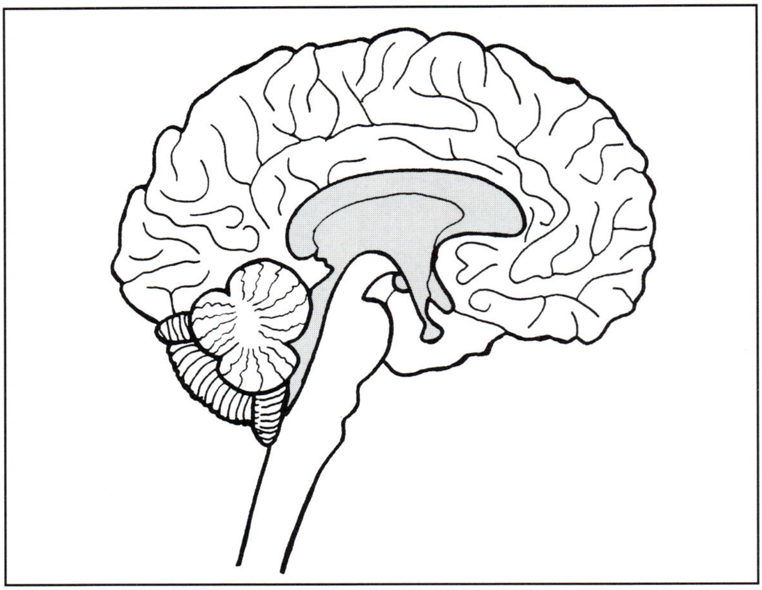

Im Zwischenhirn werden die Funktionen des Stammhirnes mit Gefühlen verbunden

wichtige Rolle. Denn nun werden Brutpflege und andere Funktionen, die im Stammhirn instinktiv ablaufen, mit Emotionen verknüpft.

Im eigenen Kopf nennt der Mensch diese Reste von damals Zwischenhirn oder auch limbisches System und hier registrieren wir heute noch elementare Emotionen zu den wichtigen Körperfunktionen: Atmung, Hunger-Durst-Schlaf, Bewegung-Berührung-Liebe-Ekstase, plötzliche Einsichten, aber auch Schmerz-Abscheu-Wut und Panik.

KLASSISCHE KONDITIONIERUNG

Manche Forscher bezeichnen das limbische System auch als „Riechhirn", denn dieser Sinnesbereich hatte ursprünglich Vorrang. Viele kennen das Beispiel von Pawlows Hund. Futterreiz, damit natürlich auch Duft, läßt ihm als Reaktion das Wasser aus der Hundeschnauze tropfen. Dies kann mit einem Klingelzeichen gekoppelt werden. Wenn dem Hund dann schon beim Klingelzeichen das Maul tropft, hat er etwas „gelernt". Wenn mir am duftenden Bäckerstand des Supermarktes das Wasser im Munde zusammenläuft, denke ich an dieses Experiment. Ganz bewußt setzen die Geschäfte diese duftende Bäckereien in die Nähe ihres Einganges. Pawlows Versuche werden als klassische Konditionierung bezeichnet, eine Reiz-Reaktionsverbindung, die auch schon auf Stammhirnebene funktioniert.

OPERANTE KONDITIONIERUNG

Eine Möglichkeit des Lernens auf Zwischenhirnebene stellt die operante Konditionierung dar. Dabei werden Reize und Reaktionen gekoppelt, die zunächst nicht zusammengehören. Tieren wird das Futter zum Beispiel nur hinter bestimmten Türen angeboten. Sie lernen in unterschiedlichem Tempo, darauf zu reagieren. Das funktioniert natürlich auch beim Menschen. Piet Vroon berichtet von operanter Konditionierung, um unerwünschte Nebenwirkungen von Medikamenten, zum Beispiel Übelkeit, zu vermeiden. Dabei „wird die Injektion in einem Raum verabreicht, in dem ein ungewohnter Duft hängt. Den Patienten wird von diesem Duft übel werden, aber zu Hause werden sie keine Beschwerden haben, weil die Übelkeit durch Konditionierung an einen Reiz gekoppelt ist, der im täglichen Leben nicht vorkommt."(26) Es gibt aber auch viele positiven Erfahrungen, der Übelkeit mit natürlichen ätherischen Ölen zu begegnen.
Auf bestimmte Gerüche sind alle Menschen konditioniert. Dazu gehören Brandgeruch, verdorbenes Fleisch und der Geruch wilder Tiere, der schon ganz ohne Trommelwirbel eine Raubtiernummer im Zirkus zum eindrucksvollen Erlebnis macht. Ein modernerer Unruheduft sind die Desinfektionsmittel im Krankenhaus.

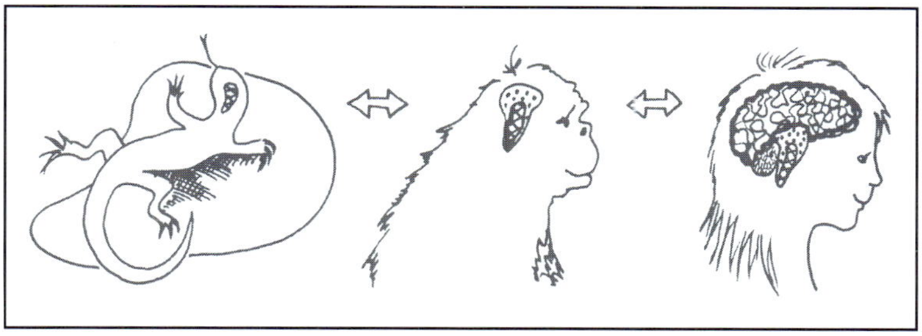

DIE BEIDEN GEHIRNHÄLFTEN

Im Laufe der Menschheitsgeschichte hat der Neokortex eine rasante Karriere hinter sich gebracht. Manche Forscher sprechen von einem tumorartigen Wachstum. Das Primatenleben auf den Bäumen mit seinen hohen Anforderungen an Beweglichkeit, sicherer Zusammenarbeit der vorderen und hinteren Gliedmaßen und der Tiefenwahrnehmung, später auch die Verwendung von Werkzeugen sollen es beschleunigt haben. Gleichzeitig hat die Riechfähigkeit im Vergleich zu den Tieren, die am Boden lebten, abgenommen.

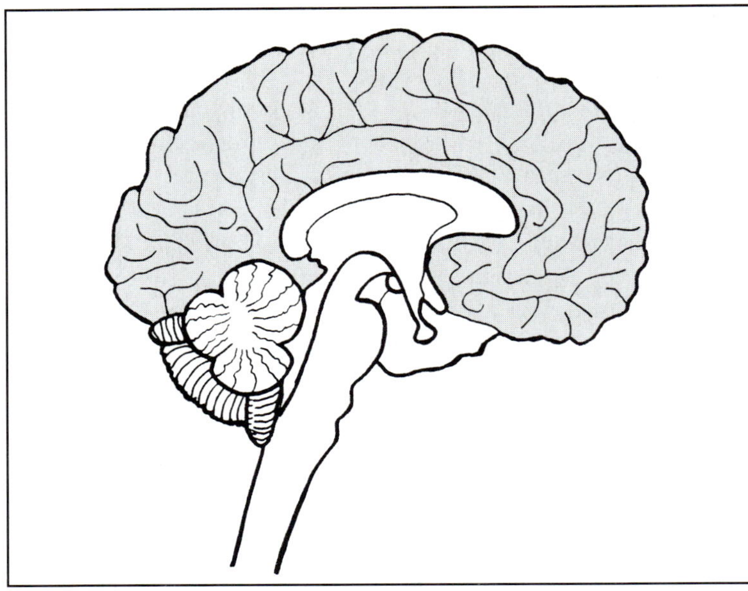

Zum Neokortex gehören die rechte und die linke Gehirnhälfte

Auch das Dasein unserer Vorfahren in der Savanne, die ein großes Laufpensum bewältigten, kann als notwendige Grundlage für die sprunghafte Entwicklung der Hirnrinde angesehen werden. Man könnte spekulieren, in welchen Zeiträumen unsere unsportliche Art zu leben den Neokortex wieder schrumpfen lassen wird, denn genau wie unsere Muskeln profitiert auch das Gehirn, wenn wir in Bewegung bleiben.

Interessant sind die Ideen der Forscher zur Entwicklung der menschlichen Sprache. Diese ist vermutlich aus dem Spiel heraus entstanden. Werden etwa die tierischen Warnlaute ohne äußeren Anlaß im Spiel verwendet, stellt dies einen symbolischen Gebrauch dar und damit entsteht zum ersten Mal das Problem der Lüge. Etwas, was vorher eine instinktive Einheit bildete, trennt sich nun in Wahrheit und Lüge. Auf dieser Entwicklungsebene beginnt die Aufspaltung von Denken und Fühlen in Gegensätze und die Notwendigkeit einer Zusammenarbeit wird deutlich.Obwohl sich die beiden Hälften des Großhirnes (Neokortex) äußerlich kaum unterscheiden, haben sie sich doch auf verschiedene Arten der Wahrnehmung spezialisiert. In diesem Organ ist besonders die Rinde das Delikate, und aus Platzgründen sehen die Großhirnhälften aus wie vergessene Putzlumpen in einem zu kleinen Eimer.

Die linke Hälfte arbeitet als sachlicher Datenverarbeiter

Die linke Hälfte kümmert sich um alle neu ankommenden Informationen und entscheidet blitzschnell zwischen brauchbar und

unbrauchbar. Um der Flut der ankommenden Meldungen standzuhalten, muß diese linke Hälfte nach einem groben Wenn/Dann-Schema entscheiden. Ist eine Information von Bedeutung oder kommt sie sehr häufig, so wird sie in Automatismen übergeführt, die meist der rechten Gehirnhälfte zugeordnet werden, wo wir Wissenswertes mit Bekanntem verknüpfen und dadurch als verfügbare Ganzheiten speichern könnten.
Interessant ist die Vorstellung einer holographischen Speicherung, denn materiell lassen sich Erinnerungen nicht hinreichend lokalisieren. Das Aktivieren von Gelerntem wird wohl wie ein diffuses (Synapsen-) Gewitter aussehen, das uns verwirren würde, wenn nicht innerhalb kürzester Zeit die gesuchte Erinnerung auftauchte. Unser Hirn ist somit kein langweiliges Büro mit verstaubten Akten, sondern ein kleines Universum, das ständig mit den Gesetzen von Chaos und Ordnung jongliert.

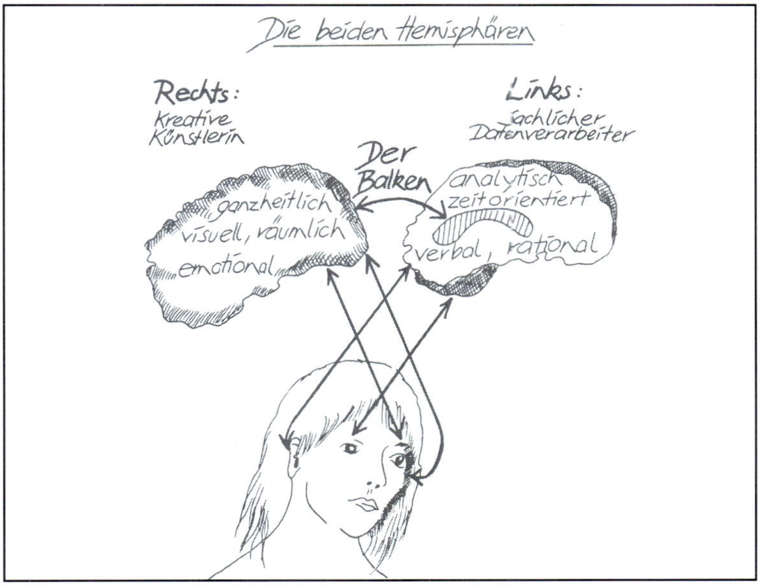

Die rechte Hälfte arbeitet als kreative Künstlerin

Doch zurück zur rechten Hälfte. Sie ist nicht nur als Ablage der linken zu verstehen, sondern darüber hinaus als absolute Spezialistin, wenn es gilt, etwas Komplexes wahrzunehmen: Bilder, Musikstücke, Gesichter, Bewegungen und andere Ganzheiten.
Sie ist eine Künstlerin, denkt intuitiv-ganzheitlich und ist mit dieser phänomenalen Eigenschaft zusammen mit all den bisher gelernten Informationen über einen Balken (Corpus callosum) mit dem sachlichen Datenverarbeiter auf der linken Seite verbunden.

♂ optimistisch?
♀ pessimistisch?

Manche Autoren ordnen den Gehirnhälften Eigenschaften zu, die unkommentiert schon zu hitzigen Diskussionen geführt haben. Links: männlich, optimistisch, rechts: weiblich, pessimistisch.
In unserem Denken handelt der Prototyp Mann zielorientiert und nimmt auf Ganzheiten und Gefühle nur Rücksicht, wenn sie seinen Absichten nicht widersprechen. Wer die Ganzheit ausklammert, kann leicht optimistisch sein.
Dem Prototyp Frau dagegen ordnen wir Gefühl und bedingungslose Liebe zu. Damit sich die Familie wohlfühlt, verzichtet sie auf eigene Interessen, denn die rechte Gehirnhälfte will dafür sorgen, daß Handeln und Fühlen übereinstimmen. Wer stets die Ganzheit in seine Entscheidung miteinbezieht, hat sehr bald eine Tendenz zum Pessimismus.

WELCHE HÄLFTE DARF BESTIMMEN?

Logik denkt rückwärts, Intuition spürt die Zukunft

Wie jeder oft genug erfahren hat, läßt sich die eigene Zukunft mit dem logischen Verstand allein nicht vorhersagen. In emotionalen Bereichen ist der Verstand entweder unbrauchbar oder hyperaktiv und produziert öde Statistiken. Im Grunde kann der Verstand nur Daten der Vergangenheit vergleichen. Etwas Innovatives kommt nicht von ihm. Es ist wie beim Autofahren. Der Verstand entspricht dem Rückspiegel und es empfiehlt sich, oft genug in diesen hineinzusehen. Doch mehr als zurück, muß ein Autofahrer nach vorne blicken, alles Kommende gelassen wahrnehmen und intuitiv reagieren, das heißt der Reaktionsfähigkeit aller Gehirn- und Körperzellen vertrauen.
Entscheidungen, die unsere Zukunft betreffen, können wir nur intuitiv treffen. Im individuellen Einzelfall hat selbst die beste Statistik keine überzeugende Trefferquote.

In einer Gesellschaft, die man in Diskussionen fast nur mit Argumenten wie:„Das ist wissenschaftlich bewiesen!“ oder „Statistisch gesehen habe ich recht!“ beeindrucken kann, wird es noch einige Zeit dauern, bis Intuition gesellschaftsfähig wird. „Wissenschaftlich und statistisch“ denken ist sinnvoll, wenn wir über Tendenzen einer Großgruppe spekulieren wollen. Doch im konkreten Einzelfall kann die fundierteste Theorie lächerlich falsch sein. Wer mit Kindern lebt, kann ein Lied davon singen. Unsere Erziehungsversuche ähneln einem Seiltanz zwischen steilen Ufern. Eine bessere Verbindung zwischen den Extremen könnte uns völlig neue Perspektiven vermitteln.

LERNEN UND VERGESSEN

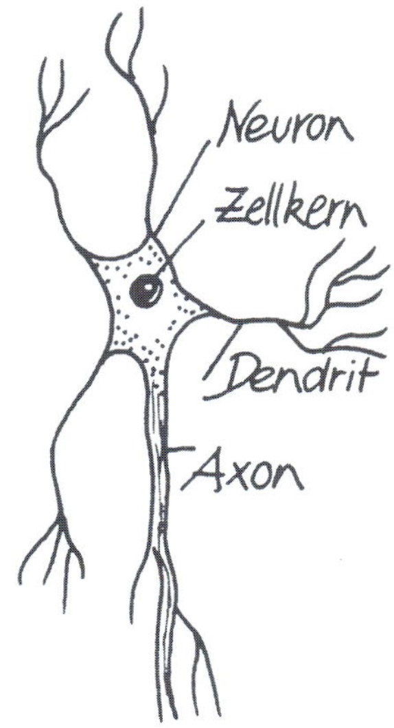

Konditionierung war die Lernform des Zwischenhirns und im eingeschränkten Maße sogar schon des Stammhirns. Dem Neokortex ordnet man nun das „intelligente" Lernen zu, ein erklärungsbedürftiger Begriff, da wir mit unserer modernen Denkweise ja nicht nur Intelligentes produzieren. Intelligentes Lernen bedeutet vielmehr, daß das Denken und Handeln sich aus der Gebundenheit der Umgebungsreize löst. Der Verstand vermag mittels Sprache und Bildvorstellung zu symbolisieren. Ohne am Meeresstrand zu stehen, können wir über Bilder und Vergleiche eine Vorstellung von dieser Landschaft entwickeln. Mit solchen Fähigkeiten gelingt Umweltanpassung sehr viel schneller als mit den alten Lernformen. Das Wechselspiel zwischen eigener Anpassung an die Umwelt und aktiver Veränderung dieser Umwelt brachte das Beziehungsgefüge des Menschen und der Erde erheblich ins Wanken.

Die Erfahrungen des intelligenten Lernens bilden in unserem Gehirn ein dichtes Netz verknüpfter Information. Organisch gesehen bilden die Gehirnzellen (Neuronen) baumartige Fortsätze (Dendriten), von denen Verbindungen zu anderen Gehirnzellen ausgehen (Axone).

Dendrite und Axone verbinden die Neuronen

Die Axone sind durch synaptische Spalten voneinander getrennt. Diese Synapsen können angebotene Informationen weiterleiten oder unterbrechen. Haben wir also ein Gehirn wie ein Sieb? So falsch ist diese Vorstellung gar nicht, doch ist es ein erstaunlich engmaschiges Gewebe. Würde man nämlich die „Verbindungsfäden" zwischen den Neuronen eines Gehirnes zu einer Strecke hintereinanderlegen, so ergäben diese Axone eine Verbindung, die von der Erde bis zum Mond reichte. Hier ist also die lange Leitung, auf der wir oft sitzen.

Synapsen trennen oder leiten Information weiter

Wir sind meistens so auf die Gewinnung von Information fixiert, daß wir den Segen der Unterbrechung gering schätzen. Die Selektion von Daten ist jedoch eine immens wichtige Aufgabe, ja man könnte fast sagen: Vergessen ist viel wichtiger als Behalten. Immer häufiger gibt es Kinder, die große Probleme mit dieser Reizselektion haben. Zwar will das Kind seiner Lehrerin durchaus zuhören, doch eine Unmenge anderer Impulse kommen gleichzeitig und gleichstark an. Das Kind läßt sich ablenken, weil diese Impulse gegen eine einzelne Lehrerinnenstimme schnell in der Mehrheit sind.

Übrigens ist die Anzahl der Neuronen im Moment der Geburt fast schon festgelegt, und wir behalten die gleichen Denkzellen bis zu unserem Lebensende. Während sich der übrige Körper ständig erneuert - schon nach sieben Jahren ist er buchstäblich „nicht mehr der Alte" - bleiben die Neuronen auf ihrem Posten. Axone und Dendriten wachsen wie ein dichtes Telefonnetz in den ersten beiden Lebensjahren zwischen den Neuronen. Besonders wichtig ist die nun folgende Bildung einer Isolierschicht (Myelinschicht) zwischen den einzelnen „Kabeln". Zu Beginn der Pubertät ist das Wachstum des inneren Netzes abgeschlossen. Trainieren kann und muß man es jedoch ein Leben lang.

Diagonale Bewegungen animieren die Gehirnhälften zum Austausch

Für die Funktionen des Gehirns sind die ersten Lebensjahre besonders wichtig. Ein Beispiel dazu ist das Krabbeln. Viele Kinder mit Schulschwierigkeiten sind nicht oder seltsam gekrabbelt. Manchmal war auch der Ehrgeiz der Eltern zu groß: „Meins läuft schon!" Eine Krabbelphase ist jedoch für die Fähigkeit, die Gehirnhälften im Wechsel zu verwenden, sehr wichtig. Beim Krabbeln benutzen wir Arme und Füße überkreuz, rechter Fuß/linke Hand und umgekehrt. Diese Bewegung, egal in welcher Variation, animiert die Gehirnhälften zum Austausch. Nebenbei, nicht jeder Mensch, der das Krabbeln ausließ, hat hinterher Probleme. Oft wird dies auf irgendeine Weise kompensiert (Ein Beispiel für das wackelige Verhältnis von Statistik und Einzelfall).

KONFERENZ DER GEHIRNE

Normalerweise arbeiten die Teile des Gehirns in stetem Wechsel und befragen dabei alle Wahrnehmungsmöglichkeiten um Informationen. So wird deutlich, daß sich unser Denken nicht in einem Gehirn abspielt. Es stellt eher einen Tanz durch alle Gehirnteile dar, bei dem menschheitsgeschichtlich uralte sowie verhältnismäßig junge Versammlungen von Zelltypen die Choreographie bestimmen. Manche Forscher nennen das menschliche Gehirn deshalb salopp eine „Rumpelkammer der Evolution".
Was passiert, wenn die Gehirne eine Entscheidung treffen sollen? Man kann sich diesen Vorgang wie eine Ausschußsitzung vorstellen. Am Tisch versammeln sich eine selbstbewußte Künstlerin (rechte Gehirnhälfte), ein sachlicher Datenverarbeiter (linke Gehirnhälfte) und deren Dolmetscherin (Corpus callosum). Unter dem Tisch hockt ein seltsames Wesen (Stammhirn), das die

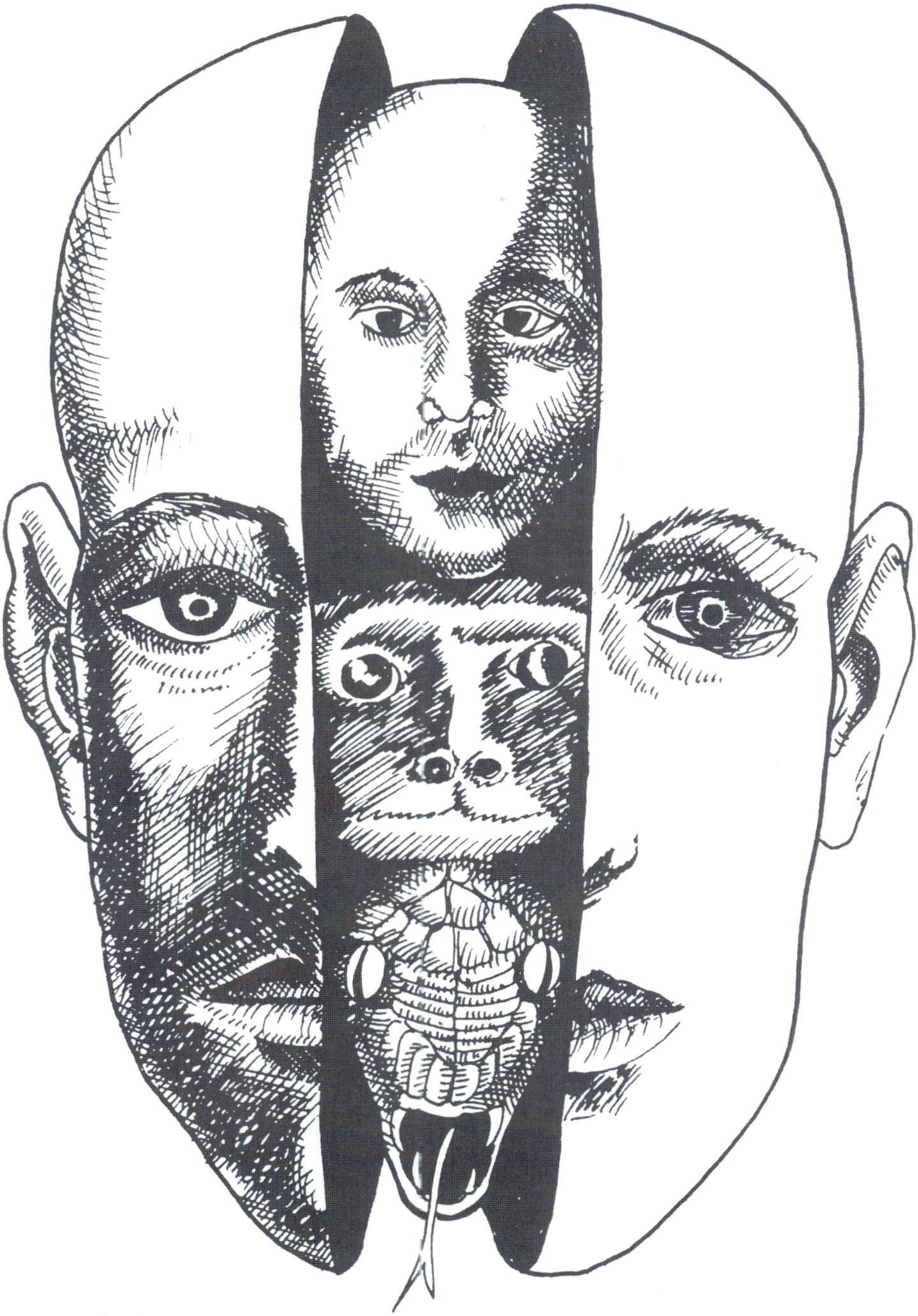

Illustration (14)

Diskussion permanent stört und erst Ruhe gibt, wenn seine Bedürfnisse befriedigt sind. Eine weitere Dolmetscherin (Zwischenhirn) übersetzt zwischen Stammhirn und den beiden Gehirnhälften. Gefühlvoll versucht sie, beim Neokortex Verständnis für die wilden Bedürfnisse des Stammhirns zu wecken und umgekehrt.

Interessant ist, daß die älteren Lernformen bei jüngeren Lernprozessen gerne mitwirken: Inhalte werden sicherer erinnert, wenn sie mit Bewegung, Berührung, Geruch und Geschmack verbunden sind. Umgekehrt ist die Ausbeute eher dürftig: Wie oft wird an die Vernunft appelliert, doch selbst bei völliger rationaler Einsicht zeigt das Verhalten keine Änderung (Rauchen, Alkohol, sinnvolle Ernährung). Der logische Verstand kontrolliert die älteren Teile nur unvollkommen, wie ein verzweifelter Reiter, dem des öfteren der Gaul durchgeht. Wäre er ein guter Reiter, so würde er sein Pferd liebevoll pflegen, auf dem Ritt angemessene Pausen einlegen und es nach der Arbeit erst abreiben (massieren) und dann zu den anderen auf die Wiese schicken, wo es frei laufen und grasen kann, bis wieder ein gemeinsamer Ausflug ansteht. Eine innige Beziehung zwischen Reiter und Pferd entsteht dann, wenn neben den täglichen Arbeiten ein aufmerksamer Austausch stattfindet. Solch eine Freundschaft ist ein kostbares Geschenk für Reiter (logischer Verstand) und Pferd (Gefühle, Emotionen und Instinkte), denn nun stehen den beiden ganz neue Welten offen.

Man spürt es schon, bei dieser schwierigen Teamarbeit gibt es des öfteren Meinungsverschiedenheiten, die sich sogar zu heißen Diskussionen steigern. Alles schreit durcheinander, kein Hirnchen will mehr auf die Dolmetscherinnen hören, die Tragödie nimmt ihren Lauf. Doch keine Sorge, im Ernstfall gibt es eine übergeordnete Konferenzschaltung, die sich erst bei Chaos meldet: In Momenten großer Gefahr entscheidet diese Einsatzleitung über unser Tun. Wir handeln aus dem Reflex (alles Gelernte) heraus, ohne das umständliche Wenn und Aber der linken Gehirnhäfte. Zum Beispiel zucken wir zusammen, wenn etwas Dunkles plötzlich in unser Blickfeld springt. Wir sind augenblicklich bereit, uns zu verteidigen.

Instinkt und Reflex als Schutz bei Gefahr

Besteht keine Gefahr, aber doch belastende Anspannung, so tendieren wir dazu, eher die linke Hälfte arbeiten zu lassen. Diese Bevorzugung bildete sich erst in jüngster Zeit aus, als die Ratio lernte, Gefühl und Instinkt zu beherrschen. Das ermöglichte zwar wesentliche Verhaltensveränderungen und erstaunliche Fortschritte, doch hat rein rationales Verhalten bekanntlich seine Tücken, und für viele Kinder beginnt hier das Dilemma. Aus welchem Anlaß auch immer, benutzen sie in Prüfungenssituationen vorwiegend die linke Gehirnhälfte. Diese kann aber komplexe Aufgaben nicht alleine lösen, und zudem fehlt ihr der Zugriff auf die Wissensspeicher der anderen Gehirnteile. Die Information, die über den Balken zwischen den Hemisphären fließen sollte, ist blockiert: „Gerade hab ich's noch gewußt!" oder „Moment, es liegt mir auf der Zunge!". Wird nun diese Art zu arbeiten Gewohnheit, so ist Schulversagen die Folge, auch wenn Kinder konzentriert und fleißig mitarbeiten.

*DUFTGESCHICHTE: DIE BEIDEN PRINZEN

Es war einmal ein König, der hatte zusammen mit seiner lieben Frau sein Land viele Jahre weise regiert. Nun kam aber die Zeit, da sich beide von der schweren Arbeit zurückziehen wollten.

Der König und die Königin hatten zwei Söhne. Die waren sehr verschieden. Der ältere suchte stets nach Anerkennung und Erfolg, war fleißig, aber auch schlau und hatte im Stillen schon beschlossen, daß er einst das Königreich übernehmen würde. Der jüngere Sohn dagegen ließ sich in allem Zeit. Man lachte schon früh bei Hofe über diesen Träumer, der nicht einmal Wert auf königliche Kleidung legte. Am liebsten riß er aus den goldenen Gemächern aus, drückte sich bei den Stallungen herum, half den Hausknechten beim Feuermachen oder versteckte sich in den Höhlen des Berges am Schloß. Für alle war klar, wer von den beiden das Königreich erben sollte. Natürlich kam nur der ältere Sohn in Frage, denn mit dem jungen Träumer war kein Staat zu machen. Der König und die Königin nahmen die Entscheidung nicht so leicht. Lange Zeit dachten sie nach und berieten sich. Aber sie kamen zu keinem Entschluß.

Da ließen sie an einem späten Nachmittag ihre Pferde satteln, ritten hinaus in die Wälder des Königreiches und machten Rast auf einer kleinen einsamen Lichtung. Ihre alten zahmen Pferde

ließen sie frei laufen und legten sich selber ins warme Moos. Die Fliegen summten, Ameisen und Käfer krabbelten über die königlichen Stiefel, und wahrhaftig, das alte Königspaar schlief ein.
Erst als die Sonne untergegangen war, wachten sie wieder auf. „Ich habe geträumt," sagte die Königin. „Ich auch," sprach der König. Und wie sie sich ihre Geschichten erzählten, merkten sie, daß beide im Traum den gleichen Rat bekommen hatten. Lachend fielen sie sich in die Arme und küßten sich zärtlich. Sie lockten die Pferde mit leisen Rufen, stiegen auf und ritten zurück zum Königshof, wo man sich schon Sorgen gemacht hatte.

Noch in der selben Nacht riefen sie beide Söhne zu sich und sprachen: „Liebe Söhne! Heute haben wir einen Entschluß gefaßt. Derjenige von euch beiden soll das Königreich erben, der das Geheimnis von Himmel und Erde erkennt. Dazu schicken wir euch mit drei Aufgaben hinaus in die Welt: Bringt uns einen mächtigen Zauberstein, sucht eine Blume, deren Duft für die Menschen kostbar ist, und findet jeder eine Frau, die bereit ist, mit euch das Königreich zu regieren."
Der ältere Sohn lief sogleich in die königliche Bibliothek und ließ sich alle wichtigen Bücher und Landkarten heraussuchen. Die halbe Nacht blätterte er Seite um Seite, dann stand seine Reiseroute fest. Er wußte schon, wo er diese Edelsteine kaufen wollte, er war sicher, daß es in diesen Ländern auch kostbare Blumen und schöne Prinzessinnen geben würde, und legte sich noch ein paar Stunden schlafen, denn er wollte seine Reise ausgeruht antreten. Anderntags machte er sich früh auf den Weg und wurde vom versammelten Hof mit allen guten Wünschen verabschiedet.
Doch wo war der jüngere Sohn? Gleich nachdem er die drei Aufgaben gehört hatte, war er zum Stall gelaufen und hatte seinem Pferd alles erzählt. „Wie soll ich das nur anstellen? Ein Zauberstein, eine duftende Blume und eine Frau sollen das Geheimnis von Himmel und Erde sein? Wo soll ich denn das alles nur finden?" Während sein Pferd leise schnaubte und mit den Hufen scharrte, schlief er im Heuhaufen ein. Am anderen Morgen stubste ihn sein treues Pferd, und der Prinz sprang sofort auf, denn er hatte seine Aufgaben nicht vergessen. Still und heimlich ritt er zum hinteren Hoftor hinaus, denn lange Abschiedszeremonien liebte er nicht.
Viele Tage ritt er durch das Königreich, und wo er auch hinkam, wurde er freundlich aufgenommen, denn die Leute kann-

ten ihn, und wenn sie den kleinen Träumer auch sonderbar fanden, so versorgten sie ihren Prinzen und sein Pferd doch gerne mit allem, was sie entbehren konnten. Schließlich kam der junge Prinz an die Grenze des Reiches und ritt in den dunklen Wald der Fremde. Als sich sein Weg gabelte, überlegte er nicht lange und nahm den, der weniger begangen war.

Sein älterer Bruder war schon vor ihm an dieser Stelle gewesen und hatte sich für den breiten Weg nach rechts entschieden, denn seine Landkarten hatten ihm gesagt, daß in dieser Richtung große Königreiche zu erwarten seien. Und so war es auch. Der Ältere freute sich sehr, seine Reise so gut vorbereitet zu haben, denn schon bald fand er Aufnahme an einem Fürstenhof, dessen Herrscher bedeutende Goldschmiede beschäftigte. Sie verarbeiteten kostbare Edelsteine zu herrlichen Schmuckstücken. Der Prinz suchte ein funkelndes Geschmeide aus und bezahlte es mit purem Gold. Dann wollte er zurück zum alten Fürstenpaar, um sich für ihre Freundlichkeit zu bedanken. Auf dem Weg über die fürstlichen Wiesen begegnete ihm ein alter Schäfer, den ein wunderschönes Mädchen begleitete. Dem Prinzen gefiel das Mädchen sehr, und er fragte es nach ihrem Namen. Sie lachte und sprach: „Ich bin die Fürstentochter, die ihren Namen erst nennt, wenn sie den Ihren kennt. Meine Mutter hat mir erlaubt, den Hof zu verlassen, wann immer ich will. So lebe ich meist hier draußen, bei dem alten Schäfer. Ich helfe den Mutterschafen bei der Geburt ihrer Lämmer, ich pflege die kranken Schafe und ich trage die neugeborenen Lämmer, wenn der Weg zu steinig ist."
Der Prinz war sehr erstaunt über die Fürstentochter. Sie redeten noch lange miteinander und gingen gemeinsam zu ihren Elten. Der Prinz bedankte sich beim Fürstenpaar für die Gastfreundschaft und ritt frohen Herzens davon. Einmal, weil er nun seine erste Aufgabe erfüllt hatte, aber auch, weil ihm die schöne Fürstentochter zum Abschied zugezwinkert hatte.
Den nächsten Königshof erkannte er schon von weitem, denn der war von prachtvollen Gärten umgeben, in denen die Gärtner die herrlichsten Pflanzen der Welt versammelt hatten, damit der Duft ihrer Blüten alle erfreuen sollte. Der fremde König nahm den Prinzen freundlich auf und führte ihn stolz durch seine Gärten. Die prachtvollsten Blüten ließ er abschneiden und zu einem Strauß binden. Der ältere Prinz verabschiedete sich mit höflichem Dank und dachte bei sich: „Sollte ich nicht besser umkehren? Zwei meiner Aufgaben habe ich ja nun erfüllt, und meine

kostbaren Blumen werden verwelken, bevor ich den nächsten Königshof erreiche."

Er wendete sein Pferd und ritt im schnellsten Galopp zurück zum Fürstenhof. Dort schenkte er der Fürstentochter mit einem strahlenden Lächeln den frischen Blumenstrauß und hielt in aller Form um ihre Hand an. Die Fürstentochter war überwältigt vom herrlichen Duft der Blumen und von der Liebenswürdigkeit des Prinzen. Schon am nächsten Tag beschloß die Fürstentochter, den Prinzen in sein Reich zu begleiten.

Doch wie war es inzwischen dem jüngeren Bruder ergangen? Immer unwegsamer wurde sein Pfad, so schlecht, daß er sein Pferd schließlich führen mußte. Nach langen düsteren Stunden weitete sich der Weg, und der Prinz konnte wieder aufsteigen. Nun ritt er durch weites Grasland, durchquerte kleine Bäche und übernachtete im Schutze großer Steine. Am nächsten Tag wurde der Boden immer trockener und steiniger, und der Prinz stieg abermals ab, um die Hufe seines Pferdes zu schonen. Der schmale Pfad schlängelte sich durch unwegsames Gelände und führte ihn an ein mächtiges Gebirge heran. Unschlüssig stand der Prinz im Lichte der sinkenden Sonne. Er wollte schon weiterreiten, da hörte er hinter sich plötzlich ein böses Fauchen. Erschrocken fuhr er herum und entdeckte eine große Wildkatze im Baum. Darunter saß eine alte Frau mit geschlossenen Augen. Langsam ging der Prinz näher und sprach vorsichtig einen freundlichen Gruß.

Da öffnete die Alte ihre Augen. Die strahlten so hell, als blickten sie in eine andere Welt. „Du kommst spät," sagte sie, als hätte sie hier auf ihn gewartet. Dann stand sie mühsam auf und bedeutete ihm mitzukommen. Sie führte ihn und das Pferd lange bergauf, und der Prinz fühlte bei jedem Schritt seine große Müdigkeit. Endlich erspähte er in der Abenddämmerung die Umrisse einer kleinen Hütte. Doch als sie eintraten, sah er zu seiner Enttäuschung, daß es nur ein Stall war. „Nun gut, so ist wenigstens mein liebes Pferd untergebracht", dachte er. Die Alte ließ ihm Zeit, das Tier zu versorgen, und verschwand hinter einem Felsvorsprung. Als der Prinz ihr folgte, blickte er auf den dunklen Eingang einer Höhle. Hier mußte die Alte verschwunden sein! Er konnte sie jedoch nirgends entdecken, und auch auf sein Rufen kam keine Antwort.

Vorsichtig ging er in die Höhle hinein und fand sich allmählich tastend zurecht. In der Mitte war eine alte Feuerstelle. Der junge Prinz machte sich erst einmal daran, ein Feuer zu entzünden. Nun konnte er sich im hellen Schein der Flammen umsehen. Es gab ein weiches Lager aus Zweigen und trockenem Moos, darauf lag ein altes, aber warmes Bärenfell. Er fand auch einen Korb mit Speisen, die Alte jedoch blieb verschwunden. So setzte er sich auf sein Nachtlager, aß und trank und legte sich bald auf das Fell. Satt und zufrieden schlief er ein.

Mitten in der Nacht rutschte er plötzlich zu Boden. Ein unheimliches Brummen und Kratzen erfüllte die Höhle. Seine Hände fanden ein trockenes Holz, und an der Glut des Feuers entzündete er diese Fackel. Nun sah der Prinz, daß er nicht allein war. Vor ihm richtete sich eine Bärin auf und brüllte, daß ihm Hören und Sehen verging. Hilflos vor Angst stammelte er bittende Worte und tastete gleichzeitig die Höhlenwand ab, um den Ausgang zu finden, doch der schien verschwunden. Grollend kam die Bärin näher. In diesem Moment spürte er hinter sich einen Ritz im Felsen, er ließ die Fackel fallen und rutschte durch diesen Spalt in die Tiefe. Er landete ziemlich unsanft und wurde von einem Lichtstrahl geblendet. Ein wundersamer Blütenduft machte ihn neugierig. Als sich seine Augen an die Helligkeit gewöhnt hatten, kam er aus dem Staunen nicht mehr heraus. Der Prinz befand sich in einer großen Felsenhalle. Die Wände waren mit Edelsteinspitzen übersät, die in allen Farben funkelten. Staunend drehte er sich in dem zauberhaften Farbenspiel der Edelsteine. Erst als das Licht erlosch, tastete er sich an eine trockene Stelle legte sich nieder und schlief ein, so glücklich und zufrieden wie noch nie zuvor in seinem Leben. Morgen würde er sich diese Schätze holen, und damit wäre die erste Aufgabe erfüllt.

Als der Prinz am nächsten Tag erwachte, sprang er mit klopfendem Herzen auf, um schnell die Edelsteine aus dem Fels zu brechen. Doch was war das? Er war in seiner alten Höhle, und das alte zottelige Bärenfell lag harmlos am Boden. Wo war der Felsritz, durch den er heute Nacht geflüchtet war? So sehr er auch suchte, die Wand war glatt und ohne Spalten. Enttäuscht machte er sich auf den Weg. Draußen schien schon hell die Sonne und er lief zum Stall. Von drinnen hörte er Schnauben und eine leise Stimme. Als er die Tür öffnete, war da die Alte und hatte sein Pferd schon bestens versorgt. „Nun“, fragte sie leise, „hast du gut geschlafen?“ Der Prinz bedankte sich für die Speisen und das Nachtlager. Dann erzählte er ihr seinen Traum.

Die Alte saß auf einem Holzklotz, hörte geduldig zu und sah ihn liebevoll an. Als er ihr danach noch von seinen Aufträgen berichtete, nickte sie verstehend und lächelte. Dieses Lächeln tröstete den enttäuschten Prinzen und ließ ihn neuen Mut fassen. Schon wollte er sich bedanken und verabschieden, da erhob sich die Frau und sprach leise:“ Du mußt nicht weiter durch die Welt reiten. Du hast bereits alles gefunden. Höre auf zu suchen. Dein Traum zeigte dir schon das größte Geheimnis des Lebens.“
Nachdenklich sah der Prinz die Alte an, die nun aus einem Korb Speisen und Trank holte. Nachdem sich beide gestärkt hatten, sattelte der Prinz sein Pferd und nahm dankbar Abschied. Er faßte Zuversicht, daß er seine Aufgaben lösen würde. Als er schon losreiten wollte, faßte die Alte plötzlich in die Falten ihrer weiten Röcke, holte ein geknotetes Tuch heraus und legte es in seine Hände. Verwundert sah der Prinz auf das Geschenk, und als er wieder hochblickte, war die Alte verschwunden.
Nachdenklich öffnete er nun den Knoten und faltete das Tuch auf. Ein Stein, ein Fläschchen und ein Brief kamen zum Vorschein. Es war ein funkelnder Edelstein wie aus der Höhle seines Traumes, und als er das Fläschchen öffnete, da entstömte ihm ein wundersamer Blütenduft. Er schloß das Fläschchen und öffnete dann den Brief. Da der Prinz nie gut lesen gelernt hatte – aber das soll unser Geheimnis bleiben – dauerte es lange, bis er alles entziffert hatte.

Du junger Prinz,
nimm diese Geschenke meines geheimen Landes mit in deine Heimat. Frische Blüten kann ich dir nicht geben, aber wir kennen bei uns die Kunst, die Seele der Blumen in Fläschchen zu bitten. Nimm diese Schätze, aber sei achtsam. Benutze Stein und Duft als liebevolle Erinnerung an Weisheiten, die vielleicht in Vergessenheit geraten sind. Doch merke dir das Wichtigste: „Alles was du brauchst ist stets in dir.“ Grüße mir Dein Land von ganzem Herzen!

Die alte Bärenfrau

Nachdenklich faltete der Prinz den Brief und verpackte die Geschenke. Sein Pferd wieherte fröhlich, als es merkte, daß das Abenteuer endlich weiterging. Und das tat es auch. Was geschah? Fand auch er seine Frau? Wer von beiden erhielt das Königreich? Ja, wie können wir den Ausgang einer Geschichte wissen, wenn wir selbst noch mitten drin stecken?

DER GERUCHSSINN

GERUCHSSINN DER PFLANZEN

Duftmoleküle sind Kohlenwasserstoffverbindungen

Duftstoffe sind Kohlenwasserstoffverbindungen, die eine Pflanze aus verschiedenen Gründen produziert. Sie benötigt dazu alle Elemente: Feuer (Licht), Wasser, Luft und Erde. Hierbei entstehende Duftmoleküle haben mehrere Funktionen. Die Pflanze braucht die Duftstoffe als Lockmittel für Insekten und als Schutz vor Hitze oder Kälte. Die oft bitter schmeckenden Moleküle schützen vor dem Gefressenwerden, sind aber auch als „Hormone" im Pflanzenstoffwechsel wichtig. Die Duftmoleküle befinden sich zwischen den Zellen der Pflanze. Da die Zellen lebender Organismen untereinander Informationen austauschen, wirken die Duftessenzen wie Medizin. Sie ermöglichen die Anpassung an Umweltbedingungen und unterstützen mit ihren Informationen die Widerstandskraft gegen Hitze, Krankheit und Parasiten. Letztlich stellen sie sogar ein Kommunikationssystem zwischen den einzelnen Pflanzen dar.

TIERISCHE PARFUMS

Die Riechschleimhaut der Tiere ist vielfach größer als die der Menschen. Hat der Mensch nur vier Quadratzentimeter Riechschleimhaut, so nehmen beim Nashorn die Nasengänge in seinem Kopf mehr Platz ein als sein Gehirn.
Douglas Adams vergleicht den menschlichen mit dem tierischen Geruchssinn: „Die Welt der Gerüche ist dem modernen Menschen so gut wie verschlossen. Nicht, daß wir etwa keinen Geruchssinn hätten - wir schnüffeln an unserem Essen oder unserem Wein, wir riechen gelegentlich eine Blume und merken gewöhnlich, wenn irgendwo Gas austritt, aber normalerweise ist alles irgendwie verschwommen. Wenn wir lesen, daß Napoleon in einem Brief an Josefine „Wasch dich nicht, ich komme heim" schrieb, finden wir das amüsant und tun es gern als leicht schrulliges Verhalten ab. Wir sind so sehr daran gewöhnt, das Sehen, dicht gefolgt vom Hören, für die beherrschende Wahrnehmungsart zu halten, daß wir uns eine Welt, die sich vor allem mit Hilfe des Geruchssinnes erschließen läßt, nicht vorstellen können (wobei sich das Wort „vorstellen" – engl. imagine = verbildlichen – eigentlich schon selbst verrät). Es ist eine Welt, die sich von

unseren geistigen Zentraleinheiten nicht erhellen läßt – oder zumindest, mangels Übung, nicht mehr erhellen läßt.

Tiere sehen mit der Nase

Für einen Großteil der Tiere aber ist der Geruchssinn der wichtigste Sinn. Er verrät ihnen, was eßbar ist und was nicht (während wir uns nach dem Verfalldatum richten). Er führt sie zu Futterquellen außer Sichtweite (wir wissen immer schon, wo die Läden sind). Er funktioniert auch nachts (wir machen das Licht an). Er verrät ihnen die Anwesenheit und die Stimmung anderer Lebewesen (wir verwenden Sprache). Außerdem verrät er ihnen, welche anderen Lebewesen sich in der näheren Umgebung herumgetrieben und was sie in den letzten ein bis zwei Tagen getan haben (wir wissen es einfach nicht, solange sie keine Nachricht hinterlassen haben). Nashörner verdeutlichen anderen Tieren ihre Bewegungen und grenzen ihr Territorium ab, indem sie in ihrem Kot herumstampfen und überall auf ihrem Weg Geruchsspuren hinterlassen - was nicht die Art von Nachrichten ist, die wir sonderlich schätzen.“ (1)

Doch setzen viele Tieren nicht nur Kot als Duftnachricht ein sondern verreiben und verspritzen auch noch andere Sekrete, die sie in speziellen Drüsen bilden. Das Duftsekret der Hauskatzen ist für menschliche Nasen eine unangenehme Sache. Besonders unkastrierte Kater salben ihre Umwelt großzügig mit ihren „Pheromonen“, ein Duft mit einem unvergleichlichen Bouquet. Dabei wissen die Schlawiner genau, wo ihr Parfum am besten hält. Auf hölzernen Markierungspfosten, auf Polstermöbeln oder auch an Menschenbeinen.
Zur Verteilung von Duftbotschaften benutzen die Tiere zusätzlich ein leichtes Eau de Cologne (Urin) oder eine haltbare Parfümpommade (Kot). Man riecht diese Duftstoffe bis zu 15 m weit und je nach Wetter stunden- oder wochenlang.
„Wenn eine Katze einen Markierungspfosten beschnuppert, scheint sie in Trance zu sein. Die Ohren werden zurückgelegt, die Nase gekraust, die Lippen hochgezogen, die Zunge zuckt, der Atem wird angehalten, während sie den Geruch mit offenem Maul einzieht.“ (18)

MENSCHLICHER GERUCHSSINN

Duft ist eine Sprache des limbischen Systems

Die bevorzugten Sinne des Menschen sind das Sehen und das Hören, und mit ihnen hat sich der Neokortex vorwiegend arrangiert. Dies läßt sich auch daraus ableiten, daß wir viele Wörter für sichtbare Formen haben. Wir können sie eindeutig benennen, weil Wörter die Spezialität des Neokortex sind. Wenn wir jedoch versuchen, Gerüche zu beschreiben, versagt unser Wortschatz schnell. Wir müssen uns auf die Herkunft beziehen oder Vergleiche anstellen. Dazu bedenke man, daß der Geruchssinn stammesgeschichtlich sehr viel älter ist. Er arbeitet vorwiegend mit dem limbischen System zusammen, das Sprache zwar mit Einschränkungen interpretieren, aber nicht produzieren kann.

Neuronen finden wir nur im Gehirn und in der Riechschleimhaut

Beim Sehen, Hören und Fühlen werden die Wahrnehmungseindrücke über Reizleitungen dem Gehirn gemeldet. In unserer Nase verfügen wir über eine merkwürdige Besonderheit: Das sonst so zurückgezogen lebende Gehirn hat in der Riechschleimhaut eine Filiale aufgemacht. Neuronen bearbeiten die Geruchsinformationen zum Teil vor Ort.

Es gibt zwei Wege der Geruchsinformation: Ein Teil gelangt direkt über die Nase (bei Massagen auch über die Haut, beim Essen auch über Mund- und Schleimhäute) ins Blut, zum größeren Teil werden sie in Nervenimpulse übersetzt und ans limbische System geschickt, das eng mit unseren Emotionen verknüpft ist. Und wie oft sind es gerade diese Emotionen, die uns einen Strich durch unsere pädagogische Rechnung machen! So gern der logische Verstand mit vernünftigen Worten überzeugen möchte, in diesem Bereich hat er wenig zu melden, denn das limbische System spricht nicht seine Sprache. „Kein Anschluß unter dieser Nummer."

DENKMODELLE VON VERSTAND UND INTUITION

Auch wenn beim Menschen die Riechschleimhaut sehr wenig Platz einnimmt, werden wir doch nachweisbar durch Gerüche beeinflußt, selbst wenn sie unter der Wahrnehmungsschwelle dosiert sind. Dies gehört zu den Phänomenen, die der Verstand gerne mangels eigener Beweise ignorieren möchte.

Grundsätzlich ist es interessant, in welchen Denkmodellen der Verstand dann bereit ist, Erklärungen zu akzeptieren. Die Einteilung in vier Welthypothesen bringt Struktur ins Denken: Morphismus, Mechanizismus, Kontextualismus und Organizismus (26). Man darf sich von diesen seltsamen Bezeichnungen nicht abschrecken lassen. Auch das Thema Duft und menschliches Verhalten wird mit diesen vier Abteilungen klarer.

MORPHISMUS

Dinge oder Phänomene existieren oder existieren nicht.

Morphismus: Alles ist, wie es ist

Beispiele: Gerüche sind uns angenehm oder stinken. Basta! Oder: Pflanzen werden benannt und klassifiziert. Linné beschrieb sie in der Auffassung, sie hätten sich seit dem ersten Schöpfungstag nicht verändert. Mittels Klassifizierungen versuchen wir, Struktur und Ordnung in unsere Erfahrungen zu bringen. Die dabei gezogenen Schlüsse sind eigentlich unzulässige Generalisierungen. Trotzdem können wir über die Einteilung der Botanik durch Linné und andere froh sein, denn unsere umgangssprachlichen Bezeichnungen reichen oft nicht aus, um Pflanzen eindeutig zu identifizieren. Und das kann manchmal lebenswichtig sein.

MECHANIZISMUS

Die Wirklichkeit ist wie eine Maschine.
Jede Wirkung kann auf eine Ursache zurückgeführt werden.

Mechanizismus: Jede Wirkung hat eine Ursache

Nun ist nicht mehr der Zustand interessant sondern die Bewegung, der Prozeß. Um Aussagen machen zu können, muß zwischen wichtigen und unwichtigen Kriterien unterschieden werden. So sind beim Lenkrad eines Autos Form und Funktion wichtig, Farbe und Geruch sind nebensächlich.

Wir wissen, daß der Mechanizismus als Theorie nicht ausreicht. Weder Mensch noch Kosmos können als Maschine hinreichend erklärt werden. Dennoch fährt unsere Vorstellung nur zu gerne in dieser mechanischen Denkschiene. Vor allem unsere linke Gehirnhälfte ist in monokausale Wenn/Dann-, Vorher/Nachher-, Ursache/Wirkung-Zusammenhänge verliebt. Auch Duftöle werden gerne gekauft, um sich in der Hoffnung auf das Ursache-Wirkung-Prinzip Heilung zu verschaffen. Leider „funktioniert" dies allzu oft nicht.

KONTEXTUALISMUS

Die Wirklichkeit besteht aus Ereignissen, eine Wirkung kann viele Ursachen haben. Das Leben besteht aus unzähligen, parallel ablaufenden Ereignissen in wechselnden Kombinationen. Die Welt funktioniert nicht wie eine Maschine, sondern wandelt sich in jeder Sekunde.

Kontextualismus: Wirklichkeit ist ein komplexes Beziehungsgefüge

So ist es für die Wirkung eines Duftstoffes wichtig, neben Name und Pflanzenfamilie (Morphismus) und der biochemischen Analyse der Inhaltsstoffe (Mechanizismus) auch die Produktionsbedingungen zu erfassen. War es ein natürlicher Standort oder eine künstlich angelegte Monokultur? Wie waren die Klimabedingungen? Wie verlief die Destillation?
Die zu berücksichtigenden Faktoren werden immer zahlreicher. Dieses systemische, vernetzte Denken erfordert eine funktionierende Zusammenarbeit der beiden Gehirnhälften. Unsere Umweltsituation zeigt , daß diese Fähigkeit momentan noch nicht ausgeprägt genug ist.

ORGANIZISMUS

Die Wirklichkeit gleicht einem lebendigen Wesen, alle bisherigen Vorstellungen der Wirklichkeit werden mit Mystik verbunden.

Organizismus: Wirklichkeit ist wie ein lebendiges Wesen in ständigem Wandel

Bezogen auf unser Gehirn wirkt nun das Trio zusammen: Verstand, Emotion und Instinkt. Der Organizismus sagt, daß das Ganze sich in seinen Teilen widerspiegelt. Alles, was existiert, ist auf dem Weg zu höherer Ordnung. Bei diesem Prozeß entstehen ständig Gegensätze, die sich schrittweise auflösen, bis endlich kosmische Integration erreicht wird. Für menschliches Verhalten bedeutet das, daß es nicht nur aus der Vergangenheit bestimmt wird, sondern auch aus den Vorstellungen über die Zukunft. Unsere innere Einstellung hat also wesentlichen Einfluß auf die Wirklichkeit. Doch hierbei genügt es nicht, positiv zu denken, vielmehr muß ein liebevoller Austausch zwischen allen Stockwerken des Gehirns stattfinden. Das starre Denken in der Wenn/Dann-Schiene wird schrittweise aufgelöst. (26)

Aussagen und Theorien über die Wirklichkeit entspringen meist dem Denken in einer dieser Welthypothesen, eventuell entwickelt man noch zusätzliche Schubladen, doch das Dilemma bleibt. Jede Aussage bezieht sich auf ein Weltbild, das zu seiner Erklärung

andere Hypothesen ausklammern muß. Auch Welt„bilder“ haben Rahmen, die sie zwar gut zur Geltung bringen können, andererseits aber auch eindeutig abgrenzen.
Hängen wir unser geistiges Treppenhaus doch voll mit den verschiedensten Weltbildern und Ideen. Jedes Stockwerk bekommt die Bilder, mit denen wir uns jeweils am wohlsten fühlen. Und wir schreiten innerlich frei durch die Welt der Argumente, verbinden sogenannte wissenschaftliche Untersuchungsergebnisse mit unrepräsentativen, aber dafür im Einzelfall stimmigen Ideen zum Thema Duft und Intuition.

WEGE ZUR INTUITION

SUCHE NACH BRÜCKEN

Wie lassen sich denn nun Instinkt, Emotion und Verstand verbinden? Als Lehrerin suchte ich nach Brücken, die es allen ermöglichen sollten, konzentriert und effektiv zu arbeiten. Ich interessierte mich für Gehirnforschung, Theorien zum Thema Lernen, alternative Unterrichtsformen, Schulmodelle anderer Länder und Therapieformen aus Medizin und Psychologie. In meine Arbeit übernahm ich solche Anregungen, die sich mit meinen persönlichen Möglichkeiten und den äußeren Rahmenbedingungen kombinieren ließen.

Die Ergebnisse der Gehirnforschung unterrichtlich umzusetzen, ist eine interessante Aufgabe. Einige Ansätze beziehen sich auf die Synchronisierung der beiden Gehirnhälften und entwickeln dazu gute Methoden. Im negativen Fall wächst aus den Forschungsergebnissen und Einzelfalldarstellungen jedoch eine Art pädagogischer Machbarkeitswahn. Mit einer Harmonisierung der Hemisphären kann im Körper eine angenehme Entspannung erreicht werden. Man fühlt sich objektiv besser und leistungsfähiger. Dennoch bleibt die Aufgabe, alle Gehirnteile sowie alle übrigen Körperfunktionen zu einem gemeinsamen Tanz zu bewegen. Leicht gesagt und doch unmöglich zu tun.

Dazu zwei Beispiele: Einen Muskel können wir bewußt anspannen, doch seine Entspannung können wir nicht machen. Die Entspannung müssen wir geschehen lassen.
Wir können aktiv und mit Nachdruck hellwach werden, doch in den Schlaf lassen wir uns am besten vertrauensvoll fallen. Wir können nur zulassen, daß die Lösung geschieht.
Ebenso verhält es sich mit den Blockaden unseres Denkens. Wir müssen unseren monokausalen Tatendrang bremsen, um das erwünschte Ziel zu erreichen. Wir sollen loslassen, geschehenlassen, zulassen oder erlauben, daß Wandlung geschieht. Wenn wir uns dem Fluß des Lebens mit ganzem Herzen anvertrauen, werden sich alle möglichen Arten von Blockaden auflösen und verschwinden. „Tue nichts und alles ist getan," ein uralter Gedanke des Lao Tse, der unserem Wunschdenken der Machbarkeit paradox vorkommt.

Tue nichts, und alles ist getan. Lao Tse

*TAOGESCHICHTE: VIELLEICHT

Eine alte, chinesische Geschichte erzählt von einem Bauern, dem sein Pferd davongelaufen war. Nun mußte er all die schweren Arbeiten selbst tun. „So ein Pech!" riefen die Nachbarn ihm zu. Doch der Bauer brummte nur: „Vielleicht."

Ein paar Tage später kam das Pferd zurück und brachte zwei Wildpferde mit. „So ein Glück!" riefen die Nachbarn, aber der Bauer meinte nur: „Vielleicht."

Am nächsten Tag versuchte der Sohn des Bauern, eines der Wildpferde zuzureiten. Doch das Pferd warf ihn ab, und er brach sich ein Bein. „Wie schrecklich", sagten die Nachbarn. Der Bauer sagte: „Vielleicht."

In der nächsten Woche kamen Soldaten ins Dorf, um die jungen Männer in die Armee zu holen. Den Sohn des Bauern wollten sie nicht mitnehmen, weil sein Bein noch nicht geheilt war. „Da hast du aber Glück gehabt!" riefen die Nachbarn dem Bauern zu. Doch dieser dachte sich: „.........." (29)

Für den Verstand ist diese Geschichte eine harte Nuß, doch gefühlmäßig erfassen wir schnell, worum es geht. Jeder wird aus Erfahrung zugeben, gerade in schweren Zeiten seines Lebens besonders Wichtiges gelernt zu haben. Sich dem Strom des Lebens anzuvertrauen, heißt ja nicht, die Hände in den Schoß zu legen und faul auf bessere Zeiten zu warten. Der Bauer verrichtet, unbeeindruckt von Glück und Pech, weiterhin seine täglichen Arbeiten. Ebenso sehe ich auch Erfolge und Mißerfolge im Umgang mit Kindern. Egal mittels welcher Methode, wir möchten Versagen ausmerzen, Erfolge für uns und unsere Kinder pachten. Viele Bücher und Methoden versprechen uns das Blaue vom Himmel, wenn wir nur genau die Anleitung befolgen. Ein Widerspruch in sich, weil Leben, Lust und Abenteuer aus Entwicklung und Veränderung bestehen. Richtungswechsel auf dem Lebenspfad sind allerdings anstrengend, verunsichernd oder sogar schmerzhaft. Vor diesem Hintergrund muß man sich fragen, ob es überhaupt Mißerfolge gibt. Vielleicht macht es mehr Sinn, sie einfach als Zwischenschritte anzusehen, die wir solange wiederholen, bis wir zum nächsten Sprung bereit sind. Und das sind bei unseren Kindern oft andere Zeiträume als wir Erwachsene es uns wünschen.

Gibt es Mißerfolge?

Suchen wir Brücken zwischen Denken, Fühlen und Handeln, auf denen alle Beteiligten gelassen ihren Weg gehen können. Dazu gibt es keine allein seeligmachende Methode, und ich koche mir beruflich eine bunte Suppe aus ganz normalem Unterricht mit Einlagen von Musik, Meditation, Massagen, Phantasiereisen, Bewegungsfolgen der Kinesiologie, Atemübungen, Augenübungen. Das Ganze wird mit Farben und Düften gewürzt. Bewegung, Berührung, Geschmack und Duft scheinen wirksame Wege zu sein, wenn der Verstand blockiert.

BEWEGUNG

Aufgabe Nummer 1: Viel draußen herumstreunen!

Turnstunden sind gut, aber sie genügen nicht. Deshalb sorge ich vor dem Unterricht, während und zwischen den Schulstunden immer wieder für Bewegung. Dazu gehören auch Atemübungen, denn tiefes Atmen gibt Kraft und Ausdauer. Sind hypermotorische Kinder in der Gruppe, muß man dieses Bewegen beruhigend gestalten: genüßliches Dehnen und Gähnen, sich räkeln und strecken, sanfte Jogaübungen ohne Wettbewerb.

Auch wenn es nicht zum Stoff der Grundschule gehört, schauen wir uns im Lehrmittelzimmer das Skelett an und vergleichen die spürbaren Muskeln mit der gruseligen Muskelmensch-Abbildung im Lexikon. Das ist keine Vorwegnahme, sondern ein erstes Vergleichen, Nachspüren und Abstrahieren individueller Wahrnehmungen.

Doch auch ein noch so aktiver Schulvormittag ist zu wenig. Wenn

Kinder am Nachmittag nach dem Sitzpensum der Hausaufgaben auch noch vor Fernseher, Video und Computer hocken, gibt es erneut Probleme.

BERÜHRUNG

Aufgabe Nummer 2: Schmusen und Kuscheln, denn diese „Sprache" verstehen auch die älteren Gehirnteile, wegen denen es zum Konflikt kam!

Der Mangel an Berührung ist einer der destruktivsten Stressfaktoren. Paradoxerweise ist dieses menschliche Grundbedürfnis völlig in Verruf geraten. Nehmen wir nur mal das Streicheln als Beispiel. Alle streicheln gerne Babys und junge Tiere. Doch bald kommen wir mit dem Streicheln in Konflikte. Wer sich im Schulhof nicht prügelt sondern streichelt, wird gleich als verliebt, schwul oder lesbisch verspottet. Schon wird sanfte Berührung tabuisiert.
Streicheln Lehrer ihre Schulkinder, denken viele schnell an Mißbrauch, und aus Angst vor Verdächtigungen ziehen Lehrer und Erzieher sich lieber ganz zurück. Jedoch kann ein ängstlicher Rückzug der einen die Mißbrauchsdelikte der anderen nicht verhindern. Dazu kommt, daß wir große Chancen vergeben, wenn wir stets kühle Distanz bewahren. Kindergruppen, die lernen, sich gegenseitig sanft und zart zu massieren, verändern ihr Sozialgefüge stets zum Positiven. (Anregungen dazu im Massagekapitel)

Leider nehmen sich auch viele Eltern nur wenig Zeit für zärtliche Berührungen. Konflikte zwischen Eltern und Kindern sollen sehr wohl mit Worten geklärt werden, doch die Versöhnung muß hautnah spürbar sein – von Bauch zu Bauch – und länger dauern als die Gardinenpredigt.

GESCHMACK

Aufgabe Nummer 3: Viel öfter Wasser trinken und gemütlich essen!

Kaum jemand, der nicht über gesunde Ernährung Bescheid wüßte. Kaum jemand, dessen Kinder ohne zu meutern ausschließlich Gesundes essen. Groß aufgemachte Projektwochen zum Thema Ernährung sind meist viel Lärm um nichts. Wie im Kindergarten, so sollte auch in der Schule Zeit sein, gemütlich zusammen zu essen. Dabei könnte einer vom andern abschauen, was alles schmecken kann.
Wichtiger als der leidige Essenskonflikt ist mir sinnvolles Trinken. Weil der Informationsaustausch zwischen allen Körperzellen nur mit Feuchtigkeit gut funktioniert, können wir durch ein paar Schlucke Wasser Körper, Geist und Seele sofort spürbar stärken.

Wer mag, darf sogar während des Unterrichts aus seiner mitgebrachten Tasse oder Fahrradflasche trinken. Wasser ist wirksamer als Tee oder Saft. Milch und Kakao zählen hier nicht als Getränk, denn der Magen behandelt sie wie Nahrung. Ich ziehe gutes Leitungswasser dem kohlensäurehaltigen Mineralwasser vor, doch das kann jeder für sich ausprobieren.
Wo immer es geht, wird auch der Geschmackssinn miteinbezogen. Lernerfolge bestätigen es: Lernen geht ebenso wie Liebe durch den Magen.

DUFT

Duft als Verbindung zwischen Denken und Fühlen

Nach Bewegung, Berührung und Geschmack ist besonders das Riechen ein oft verschlossenes Tor der Wahrnehmung. Ohne Frage sind die Düfte wunderbare Türöffner. Diese „Schlüssel" ermöglichen unserem Gehirn, vom Denken zum Fühlen zu wechseln.
Wenn in meinen Beschreibungen der Düfte noch oft von Wirkungen im Wenn-Dann-Sinn die Rede ist, so richten sich diese Zuordnungen an den Verstand, der das Ursache-Wirkungsprinzip braucht, um sich wohl zu fühlen. Verwenden wir aber den Duft, so kann eine Wandlung geschehen. Der beruhigte Verstand schaltet sein Warnblinklicht aus und erlaubt den Gefühlen, an Land zu kommen. Nun geschieht alles weitere nach dem Gesetz der Resonanz. Wir erkennen diejenigen Botschaften, die zu unserer individuellen Befindlichkeit passen, alle anderen bleiben für diesmal noch verschlossen.

ERSTE SCHRITTE

Was mir zu Hause Erfrischung oder Entspannung, Anregung und Hilfe bei Konzentration und Meditation schenkte, das sollte auch im Klassenzimmer meine Nerven stärken. Klingt egoistisch, aber es war so, und ich würde vor einem Anfang unter dem Motto: „Ich mag keine Düfte, aber für die lieben Kleinen tue ich alles" eher warnen. Wer sich selbst für Aromen nicht erwärmen kann, sollte lieber andere Wege verfolgen, und es gibt eine Unmenge richtiger Wege!
Natürlich verwende ich im Klassenzimmer Düfte, von denen ich weiß, daß sie den Kindernasen willkommen sind. Es ist wichtig, sich hier zu informieren. Auch die Kinder zeigen schnell von sich aus Interesse an der Duftlampe, und zu unseren Klassendiensten kommt ein beliebter dazu: Duftlampe füllen und Kerze entzünden.

Vorträge und Seminare zum Thema Aromatherapie bringen immer neue Ideen, ätherische Öle anzuwenden. So gibt es einige kurze Massagen, die auch von Kindern leicht auszuführen sind. Dabei verwenden wir manchmal Hautöl und ätherische Öle mit dem Nebeneffekt, daß nach der Massage das ganze Klassenzimmer herrlich duftet. Mit diesem entspannten Auftakt ist das Arbeiten für alle Beteiligten angenehm. Gerade die größten Rabauken fragen immer wieder: „Wann machen wir wieder eine Massage?...Haben wir heute Zeit dazu?" Ihre täglichen Rempeleien drücken aggressive Gefühle aus und gleichzeitig ihr großes Bedürfnis nach Berührung. Die Massage als geführte, ritualisierte Form der Berührung kann ein echter Ausgleich sein.

Die verschiedenen Anwendungsformen sind relativ einfach zu verwirklichen und auch erfolgreich. Nur läßt sich dieser Erfolg nicht erzwingen und es gibt selbst mit diesen schönen Maßnahmen schwierige Situationen und sogenanntes Versagen beim Lernen. Diese unangenehme Wahrheit erkläre ich mir mit einem Bild. Düfte, ebenso wie viele andere Methoden, können die verschlossenen Türen weiterer Entwicklung öffnen. Aber Durchhalten bis zur neuen Erkenntnis müssen wir ganz alleine, und nicht selten weigern sich Kinder wie Erwachsene den notwendigen Schritt in diesem Moment zu machen.

Erziehung wird zur Lebensbegleitung

Die schöne Seite meines Berufes besteht darin, Kinder immer wieder bis an die Tür zu begleiten und damit Entwicklung zu ermöglichen. Die schwere Seite besteht darin, ihnen den letzten Schritt wirklich und von ganzem Herzen selbst zu überlassen. Was soll das für ein Lernerfolg sein, wenn die Lehrerin die Kinder gegen ihre Bereitschaft durch die Türen zerrt?

Zusammenfassung: Manchmal sind unsere drei Gehirne ein gut eingespieltes Team, das unsere Handlungen mit Leichtigkeit steuert. Manchmal jedoch hapert es mit der harmonischen Zusammenarbeit, und dieser Streit im Oberstübchen kann uns sehr belasten oder sogar blockieren. Nur langsam lernen wir, den eigenen Emotionen und Instinken Vertrauen zu schenken. Mögliche Wege dazu sind Bewegung, Berührung, Geschmack und Duft. Es wird klar, daß niemand diesen Weg für uns gehen kann. Auch Kinder kann man nicht zum Erfolg verpflichten sondern kann sie nur unterstützen, ermutigen und herausfordern.

*DUFTGESCHICHTE: DIE BEIDEN PRINZEN,

2. TEIL

Natürlich kann die Geschichte der beiden Prinzen nicht mitten im Abenteuer aufhören. Jedes Märchen muß ein Ende haben. Das nun folgende Ende ist meine liebste Vorstellung. Die Jahre werden zeigen, ob sie sich leben läßt.

Nachdenklich ritt der junge Prinz weiter. Sein Pferd ließ er am langen Zügel gehen, und bald schon war er so tief in Gedanken versunken, daß er nicht bemerkte, wie der Weg immer schmäler wurde und sich rechts und links des Weges Abgründe auftaten. Zwischen den Bäumen stieg Nebel auf, ein Nebel, der auch die letzte Klarheit verwischte. Plötzlich krachte es im Unterholz, ein Wildschwein brach durchs Gebüsch und rannte über den Weg. Das Pferd scheute, stolperte und stürzte samt Reiter in die Tiefe. Benommen zog sich der Prinz hoch. Seine Knochen schmerzten, aber es gelang ihm, zu seinem Pferd zu klettern. Das Tier sah ihn mit dunklen Augen an und schnaubte leise. Nach einigen Versuchen aufzustehen, blieb es hilflos am Boden liegen. Ein Bein schien schwer verletzt zu sein, und aus vielen Wunden floß dunkles Blut. Verzweifelt setzte sich der Prinz ins Gras, streichelte sein Pferd und weinte. Als er sich die Tränen aus den Augen wischte, bemerkte er einen Lichtschein zwischen den Bäumen. Immer näher kam das Licht. Es war eine Laterne. „Was ist geschehen?“ rief eine Frauenstimme von oben. „Mein Pferd ist verletzt!“ antwortete der Prinz. Eine dunkle Gestalt kletterte den Abhang herab. Unten streifte sie die Kapuze zurück und der Prinz konnte im Lichtschein eine junge Frau erkennen. „Halte die Laterne, daß ich dein Pferd sehen kann.“ Sie kniete neben das Tier und sprach leise Worte, während sie mehr mit den Händen als mit den Augen die Wunden untersuchte. „Höre, ich brauche meine Tasche, um deinem Pferd zu helfen. Mein Haus ist nicht weit von hier. Beruhige du dein Pferd, ich bin gleich wieder da.“ Der Prinz nickte, setzte sich ins Gras und streichelte das Tier liebevoll. Wie die junge Frau vorhin tröstete er es mit leisen, sanften Worten.

Nach kurzer Zeit kam die Frau wieder. Auf dem Rücken trug sie einen Rucksack. „Zuerst brauchen wir ein Feuer!“ sprach sie und beide sammelten rasch dürre Zweige und Äste. Der Prinz entfachte das Feuer, und im hellen Licht der Flammen begann die Frau zu arbeiten. Sie reinigte und nähte eine tiefe Wunde, und sie bestrich die Schürfwunden mit einer duftenden grünen Salbe. Das verletzte Bein aber bekam einen Umschlag mit nasser feinkrümeliger Erde. Während der ganzen Behandlung sang die Frau ein leises Lied aus seltsamen Worten. Zuerst hatte das Pferd angstvoll die Ohren gespitzt und unruhig den Kopf gedreht. Doch bald lag es entspannt da und ließ alles geduldig über sich ergehen. Schließlich war es sogar eingeschlafen. Mehr konnte die Frau in dieser Nacht nicht tun. Sie setzte sich zum Prinzen ans Feuer. Leise sprachen sie im matten Leuchten der letzten Glut. Sie hatten sich viel zu erzählen.

Als sie am frühen Morgen erwachten, stand das Pferd bereits wieder auf seinen Beinen, und wenn es auch humpelte, so konnten sie es doch bis zum Waldhaus führen. Die Frau bot dem Prinzen an, bei ihr zu bleiben, bis sein Pferd wieder gesund wäre. In diesen Wochen lernte der Prinz das Leben im Wald kennen und nicht nur das. Die junge Frau war eine Heilkundige, die oft geholt wurde, um bei Geburten zu helfen, Kranke zu heilen oder Sterbenden beizustehen.

Eines Tages war das Pferd wieder gesund, und der Prinz packte glücklich seine Sachen. Seine Augen strahlten, denn es würde keinen Abschied geben. Er hatte die junge Frau von Herzen lieb gewonnen und die junge Frau hatte beschlossen, ihn zu begleiten. Es wurde ein langer Ritt.

Man ahnt schon, was dann geschah. Der alte König und die Königin waren voller Freude über die Rückkehr ihrer Söhne und beglückwünschten sie zur Wahl ihrer Frauen. Alsbald feierte man in aller Pracht Hochzeit, eine Hochzeit, bei der es zwei Brautpaare gab. Und obwohl die beiden königlichen Brüder doch so verschieden waren, verstanden sich die beiden Schwägerinnen sofort.
Die beiden Schwägerinnen waren es auch, die das Rätsel lösten, wer denn nun das Reich regieren sollte. Beide Paare wollten sich im Wechsel der Jahreszeiten mit dem Regieren ablösen. So geschah es. Im Königreich mehrten sich Wohlstand und Glück, denn die Königspaare lebten glücklich mit dieser Teilung. Ein-

mal regierte der ältere Bruder mit seiner Frau, dann wieder übernahm das jüngere Paar die Regentschaft. Nach Monaten voller Regierungsgeschäften und öffentlichen Auftritten folgten stets Monate, in denen die Paare zurückgezogen leben durften.

Der ältere Bruder lebte und arbeitete dann mit seiner Frau auf dem Fürstenhof. Er fand Gefallen an der Schafzucht und lernte dieses Handwerk. Wenn er bei der Schafherde wachte, die Sonne, den Regen und den Wind auf seiner Haut fühlte und den Duft von Erde und Wiese roch, fiel alle Unrast von ihm ab. In diesen geruhsamen Tagen hatte er immer die besten Einfälle. Nun konnte er auch seinen Bruder besser verstehen, der schon als Kind immer der Träumer gewesen war.

Das jüngere Paar zog sich nach seinen Regierungspflichten ins Waldhaus der jungen Frau zurück. Ihr Gatte, der König erlernte von ihr die Kunst des Heilens. Er sammelte Kräuter und Wurzeln, trocknete sie im Waldhaus und bereitete Tee, Duftstoffe und Salben zu. Der junge König und seine Frau richteten in ihrem Haus Zimmer ein, in denen Kranke gepflegt wurden. Für die Monate ihrer Abwesenheit leiteten sie Männer und Frauen an, diese Arbeit zu tun. Aus dem Träumer war ein verantwortungsvoller Herrscher geworden, der überall zupackte, wo es nötig war.

Und wenn sie nicht gestorben sind, dann genießen sie noch heute den schönen Wechsel zwischen allen Arten des Seins.(30)

ANWENDUNG ÄTHERISCHER ÖLE

ÄUSSERLICHE ANWENDUNG

Duftöle nur äußerlich anwenden

Ätherische Öle dürfen nicht innerlich angewendet werden. Obwohl einige Bücher Anweisungen hierzu geben, möchte ich generell davon abraten. Ätherische Öle sind hochkonzentrierte Essenzen, die stark toxisch (giftig) wirken können. Unseren Schleimhäuten ist der Kontakt mit ihnen sehr unangenehm. Etwas, das wir nur mit Zucker und Brot an unserer Mundschleimhaut vorbeimogeln können, ist auch unserem Magen nicht willkommen.

Mit der Ausnahme von Lavendel sollen ätherische Öle auch äußerlich nicht pur auf die Haut kommen. Deshalb ist eine sichere Verwahrung der Ölfläschchen zu empfehlen. Kindersichere Verschlüsse schützen nur die ganz Kleinen. Andrerseits muß man es aber bei älteren Kindern mit der Sorge nicht übertreiben, wir vertrauen ja auch darauf, daß sie ihre toxischen Klebstoffe nicht austrinken. Ein Gespräch sollte genügen.

NEBENWIRKUNGEN

Es gibt Öle, die bei Epilepsie nicht verwendet werden sollten: Fenchel, Kampfer, Rosmarin, Salbei, Ysop und Zeder.

Nebenwirkungen beachten

Ebenso beachte frau eine ganze Liste, die sie bei Schwangerschaft nicht benutzen sollte: Anis, Basilikum, Beifuß, Fenchel, Wintergrün, Jasmin, Majoran, Muskatellersalbei, Myrrhe, Origano, Pfefferminze, Poleiminze, Rosmarin, Salbei, Thymian, Wacholder, Ysop und Zypresse. Bei vorausgegangenen problematischen Schwangerschaften sollten auch Rose, Lavendel und Kamille nicht verwendet werden. Frauen, die während der Schwangerschaft empfindlich auf Düfte reagieren, reduzieren die Dosis auf die Hälfte oder verzichten ganz auf ätherische Öle. Küchenkräuter, Tees und große Blumensträuße sind dann die richtige Aromatherapie. (4)

Manche Öle sind aufgrund ihrer biochemischen Zusammensetzung nicht für den Hausgebrauch durch Laien bestimmt. Meiden Sie bei Kindern Anis, Muskatnuß, Salbei, Ysop, Wacholder und Zedernblatt.

Bei der Beduftung öffentlicher Räume wie Kindergarten und Schule müssen Öle gewählt werden, die niemanden beeinträchtigen. Doch Panik ist fehl am Platze: Eine Duftlampe mit einem ungünstigen Öl verursacht noch keine Schäden. Gewarnt wird lediglich vor der häufigen, intensiven Verwendung (Duftlampe, Bad, Hautöl und womöglich noch innere Einnahme).

GRENZEN

Ich möchte davor warnen, mittels ätherischer Öle in einen Machbarkeitswahn zu verfallen. Alle Eltern möchten das Beste für ihr Kind, und wenn sie hören, daß Salbei, Thymian, Wacholder und Ysop die Konzentration verbessern, wird der Sprößling damit sofort zwangsbeduftet. Unglücklicherweise empfehlen nicht wenige Autoren gerade diese Düfte für die Schularbeiten. Ein Vergleich zeigt den Unterschied. Es macht Sinn, wenn Kinder Saft mögen und Erwachsene sich an einem Gläschen Rotwein freuen. Niemand käme auf die Idee, seinem Kind täglich Alkohol zu geben. So ist es auch bei den Düften. Es gibt Duftthemen für verantwortungsbewußte Erwachsene (Wacholder, Salbei, Ysop, Zeder, Zypresse) und es gibt Duftthemen für Kinder. Wenn Kindernasen spontan entscheiden dürfen, stehen Salbei und Ysop sicher nicht oben in der Hitliste.

QUALITÄT

Auch bei äußerlicher Anwendung gelangen Duftmoleküle in die Blutbahn

Es ist besonders wichtig, auf die Reinheit der Öle zu achten. Synthetische Duftöle täuschen zwar manchmal auch geübte Nasen, doch bleiben die beschriebenen Wirkungen aus. Untersuchungen zeigen, daß unser Körper synthetische Duftstoffe nicht vollständig ausscheidet, sondern mitunter speichert. Reine ätherische Öle dagegen, die über Atmung und Haut in den Körper gelangen, werden vollständig auf natürlichem Wege (Atmung, Schweiß, Urin) wieder ausgeschieden.

HERSTELLUNG

Bei der Herstellung von Duftölen unterscheidet man im groben drei Verfahren:

EXPRESSION

Die Schalen der Zitrusfrüchte werden ausgepreßt und anschließend gefiltert. Zur besseren Unterscheidung könnte man alle kalt ausgepressten Duftöle als „Essenzen" bezeichnen. Beispiele: Zitrone, Orange, Limone, Bergamotte, Grapefruit.
Alle Inhaltsstoffe, die die Frucht in den Schalen ablagert, gelangen auch ins Duftöl. Besonders billige Zitrusöle wurden eventuell zusätzlich mit Hitze oder chemischen Lösungsmitteln extrahiert. Man sollte deshalb nach Essenzen aus biologischem Anbau fragen. Die Öle aus Zitrusschalen sind nur begrenzt haltbar (1 bis 3 Jahre) und enthalten kein Vitamin C.

EXPRESSION

Zitrusschalen werden ausgepreßt

DESTILLATION

In einem abgeschlossenen Behälter streicht Wasserdampf durch die Pflanzenteile und reißt dabei deren ätherisches Öl mit. Auf dem weiteren Weg durch die Kühlschlange kondensiert das Gemisch. Im Auffanggefäß sind zwei Endprodukte. Oben schwimmt sehr wenig ätherisches Öl, das alle öl- und alkohollöslichen Bestandteile des Duftes enthält. Darunter befindet sich Hydrolat in größerer Menge, es enthält die wasserlöslichen Bestandteile des Duftes in etwa einprozentiger Lösung. Hydrolat ist leider nur begrenzt haltbar und wird bei den meisten Destillationen einfach weggeschüttet. Das ist schade, denn man kann sie vielseitig verwenden. Hydrolate gibt es zum Beispiel von Lavendel, Myrte, Rose, Rosmarin.

DESTILLATION

Wasserdampf entreißt den Pflanzenteilen das ätherische Öl

EXTRAKTION DURCH LÖSUNGSMITTEL

Hierbei entreißt ein chemisches Lösungsmittel dem Pflanzenmaterial die Duftmoleküle. Dazu wird meist ein Alkohol (oft Hexan, aber auch Aceton) verwendet. In einem weiteren Arbeitsgang wird das Lösungsmittel wieder entzogen. Zurück bleibt ein hochkonzentriertes Duftöl, korrekt bezeichnet als Absolue. Es ist bei diesen Ölen wichtig, rückstandskontrollierte Ware zu kaufen. Beispiele: Jasmin, Eichenmoos, Mimose, Narzisse, Tonka, Tuberose, Vanille.

EXTRAKTION

Ein Lösungsmittel trennt die Duftmoleküle vom Pflanzenteil

Frühere Zeiten kamen ohne Chemie aus, nicht jedoch ohne Arbeit. Das aufwendige Verfahren nannte sich Enfleurage. Dabei gaben die Blüten ihren Duft an eine Mischung aus Schweine- und

Rindertalg ab. Hatte sich das Fett mit Duft vollgesogen, so war eine herrlich duftende Pommade entstanden. Wollte man nun das Absolue gewinnen, so wurde die Pommade mit Weingeist versetzt, und der Duft ging in den Alkohol über, der dann verdampft werden konnte. Nun blieb eine Winzigkeit übrig, das reine kostbare Absolue. Lesenswert beschrieben finden wir diesen Vorgang im Roman „Das Parfum", Patrick Süskind, S 221 ff.

DUFTLAMPE

Am Morgen sollte man kurz und kräftig lüften, damit erstmal ein frischer Wind die morgenmuffeligen Köpfe umweht, das folgende Aroma wird danach noch angenehmer empfunden. In der Duftlampe werden die Öle stets mit viel Wasser verdünnt. Es genügt, wenn die Kerze etwa zwei Stunden brennt.

Von den Kopfnoten brauchen wir für ein großes Klassenzimmer 6 bis 10 Tropfen, von den Herznoten bis zu 5 Tropfen, von den Basisnoten genügen meist 2 bis 3 Tropfen. Auch der Preis ist ein Dosierungshinweis, von teuren Ölen braucht man meist nur sehr wenig. Sind die Fläschchen einmal leer, kann man sie mit Hautöl auffüllen, eine Woche „reifen" lassen und hat dann ein duftendes Massageöl. Bei manchen Aromen geht das sogar mehrmals (Rose, Jasmin, Sandelholz, Honig, Patchouli, Vanille).

Da der Duft ätherischer Öle nach oben verschwindet, muß die Duftquelle möglichst tief, aber sicher stehen. Die Kopfnoten sind so flüchtig, daß sie nach fünfzehn Minuten schon verschwunden sind. Wünscht man einen längeren Dufteindruck, so wird nachgeduftet oder mit Herz- und Basisnoten gemischt.
Verwendet man sehr unterschiedliche Düfte nacheinander, sollte man die Duftlampe zwischendurch reinigen. Manchmal sind zähe Rückstände zu entfernen. Dabei hilft Essigessenz oder auch biologischer Pinselreiniger, der das ätherische Öl von Orangenschalen enthält.

DUFTBAD

Da sich Duftöle nicht in Wasser lösen, vermischt man sie mit natürlichen Emulgatoren: Honig, Sahne, Vollmilch, Salz. Mit einem Honigspender im Badezimmer läßt sich in einem Schälchen schnell ein duftender Badezusatz mischen: 2 Eßlöffel Honig mit ätherischem Öl verrühren, 6 bis 10 Tropfen für Erwachsene, Kinder die Hälfte, Babies nur 1 Tropfen. Die Emulgatoren Honig und Sahne lieben die entspannenden Düfte, das Salz paßt besser zu frisch-würzigen, tonisierenden Duftölen

Duftöle brauchen Emulgatoren, um sich in Wasser zu lösen

Minze, Zimt, Ingwer, Lemongrass, Pfeffer und Nelke eignen sich nicht als Badeduft, da sie die Haut reizen. Wer empfindlich ist, sollte in der Armbeuge testen, ob ein Öl Hautreizungen hervorruft. Für diesen Test mischt man etwas Hautöl und 1 Tropfen Duftöl in der Handfläche und streicht diese Mischung in die Armbeuge. Auch nach einer Stunde sollte keine Rötung auftreten.

DUFTERLEBNIS

Will man die Wirkung eines Duftes am eigenen Leibe verspüren, so beginnt man mit einem Duftbad, streicht die noch nasse Haut mit beduftetem Hautöl ein und ruht danach mindestens zwanzig Minuten in einem Zimmer, in dem bereits die entsprechende Duftlampe brennt.

KOMPRESSEN

Hydrolate kann man für Augenkompressen unverdünnt verwenden. Ätherische Öle aber müssen mit Emulgatoren im Wasser gelöst werden (z.B. 1 Teelöffel Honig mit 1 Tropfen Rosenöl verrühren und ins warme Wasser geben).

DÜFTE FÜR KINDERNASEN

KOPFNOTEN

Bergamotte, Blutorange, Clementine, Eukalyptus citriodora, Grapefruit, Lemongrass, Limette, Limone, Litsea, Mandarine, Orange, Pampelmuse, Zitrone.

HERZNOTEN

Douglasie, Fichtennadel, Geranie, römische Kamille, Kiefer, Lavendel, Mimose, Muskatellersalbei, Myrte, Neroli, Palmarosa, Petit Grain, Rose, Weißtanne, Ylang Ylang.

BASISNOTEN

Benzoe, Cassia, Honig, Kakao, Sandelholz, Styrax, Tolu, Tonka, Vanille, Zimtrinde.

Für den Start mit Duftölen könnte man Lavendel, Zitrone und Orange zu kaufen. Jedes für sich duftet schön, die Mischung Lavendel/Zitrone erfrischt, die Mischung Lavendel/Orange entspannt. Dann kann ein Nadelduft dazukommen (Kiefer/Douglasie/Fichtennadel/Weißtanne), eine Blume (Ylang Ylang) und auch noch ein süßer Duft (Vanille/Benzoe/Tolu).

DÜFTE VON A BIS Z

Bevor die Duftreise losgeht, dürfen Sie auf den nächsten Seiten drei ganz verschiedene Länder studieren: Das Land der Kopfnoten, das der Herznoten und das der Basisnoten.

Viele Düfte erfreuen die Nasen von Kindern, doch gibt es auch einige, die ihnen gar nicht behagen. Das sind oft ausgerechnet jene Aromen, die zur Steigerung der Konzentration und des Gedächtnisses empfohlen werden. Zum Beispiel sind Ysop, Salbei und Thymian Duftthemen für Erwachsene. Diese unterscheiden sich mitunter stark von den Bedürfnissen der Kleinen, und schon deshalb ist der Luxus eines eigenen Zimmers nicht nur für Kinder eine feine Sache.

So ganz ohne Reiseführer möchte ich Sie nicht losschicken. Bei jedem Duft finden Sie Vorschläge für Mischungen. Die eingeklammerten Zahlen geben Anhalt für ein mögliches Verhältnis. Beispiel: Sandelholz, Ylang Ylang, Orange (2 1 5) bedeutet: 2 Tropfen Sandelholz, 1 Tropfen Ylang Ylang und 5 Tropfen Orange.
Damit man diesen Praxisteil sofort benutzen kann – ohne lang zu blättern - sind bei jedem Duftöl mehrere Anwendungsformen beschrieben. Wiederholungen waren aus diesem Grund nicht zu vermeiden.

Wer mit Düften beginnen will, braucht kein Labor. Eine Duftlampe ist leicht zu beschaffen, und eine kleine Portion Massageöl läßt sich in der Handfläche, im Eierbecher oder auf einer Untertasse verrühren. Metallgefäße sind ungeeignet. Umrühren kann man gut mit dem Finger, einem Hölzchen oder, wie die Profis, mit einem Glasstäbchen. Im Badezimmer ist mit einem einfachen Honigspender das Duftbad schnell und sauber gemischt. Für eigene Mischungen erhält man in Apotheken braune Leerfläschchen in jeder Größe. Erst der Tropfeinsatz macht den Verschluß dieser Fläschchen dicht. Sprüh- und Rollfläschchen gibt es ebenfalls leer zu kaufen.

Kopfnoten von A bis Z

Minze
Mit klarem Kopf aktiv sein

Zitrone
Mit Geistesblitzen spielen

Eisenkraut
Neue Wege wagen

Litsea
Nimm's leicht

Rosmarin
Klarheit und Konzentration verwirklichen

Eukalyptus
Erstmal tief durchatmen

Lemongrass
Hell und frisch wie die Morgensonne

Limette und Limone
Leicht und beschwingt sein

Grapefruit und Pampelmuse
Die Lebensfreude spüren

Orange, Blutorange, Mandanine, Clementine
Sich von Heiterkeit anstecken lassen

Herznoten von A bis Z

Angelika
Sich selbst Vertrauen schenken

Basilikum
Der Königsbalsam

Douglasie
Sonnige Waldlichtung

Fenchel
Die goldene Mitte

Fichtennadel Weißtanne
Ein Spaziergang im Wald

Geranie
Gelassen aus der Mitte leben

Ingwer
Volle Kraft voraus

Iris
Der Seele Flügel verleihen

Jasmin
Ein Fest der Sinne

Kamille
Schutz und Hilfe

Kardamom
Würzig, klar und heiter

Kiefer
Mut und Ausdauer leben

Koriander
Würzige Sonnenwärme

Lavendel
Ruhe und Gelassenheit

Lorbeer
Klarheit und Frische

Melisse
Trost und Beistand

Mimose
Heiter, zart und liebevoll

Muskatellersalbei
Von Herzen froh sein

Myrte
Mit Ruhe und Klarheit handeln

Neroli
Lichtblick in dunklen Momenten

Palmarosa
Sanfte Zufriedenheit genießen

Petit Grain
Klarheit und Frische

Ravensara
Schützende Kraft

Rose
Das Geheimnis des Herzens

Wacholder
Kraft und Ausdauer

Ylang Ylang
Sich verwöhnen lassen

Zypresse
Neue Wege beschreiten

Basisnoten von A bis Z

Benzoe
Sich selbst verwöhnen

Eichenmoos
Vom Zauberwald träumen

Honig
Sich in süße Erinnerungen kuscheln

Kakao
In Schokoträumen schwelgen

Nelke
Kraftvoll und würzig

Patchouli
Die Kraft der Erde spüren

Sandelholz
Weich wie Samt und Seide

Styrax
Verstehen und loslassen

Tolu
Der Phantasie Flügel schenken

Tonka
Sich mit Heiterkeit verwöhnen

Thymian
Wie der Phönix aus der Asche

Vanille
Süße, warme Geborgenheit

Vetiver
In die Tiefe gehen um zu wachsen

Weihrauch
Erkenne das Licht,
doch bewahre das Dunkle

Zeder
Vom Baum der Kraft lernen

Zimt, Cassia
Starke Geborgenheit genießen

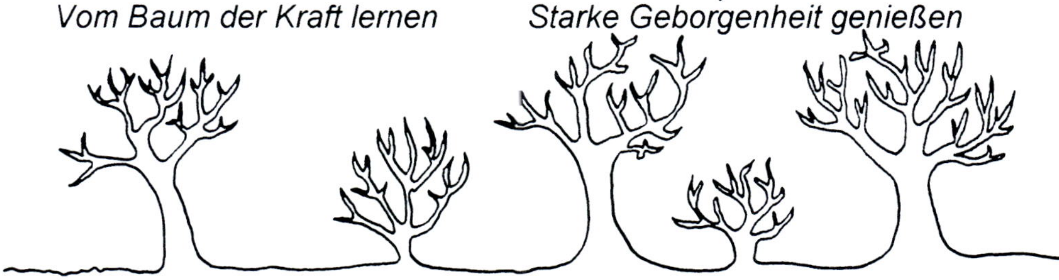

Da Duftöle bei innerer Einnahme die Schleimhäute verätzen können, muß man die Fläschchen kindersicher verwahren. Duftöle dürfen nicht ins Auge kommen. Passiert dies trotz größter Vorsicht, so hilft es, das Auge mit Sahne oder Vollmilch zu „baden", denn das enthaltene Fett bindet die Duftmoleküle. Ein Auswaschen mit Wasser macht es nur noch schlimmer.

Unter dem Abschnitt „Herkunft" finden sich die lateinische Bezeichnung und die Pflanzenfamilie. Auch die Biochemie gibt wichtige Aufschlüsse über Wirkungszusammenhänge. Die zahlenmäßigen Zuordnungen der Inhaltsstoffe stammen aus dem Buch „l`aromatherapie exactement" von P.Franchomme und Dr.D.Penoël (11). In diesem Buch finden sich nur Angaben zu ätherischen Ölen und Essenzen. Absolues werden im medizinischen Sinne nicht verwendet, deshalb fehlen hier die Angaben ihrer biochemischen Inhaltsstoffe. Genaue Zahlen lese man bei Franchomme und Penoël nach, ich habe nur die Schwerpunkte angegeben und meist noch gerundet. Wenn man als Duftlaie auch darüber hinwegliest, so werden sich fortgeschrittene Aromafans für solche Zusammenhänge sicher interessieren.

Das ätherische Öl der Verbene (Lippia citriodora) wird bei mehreren Firmen fälschlicherweise als Eisenkraut (eigentlich Verbena officinalis) bezeichnet. Patricia Davis macht auf diese Verwechslung aufmerksam (4).

Gerüche kann man in Kopf-, Herz- und Basisnoten einteilen. Eine geradezu unerhörte Vereinfachung! Jeder Duft und erst recht jede Mischung beanspruchen ihr eigenes Reich, wo sie schillernd wie die Farben eines Regenbogens ihr geheimes Wesen für kurze Zeit offenbaren. Diese Einteilung erfolgt oft sehr unterschiedlich. In der vorliegenden Zusammenstellung beziehe ich mich auf die Verdunstungsgeschwindigkeit der Duftstoffe. Dann sind Kopfnoten solche Öle, die sehr schnell verdunsten (Beispiel: Zitrone). Die Herznoten machen einen längeren Dufteindruck (Beispiel: Lavendel), während der Duft der Basisnoten am längsten verweilt (Beispiel: Patchouli). Lassen Sie sich von widersprüchlichen Einteilungen nicht verunsichern. Es ist ja nur der Versuch, eine große Vielfalt in drei Schubladen zu stecken. Da krabbelt halt ab und zu etwas in ein anderes Fach. Trotzdem erleichtern uns solche Systeme die ersten Schritte:

Auch ein Weg von tausend Meilen beginnt mit dem ersten Schritt.
Gute Reise!

ANGELIKA

SICH SELBST VERTRAUEN SCHENKEN

Die Angelikapflanze hat starke Wurzeln und einen kräftigen Stiel, um ihre Blüten hoch in den Himmel zu heben. Auch wir brauchen manchmal starken Halt. Sei es für die Umsetzung von Ideen oder um schwere Zeiten zu überwinden. Der Duft des „Engelwurzes“ vermittelt Kraft und Klarheit. Dadurch kann Selbstvertrauen für neue Ebenen der Erfahrung wachsen.

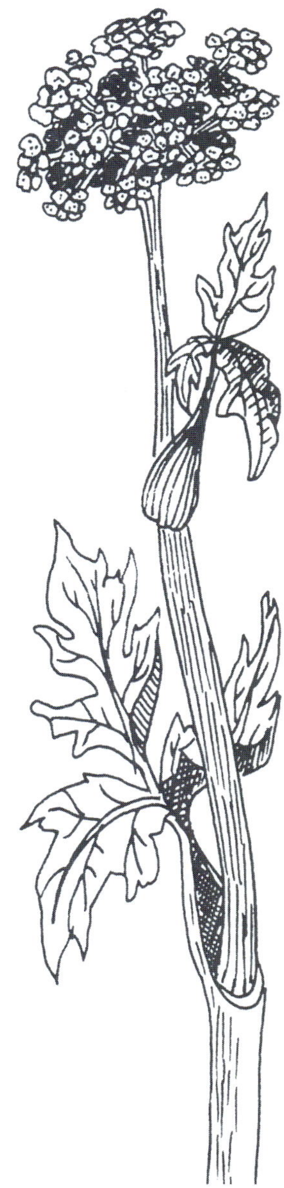

GESCHICHTE

Eine Legende aus dem 14.Jahrhundert erzählt, daß den pestbedrohten Leuten ein Engel erschien. Als Schutz vor der Pest zeigte er ihnen die Angelikapflanze.

HERKUNFT

Angelika (Angelica archangelika)
Pflanzenfamilie der Doldenblütler (Apiaceae)
Gewinnung aus den Wurzeln durch Wasserdampfdestillation, Herznote
Biochemischer Schwerpunkt 73% Monoterpene und 3% Ester, 2% Cumarine (=photosensibel, daher im Hautöl nicht bei starker Sonneneinstrahlung anwenden)

ANWENDUNG

Es gibt einige ätherische Öl aus Wurzeln: Angelika, Galgant, Ingwer, Iris, Narde und Vetiver. Sie vermitteln die Themen Kraft, Ausdauer, Bewußtsein und Geduld. Angelika ist zu herb für Kindernasen und auch die meisten Erwachsenen brauchen etwas Anlauf, um den Duft zu mögen.

Duftlampe

2 bis 4 Tropfen der Herznote Angelika genügen.

Duftmischungen

ANGELIKA BERGAMOTTE (2 4) – aufmunternd, stärkend
ANGELIKA MUSKATELLERSALBEI ZITRONE (2 1 5) – zum Durchhalten

Fußmassage

Für jeden Fuß in der Handfläche 1 Teelöffel Hautöl mit 2 Tropfen Angelika vermischen und einmassieren. Dabei abwechselnd mit Druck arbeiten oder sanft streicheln, kneten oder reiben. Zum Abschluß streicht eine Hand mehrmals die Innenseite vom Fuß zur Wade hinauf, die andere Hand die Außenseite hinunter bis über die Zehen.

MISCHUNGSÖLE

Kopfnoten
Bergamotte, Lemongrass, Limette, Limone, Litsea, Zitrone.

Herznoten
Fichtennadel, Geranie, Kiefer, Lavandin, Lavendel, Muskatellersalbei, Petitgrain, Weißtanne, Zypresse.

BASILIKUM

DER KÖNIGSBALSAM

„Basileus" ist griechisch und bedeutet „König". Der Duft dieses königlichen Krautes erwärmt uns sanft, schenkt milde Entspannung bei Stress und Kopfschmerz und stärkt zugleich unser Gedächtnis.

„GESCHICHTE"

Die Sophia der „Golden Girls" erzählt gerne von früher: „Bei uns in Sizilien bekam man bei Ohrenschmerzen eine grüne Salbe. Der Dorftrottel jedoch hat sie sich nicht in die Ohren geschmiert, sondern aufs Brot. Heute kennt jeder die Salbe, sie heißt Pesto." (Anscheinend war dies ein kluger Trottel, denn Basilikum soll ja Intelligenz und Gedächtnis stärken.)

HERKUNFT

Basilikum (Ocium basilicum)
Pflanzenfamilie der Lippenblütler (Lamiaceae)
Gewinnung Wasserdampfdestillation aus dem blühenden Kraut, leichte Herznote

Biochemischer Schwerpunkt 80% Äther, 10% Sesquiterpene, 5% Monoterpene

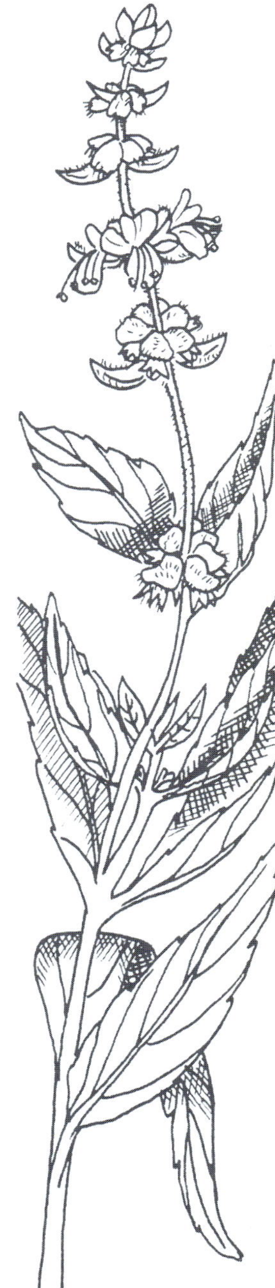

ANWENDUNG

Obwohl bekannt als Pizzagewürz, ist Basilikum kein Kinderduft.

Duftlampe

2 bis 3 Tropfen der leichten Herznote Basilikum.

Duftmischungen
BASILIKUM BERGAMOTTE (2 4) – ein stärkender, grüner Duft
BASILIKUM BERGAMOTTE ZYPRESSE (3 5 1) – gedächtnisstärkend
BASILIKUM PATCHOULI ZITRONE (2 1 5) – ein duftendes Wagnis

Bauchmassage
1 Teelöffel Hautöl mit 2 Tropfen Basilikum vermischen und auf dem Bauch verteilen. Nun um den Nabel im Uhrzeigersinn streicheln und massieren. Zum Abschluß beide Hände 2 Minuten auf den Bauch legen.

Kopfschmerz
Zwanzig Minuten „Auszeit" in einem dunklen Zimmer nehmen. Ein Tropfen Basilikum in den Handflächen verreiben und beide Hände unter den schmerzenden Kopf legen.

MISCHUNGSÖLE

Kopfnoten
Bergamotte, Verbene/Eisenkraut, Zitrone.

Herznoten
Angelika, Geranie, Lavendel, Lavendelsalbei, Lavandin, Melisse, Muskatellersalbei, Zypresse.

Basisnote
Patchouli.

BENZOE

SICH SELBST VERWÖHNEN

Ein Duft, süß wie Schokolade, zärtlich wie Vanille. Benzoe vertreibt Alltagskummer und Sorgen, läßt das Kind in uns erwachen, das zurecht hin und wieder verwöhnt werden will.

GESCHICHTE

In Ägypten, Arabien und Indien war Benzoe als Räucherharz begehrt. Weil der ebenholz-ähnliche Baum aus Siam und Sumatra stammt, nennt man sein Harz auch „javanischen Weihrauch".

HERKUNFT

Benzoe (Styrax tonkinensis)
Pflanzenfamilie der Storaxbaumgewächse (Hamamelidaceae)
Gewinnung aus dem Harz des Benzoebaumes, Extraktion mittels Alkohol, Basisnote
Biochemischer Schwerpunkt 70% Ester, 15% Zimtsäure, gering Vanillinaldehyd

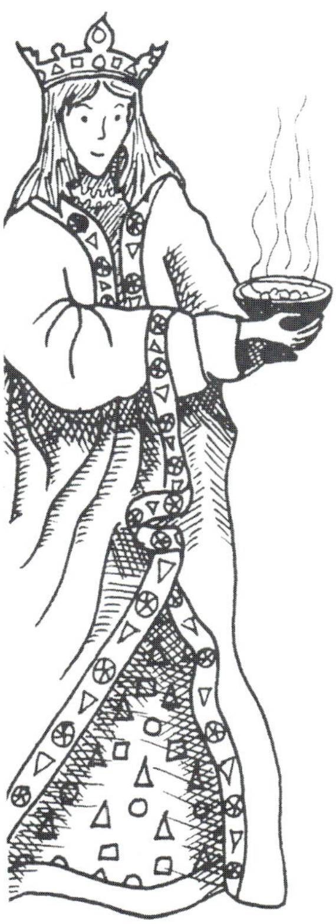

ANWENDUNG

Duftlampe
Die Basisnote Benzoe ist unglaublich zäh und wird meist in Weingeistlösung angeboten. Wer mag, kann es mit noch mehr Weingeist anwendungsfreundlicher machen. Allerdings mischen sich Weingeistlösungen nicht mit fettem Hautöl. In Mischungen ist Benzoe ein hervorragendes natürliches Fixativ und kann statt der teuren Vanille verwendet werden.

Duftmischungen
BENZOE HONIG MANDARINE (3 2 5) – für Süßmäuse
BENZOE GRAPEFRUIT ORANGE (2 3 3) – süß und heiter
BENZOE WEIHRAUCH (2 1) – ein schöner Weihnachtsabendduft

Erkältung, ohne Fieber
Benzoe und Mandarine (2 3) wird in der Hand mit ein wenig Hautöl oder neutraler Salbengrundlage vermischt. Auf Brust und Rücken einmassiert, erleichtert der wärmende Duft das Abhusten von Schleim. Zur Unterstützung wird der Rücken abgeklopft, kräf-

tig über den Rippen, sanft über den Nieren. Auch eine Fußmassage mit der gleichen Ölmischung muntert kranke Kinder auf.

MISCHUNGSÖLE

Kopfnoten
Clementine, Limette, Limone, Litsea, Mandarine, Orange, Zitrone.

Herznoten
Geranie, Kardamom, Koriander, Palmarosa, Rose.

Basisnoten
Eichenmoos, Honig, Kakao, Tolu, Tonka, Vanille, Weihrauch, Zeder.

BERGAMOTTE

SONNIGE ZUVERSICHT SPÜREN

Die Bergamotte wirkt seltsamerweise doppelt. Sie kann anregen, aufmuntern und Licht in den Alltag bringen, aber auch entspannen und beruhigen. Bergamotte hellt die Stimmung auf und fördert die Konzentration. Schon deshalb stärkt sie unser Selbstvertrauen, und wer mutig ist, findet den kürzesten Weg zum Erfolg.

HERKUNFT

Bergamotte (Citrus bergamia)
Pflanzenfamilie der Rautengewächse (Rutaceae)
Gewinnung durch Auspressen der Schalen, Kopfnote
Biochemischer Schwerpunkt Monoterpene und bis zu 30% Ester. Deren zentrierende Tendenz ist der biochemische Hinweis für die ausgleichende Wirkung der Bergamotte.

ANWENDUNG

Der Bergamottebaum entstand durch eine Kreuzung der Bitterorange mit der Zitrone. Die Frucht wird wegen des ätherischen Öles der Schale kultiviert. Ihr Duft ist uns vom klassischen Köl-

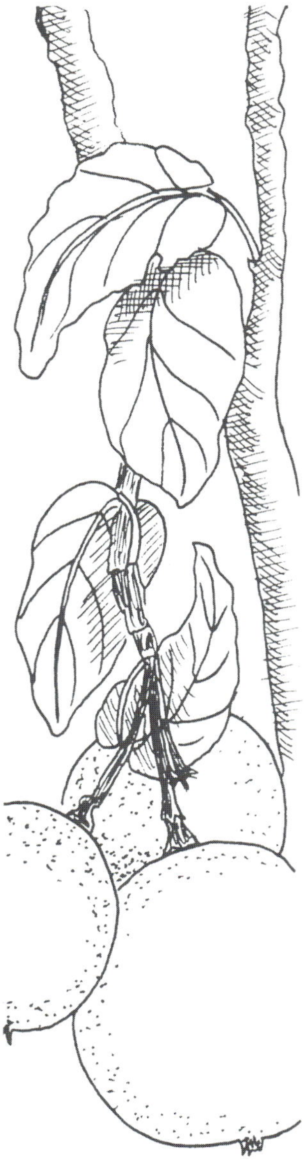

nisch Wasser und vom Earl Grey Tee her vertraut. Bergamotteöl ist photosensibel, das heißt, es ist als Sonnenölzusatz ungeeignet. Zu den besonders ausgleichenden Ölen zählen neben Bergamotte auch Lavendel, Muskatellersalbei, römische Kamille, Palmarosa und Rose. Soll eine Kindergruppe zueinander finden, so kann eine Mischung mit einem dieser Ver"mittler" die Bereitschaft zur Gemeinsamkeit verstärken.

Duftlampe
6 Tropfen in die wassergefüllte Schale, als flüchtige Kopfnote nachduften oder mit Herz- und Basisnoten mischen.

Duftmischungen
BERGAMOTTE LAVANDIN (4 2) - klares, zuversichtliches Arbeiten
BERGAMOTTE PETIT GRAIN (4 2) - frisch und heiter
BERGAMOTTE MYRTE (4 2) – etwas Besonderes
BERGAMOTTE KIEFER ROSMARIN (4 2 2) - erfrischend, durchblutungsfördernd im Hautöl, nicht bei Bluthochdruck
BERGAMOTTE ZYPRESSE WEIHRAUCH (5 2 1) - ernsthaft, bei Krisen
BERGAMOTTE MUSKATELLERSALBEI ANGELIKA (4 2 1) - aufmunternd, stärkend

Duftbad
In 2 Eßlöffel Sahne oder Honig 3 bis 8 Tropfen Bergamotte oder einer Bergamottemischung verrühren und dem Badewasser zugeben.

Duschgel
Bergamotte, Rosmarin, Kiefer (10 5 5) in 100ml neutralem Duschgel verschütteln. Weckt Schlafmützen!

Hautöl, Massageöl
4 bis 6 Tropfen Bergamotte auf 10ml fettes Öl. Nach Bad oder Dusche in die noch nasse Haut einmassieren.

Gesichtskompresse
3 Tropfen Bergamotte mit 1 Teelöffel Honig verrühren und in 1/4 l heißem Wasser lösen. Das duftende Wasser mit einem Gästehandtuch aufnehmen und so auf das Gesicht legen, daß die Nase freibleibt.

Haarwasser
Bergamotte und Lavendel (10 8) in 100ml kohlesäurefreiem Mineralwasser verschütteln und in eine Sprühflasche füllen. Auf

die Haare sprühen und dabei wie beim Friseur die Augen schließen. Mit Genuß Kopfhaut massieren und Haare durchstreifen. Zum Abschluß tief ein- und ganz lang ausatmen, dabei genüßlich gähnen. Vor jedem Sprühen neu aufschütteln!

MISCHUNGSÖLE

Kopfnoten
Clementine, Limette, Limone, Mandarine, Minzen, Orange, Zitrone.

Herznoten
Angelika, Basilikum, Douglasfichte, Geranie, Kardamom, Koriander, Lavendel, Muskatellersalbei, Myrte, Neroli, Palmarosa, Ravensara, Ylang Ylang, Zypresse.

Basisnoten
Honig, Sandelholz, Styrax, Weihrauch, Vanille, Vetiver, Zeder.

DOUGLASFICHTE

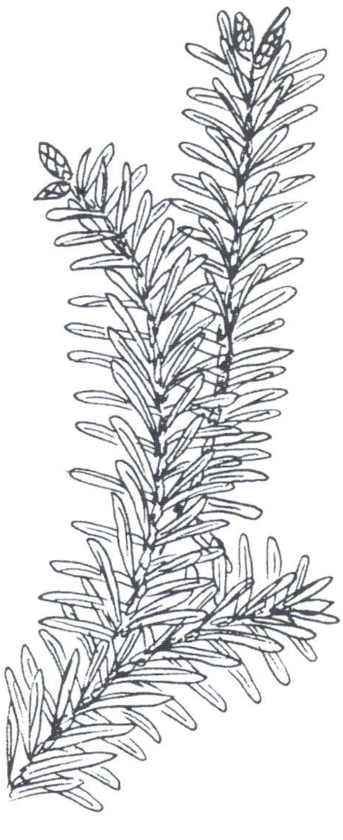

SONNIGE WALDLICHTUNG

Die Douglasie hat sanfte weiche Nadeln, die schon beim Drüberstreicheln ihren optimistischen, fruchtigen Duft verströmen. Wie alle Nadeldüfte vertieft auch Douglasie die Atmung, doch dies tut sie besonders zart und heiter. Wie eine sonnendurchwärmte Waldlichtung läßt uns Douglasienduft ruhig und gelassen neue Kräfte sammeln.

HERKUNFT

Douglasie (Pseudotsuga menziesii)
Pflanzenfamilie der Kieferngewächse (Pinaceae)
Gewinnung durch Wasserdampfdestillation der Zweige, frische, leichte Herznote
Biochemischer Schwerpunkt bis 80% Monoterpene, etwas Monoterpenole, etwas Ester

ANWENDUNG

Duftlampe
4 Tropfen der leichten Herznote Douglasfichte.

Duftmischungen
DOUGLASIE GRAPEFRUIT (3 3) - ein sonnig-lustiger Hausaufgabenduft
DOUGLASIE LAVENDEL MYRTE (2 2 2) - durchatmen und entspannen

Massageöl, Hautöl
3 bis 6 Tropfen Douglasie auf 10ml Hautöl.

Haarwasser
15 bis 20 Tropfen Douglasie in 100ml Wasser verschütteln und in eine Sprühflasche füllen. Auf die Haare sprühen und dabei wie beim Friseur die Augen schließen. Mit Genuß Kopfhaut massieren und Haare durchstreifen. Zum Abschluß tief ein- und ganz lang ausatmen und genußvoll gähnen. Vor jedem Sprühen neu aufschütteln!

MISCHUNGSÖLE

Kopfnoten
Bergamotte, Grapefruit, Lemongrass, Verbene/Eisenkraut, Zitrone.

Herznoten
Lavendel, Lavandin, Myrte, römische Kamille.

Basisnoten
Eichenmoos, Zeder.

EICHENMOOS

VOM ZAUBERWALD TRÄUMEN

Ein dunkler, in die Tiefe führender Duft, wie ein Spaziergang durch einen verzauberten Wald. Eichenmoos wirkt entspannend und kann die sinnliche Note einer Mischung betonen. Hier wirkt es als natürliches Fixativ.

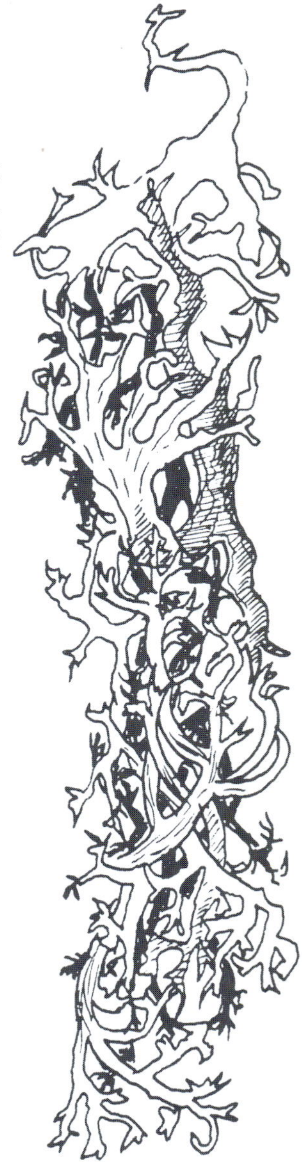

HERKUNFT

Eichenmoos (Evernia prunastri)
Pflanzenfamilie der Baummoose (Usneaceae)
Gewinnung aus der Baumflechte durch Extraktion mit Alkohol (Absolue), Basisnote

ANWENDUNG

Die Basisnote Eichenmoos ist pur sehr zäh und muß mit dem Spatel entnommen werden, deshalb bieten einige Firmen Eichenmoos in Weingeist gelöst an. Diese Lösung läßt sich in der Duftlampe verdampfen, aber nur schlecht zu Mischungen mit Jojobaöl verwenden (Parfums, Massageöle). Wie die meisten Basisnoten, so ist auch Eichenmoos ein Duft, der Erwachsene anspricht. Wenn jedoch im Märchen Held und Heldin durch dunkle Wälder müssen, dann kann man vor der Geschichte an einer Mischung aus Eichenmoos und Kiefer, Weißtanne oder Fichtennadel schnuppern, und die „inneren Augen" sehen schon den Zauberwald.

Duftlampe
Das in Weingeist verdünnte Eichenmmos sparsam verwenden, 1 bis 2 Tropfen geben einer Mischung eine erdende Basis.

Duftmischungen
EICHENMOOS BENZOE JASMIN (2 2 1) - geheimnisvoll und sinnlich
EICHENMMOOS VETIVER PATCHOULI (2 2 2) - unheimlich für Gruselfans und werdende Vampire (siehe auch Vetiver)

Parfum
Eichenmoos, Benzoe, Jasmin und Mandarine (2 2 2 8 in einem Teelöffel Weingeist auflösen, dann mit 9 ml Mineralwasser ohne Kohlensäure verschütteln. Die Mischung wird trüb. Man kann sie in kleine Sprühfläschchen füllen.

Potpourri
Eine Art Eichenmoos kann man im Wald finden. Es sieht aus wie verlorene graue Zwergenbärte.
Die trockenen Pflanzenteile mit Duftmischung beträufeln. Dabei kann man Eichenmoosduft selbst weglassen, weil auch lang getrocknete „Moosbärte" noch kräftig duften. Aus diesem Grund sollte es eine leichte Duftmischung sein, zum Beispiel: Honig, Palmarosa, Limette (8 10 12). Das Eichenmoos zusammen mit den vielen roten getrockneten Rosenblüten, die wir verehrt bekamen, ein paar Tage in einer luftdichten Dose ziehen lassen. Auf einer schönen Schale mit etwas Goldenem dekorieren. Potpourris sind eine sehr morbide Form von Zimmerschmuck, der aber in der dunklen Jahreszeit durchaus seinen Sinn hat.

MISCHUNGSÖLE

Kopfnoten
Bergamotte, Eisenkraut/Verbene, Limette, Limone, Litsea, Rosmarin.

Herznoten
Douglasfichte, Fichtennadel, Jasmin, Kiefer, Weißtanne, Ylang Ylang.

Basisnoten
Benzoe, Honig, Patchouli, Sandelholz, Tolu, Tonka, Vetiver, Weihrauch, Zeder, Zimt.

EISENKRAUT/VERBENE

NEUE WEGE WAGEN

Unglaublich erfrischend und heiter hüllt uns die Verbene in eine Wolke von Optimismus. Begeisterung und Freude sind gute Begleiter auf neuen Wegen. Verbene steigert zudem die Konzentration.

HERKUNFT

Verbene/Eisenkraut (Lippia citriodora)
Pflanzenfamilie der Eisenkrautgewächse (Verbenaceae)

Gewinnung durch Wasserdampfdestillation des Krautes, Kopfnote
Biochemische Schwerpunkte 35% Aldehyde, 20% Monoterpene, 15% Sesquiterpene, 10% Oxide

ANWENDUNG

Meist wird die Verbene unter dem Namen Eisenkraut angeboten. Patricia Davis macht auf diesen Fehler aufmerksam (5). Verbena officinalis, französisch: „Vervaine“, deutsch: „Eisenkraut“ ist eine geruchlose Pflanze der Naturheilkunde.
Die unglaubliche Frische der duftenden Verbene ist kostbar, deshalb verwende ich in der Schule manchmal Eisenkraut Grasse, die fertige Mischung aus Verbene und Lemongrass, ein schöner Arbeitsduft.

Duftlampe
2 bis 3 Tropfen, die Kopfnote Eisenkraut/Verbene kann man in Mischungen stabilisieren.

Duftmischungen
VERBENE LEMONGRASS (1 6) - herrlich klarer Arbeitsduft

VERBENE MYRTE BENZOE (3 1 1) - eine duftende Besonderheit

MISCHUNGSÖLE

Kopfnoten
Clementine, Lemongrass, Mandarine, Orange, Zitrone.

Herznoten
Basilikum, Douglasfichte, Fichtennadel, Jasmin, Lavendel, Myrte, Neroli, Weißtanne.

Basisnoten
Benzoe, Honig, Styrax, Tonka, Tolu, Zeder.

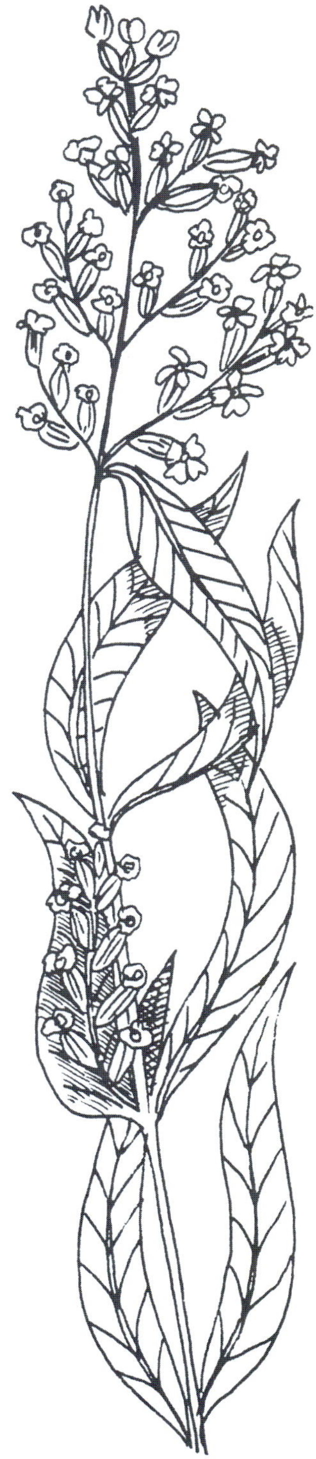

EUKALYPTUS

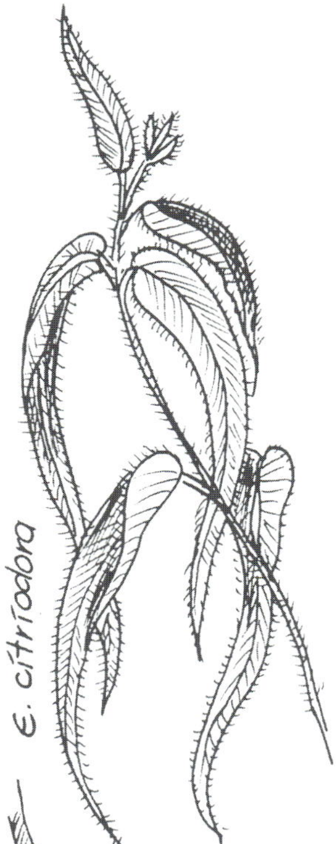

ERSTMAL TIEF LUFT HOLEN

Über die Atemluft sind wir eng mit den Bäumen verbunden. Besonders der Duft des Eukalytusbaumes läßt uns tief Luft holen und klare Gedanken fassen.

HERKUNFT

Eukalyptus (Eucalyptus globulus)
Familie der Myrtengewächse (Myrtaceae)
Gewinnung durch Wasserdampfdestillation der Blätter, Kopfnote
Biochemische Schwerpunkte 70% Oxide(-1,8 Cineol), 12% Monoterpene 8% Sesquiterpene

Eukalyptus citriodora (Eucalyptus citriodora)
Familie der Myrtengewächse (Myrtaceae)
Gewinnung durch Wasserdampfdestillation der Blätter, Kopfnote
Biochemische Schwerpunkte 40-80% Aldehyde, 25% Monoterpenole

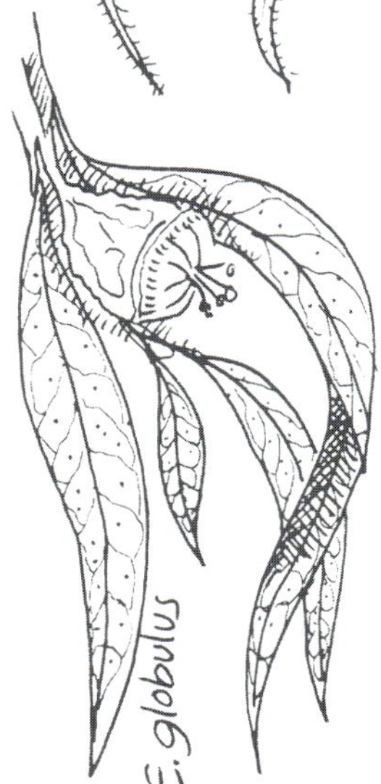

ANWENDUNG

Leider werden schon kleine Kinder bei Erkältung oft mit dem scharfen Eukalyptus(Eukalyptus globulus) malträtiert oder noch schlimmer, mit japanischem Heilpflanzenöl, das viel zu scharf ist. Auch Kampfer ist für Kinder ungeeignet.
Wesentlich angenehmer und milder ist der Eukalyptus citriodora, doch da beide Düfte stark kühlend wirken, müssen sich erkältete Kinder äußerlich gut warm halten. Auch Cajeput (Melaleuca leucadendra) wirkt lindernd.
Kranke, fröstelnde Kinder freuen sich aber vielleicht eher über süß-wärmende Düfte, die auch sehr hilfreich sind: Benzoe, Sandelholz, Styrax, Vanille oder Tolu.

Duftlampe
2 Tropfen der Kopfnote genügen, doch braucht der „kühle" Eukalyptus nicht unbedingt die Wärme einer Duftlampe, er kann auch trocken vom Taschentuch (1 Tropfen) inhaliert werden.

Duftmischungen
EUKALYPTUS-CITRIODORA LAVANDIN KIEFER (2 2 2)
- für Schnupfennasen

EUKALYPTUS-CITRIODORA DOUGLASIE MINZE (2 2 2)
- kühl erfrischend

Insektenschreck
Insekten suchen das Weite, wenn sie Eukalyptus schnuppern. Zur Abschreckung eine Duftlampe aufstellen (bis 20 Tropfen, in Kinderzimmern bis 8 Tropfen). Sollen die Kinder danach schlafen, ist aber nur Lavendel- und Geranienöl geeignet. Andere Insektenschreck-Öle sind Basilikum, Lemongrass, Nelke, Lavandin, Lavendel, Geranie und Zeder.

Massageöl, Hautöl
3 Tropfen auf 10ml Hautöl wirkt tonisierend und durchblutungsfördernd. Vorsicht bei Bluthochdruck.
Vorbeugend gegen Insekten: Eukalyptus citriodora, Lavandin, Nelke (15 10 5) in 50 ml Hautöl vermischen. Eine starke Mischung für ein langes Sommernachtsfest, denn alle drei Düfte halten wach.

MISCHUNGSÖLE

Kopfnoten
Citronella, Eisenkraut/Verbene, Minzen, Zitrone.

Herznoten
Douglasfichte, Geranie, Kiefer, Lavandin, Lavendel, Petit Grain, Zypresse.

Basisnote
Zeder.

FENCHEL

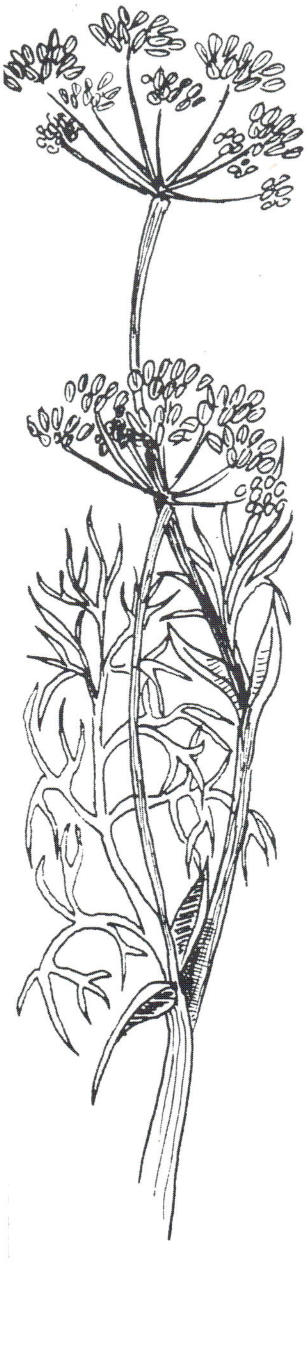

DIE GOLDENE MITTE

Fenchel verbindet das Denken und Fühlen, den Kopf und den Bauch. Er beruhigt und entspannt. Mit Fenchel kann das Vertrauen auf eine sonnige Zukunft wachsen.

HERKUNFT

Fenchel (Foeniculum vulgare dulce)
Pflanzenfamilie der Doldenblütler (Apiaceae)
Gewinnung durch Wasserdampfdestillation des Samens, leichte Herznote
Biochemischer Schwerpunkt 60% Äther, 20% Monoterpene, 6% Oxide (1,8 Cineol), 3% Ketone

ANWENDUNG

Mit Fencheltee versuchen bestimmt schon Generationen von Eltern, kleine Schreihälse zu beruhigen. Doch haben nicht nur die Babys Verdauungsprobleme, eine Bauchmassage mit Fenchel kann auch größeren Kindern und Erwachsenen helfen.
Fenchel sollte während der Schwangerschaft und bei Epilepsie nicht verwendet werden.

Duftlampe
3 bis 4 Tropfen der Herznote Fenchel, für Kindernasen gemischt mit Mandarine, Clementine oder Orange.

Duftbad
Von der gleichen Mischung 4 bis 6 Tropfen in 2 Eßlöffel Honig oder Sahne lösen und dem Badewasser zugeben.

Bauchmassage
1 Teelöffel Jojobaöl mit 3 Tropfen Fenchelöl in der Hand vermischen und auf dem ganzen Bauch verteilen. Im Uhrzeigersinn um den Nabel herum streicheln und sanft massieren.
In die Haut der Handinnenflächen und des Bauches zieht das ätherische Öl besonders schnell ein, so daß fünf Minuten Streichelmassage sofort Wirkung zeigen.

MISCHUNGSÖLE

Kopfnoten
Bergamotte, Clementine, Limette, Limone, Mandarine, Orange.

Herznoten
Kardamom, Koriander, Lavendel, römische Kamille, Palmarosa.

Basisnoten
Honig, Sandelholz.

FICHTENNADEL, WEISSTANNE

EIN SPAZIERGANG IM WALD

Über die Atmung sind wir mit allen Pflanzen eng verbunden, und so schenkt uns ein Nadelduft schon nach wenigen Atemzügen Erholung und neue Klarheit. Wie ein Spaziergang im Wald vermittelt „Tannenduft" die Standfestigkeit und die Ausdauer der Bäume

.

HERKUNFT

Fichtennadel (Picea abies obovata)
Pflanzenfamilie der Nadelbaumgewächse (Pinaceae)
Gewinnung durch Wasserdampfdestillation der Nadeln, leichte Herznote
Biochemischer Schwerpunkt Monoterpene

Weißtanne (Abies alba)
Nadelbaumgewächs (Pinaceae)
Gewinnung durch Wasserdampfdestillation der Nadeln, leichte Herznote
Biochemischer Schwerpunkt: 90% Monoterpene 10% Ester

ANWENDUNG

Fichtennadel und Weißtanne sind eigentlich sehr vertraute Gerüche. Kinder kennen heute jedoch mehr Automarken als

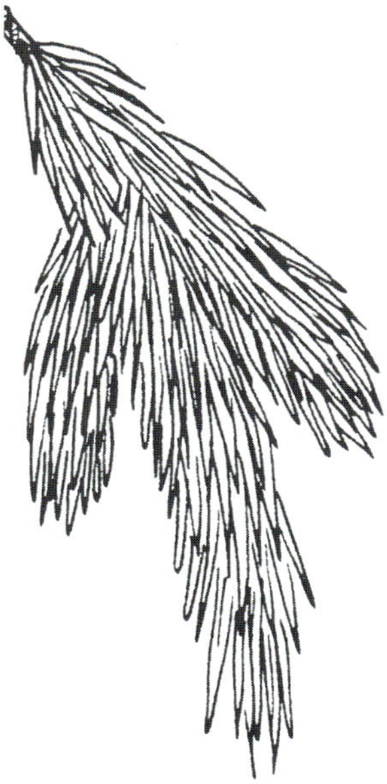

Bäume und Pflanzen. Das Waldsterben geschieht zweifach. Einmal in der Natur, zum anderen in unseren Köpfen.
Wenn wir also einen Naturführer mit auf den Spaziergang nehmen, sollten wir uns zum Namen auch Gerüche einprägen. Alle Bäume haben ihren Erkennungsduft. Man muß nur Blätter oder Nadeln zerreiben, abgefallene Rinde oder herumliegendes Holz raspeln oder sägen. Jeder kennt den Geruch der Holzstapel im Wald, und selbst ein Sägewerk verströmt einen herrlichen Duft.

Duftöle aus Nadel/Blatt

Douglasie, Eukalyptus, Fichtennadel, Lärche, Latschenkiefer, Lorbeer, Meerkiefer, Tea Tree, Weißtanne, Zimtblätter, Zypresse.

Duftöle des Holzes

Sandelholz, Zeder, Zimtrinde

Duftöle des Harzes

Benzoe, Elemi, Myrrhe, Styrax, Terpentin, Tolu, Weihrauch.

Duftlampe

3 bis 4 Tropfen der leichten Herznoten Fichtennadel oder Weißtanne verbessern die Zimmerluft und vertiefen die Atmung. Sensible Kinder reagieren manchmal mit Reizhusten auf diese Tiefenatmung, anderen erleichtert sie die Atmung bei Erkältung und Husten.
Auch bei muffigen oder verrauchten Zimmern sind Nadeldüfte eine Hilfe.

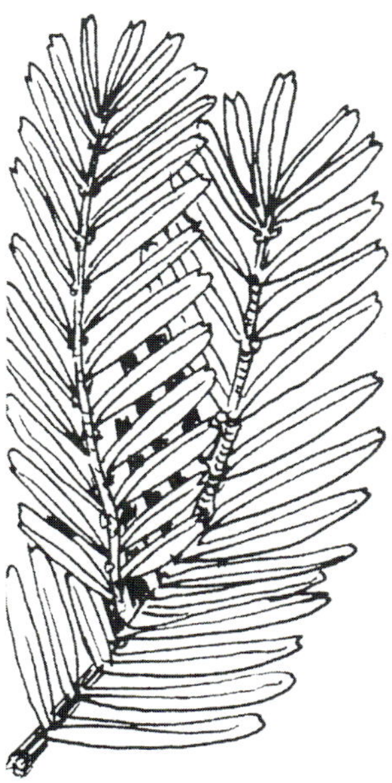

Duftmischungen

FICHTENNADEL GRAPEFRUIT (2 4)
- frisch und zuversichtlich
FICHTENNADEL LAVANDIN ZITRONE (2 2 5)
- klarer Arbeitsduft
WEISSTANNE JASMIN (2 1) - gewagt, aber interessant

Fußmassage

2 Tropfen Fichtennadel oder Weißtanne in der Hand mit Hautöl vermischen und in die Fußsohlen einmassieren. Dabei kräftig und zart im Wechsel arbeiten und auch die Fußränder nicht vergessen. Jede Zehe und ihre Zwischenräume behandeln. Zum Abschluß streicht eine Hand vom großen Zeh bis zur Wadeninnenseite hinauf, die andere Hand gleichzeitig von der Wadenaußenseite über den Fuß nach unten. Ganz oft wiederholen. Eine gute Unterstützung der Abwehrkräfte in Erkältungszeiten.

MISCHUNGSÖLE

Kopfnoten
Eisenkraut/Verbene, Eukalyptus citriodora, Grapefruit, Lemongrass, Zitrone.

Herznoten
Jasmin, Lavandin, Lavendel, Muskatellersalbei, Myrte.

Basisnoten
Tonka, Zeder.

GERANIE

GELASSEN AUS DER MITTE LEBEN

Ein zarter, liebevoller und vielseitiger Duft, dessen Wirkung die Alltagssorgen verfliegen läßt, Ängste zerstreut und so einen Neubeginn voller Zuversicht und Harmonie ermöglichen kann.

GESCHICHTE

Da die Insekten bei ihrem Duft schnell das Weite suchen, war dies wohl früher ein Grund für Geranien vor dem Fenster. Die heutigen Sorten sind auf ein immenses, oft steriles Blühwunder hin gezüchtet und besitzen diese Duftwirkung nicht mehr.

HERKUNFT

Rosengeranie (Pelargonium graveolens)
Geranium (Pelargonium odoratissimum)
Botanisch korrekt „Pelargonie", denn „Geraniceae/Storchschnabelgewächs" ist der Pflanzenfamilienname
Gewinnung durch Wasserdampfdestillation der Blätter, Herznote
Biochemische Schwerpunkte 60% Monoterpenole, 30% Ester, 10% Aldehyde

ANWENDUNG

Manchen ist die Rosengeranie (Pelargonium graveolens) nicht so angenehm, wie ihr Name verheißt, dann sollte man mal an

Geranium (Pelargonium odoratissimum) schnuppern. Beide Geranien sind hervorragende Herznoten in Mischungen und machen Duftbäder und Hautöle ganz besonders hautfreundlich.

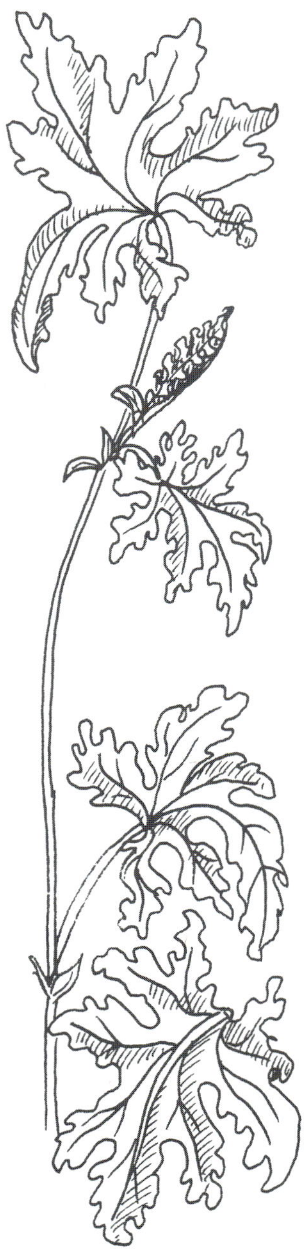

Duftlampe
2 bis 4 Tropfen der Herznote Geranie, am besten in Mischungen.

Duftmischungen
GERANIE PALMAROSA HONIG (2 2 2) - zart wie Dornröschen
GERANIE YLANG YLANG MANDARINE (2 1 4) - sanft und blumig
GERANIE INGWER BERGAMOTTE (2 1 3) - kräftig aufmunternd
GERANIE LAVENDEL MUSKATELLERSALBEI (2 2 2) - zentrierend, ausgleichend

Duftbad
4 bis 6 Tropfen Geranie in Sahne oder Honig verrühren und dem Badewasser zugeben. Geranie macht Mischungen hautfreundlich. Wegen ihrer ausgleichenden, östrogenähnlichen Wirkung empfiehlt Patricia Davis die Geranie besonders zusammen mit Muskatellersalbei bei Zyklusproblemen. (4, 5)

Hautöl, Massageöl
3 bis 6 Tropfen Geranie auf 10ml Hautöl und nach Bad oder Dusche in die noch nasse Haut einstreichen. Glückspilze finden jemand, der sie massiert. Die Heilung von Wunden und Narben läßt sich mit dieser Mischung gut unterstützen.

Haarshampoo
Geranie und Zitrone (8 15) in 100ml neutralem Haarshampoo verschütteln. Pflegt fettiges Haar.

MISCHUNGSÖLE

Kopfnoten
Bergamotte, Lemongrass, Limette, Limone, Litsea, Zitrone.

Herznote
Ingwer, Kardamom, Koriander, Lavandin, Lavendel, Mimose, Muskatellersalbei, Neroli, Palmarosa, Rose, Ylang Ylang.

Basisnoten
Honig, Styrax, Weihrauch, Zeder.

GRAPEFRUIT, PAMPELMUSE

DIE LEBENSFREUDE SPÜREN

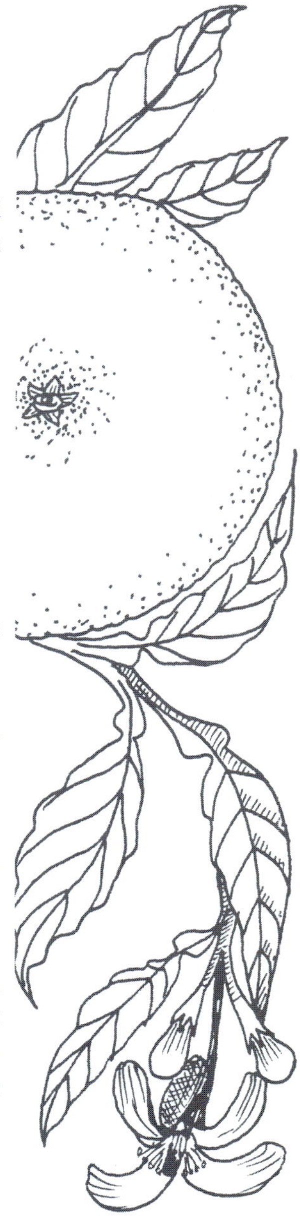

Alle Zitrusfrüchte vermitteln Heiterkeit, aber Pampelmuse und Grapefruit verbinden die eigene Lebensfreude mit einem starken Gefühl der Zuversicht, das uns neuen Mut schöpfen läßt.

HERKUNFT

Grapefruit/Pampelmuse (Citrus paradisi)
Pflanzenfamilie der Rautengewächse (Rutaceae)
Gewinnung durch Auspressen der Fruchtschalen, Kopfnoten
Biochemischer Schwerpunkt 96 bis 98% Monoterpen: Limonen

ANWENDUNG

Pampelmuse und Grapefruit sind kugelrunde Früchte, die wie kleine pralle Sonnen die Energie des Sommers gespeichert haben. Ein Kind reimte: „Pampelmusen...weiche Busen..."
Die Öle von Grapefruit und Pampelmuse wirken photosensibel, das heißt, sie dürfen nicht in ein Sonnenöl gemischt werden.

Duftlampe
6 Tropfen in die wassergefüllte Schale, als flüchtige Kopfnote nachduften oder mit Herz- und Basisnoten mischen.

Duftmischungen
Ob zu Hause, am Arbeitsplatz oder im Klassenzimmer, manchmal ist das Leben zum Heulen. Mit einer Mischung aus Grapefruit und grüner Minze (8 2) läßt sich meistens noch die Kurve kratzen. Die Minze zieht die Energien in den Kopf und die Grapefruit gibt dem Rest ihre Sonnenpower. Ein kindlich fröhlicher Duft, der Konzentration und Gedächtnis unterstützt.

Duftbad
Grapefruit, Ylang Ylang und Vanille (4 1 2) in Sahne oder Honig lösen und dem Badewasser zugeben. Ein Duft, der verwöhnt und entspannt. Grapefruit und Petit Grain (4 3) wirken erfrischend und aufmunternd.

Hautöl, Massageöl
4 bis 8 Tropfen in 10ml Hautöl gut verschütteln. Grapefruit und Pampelmuse regen den Lymphfluß an, die Körperflüssigkeit, die aus unseren Zellen Abfälle und Giftstoffe abtransportiert. Dazu nicht massieren, sondern nur ganz zärtlich „einstreicheln". Zuvor sehe man sich in einem Lexikon die Fließrichtung der Lymphbahnen an. Die Lymphbewegungen aktiviert man am besten durch einen kurzen Spaziergang, dann werden die Beine mit Grapefruit-Hautöl Richtung Herz sanft massiert. Zum Abschluß beide Beine sehr hoch lagern und wahrnehmen, wie die Lymphbewegung loslegt. Trinken nicht vergessen, denn die Zellenschlacken werden alsbald mit den Körperflüssigkeiten ausgeschieden.

MISCHUNGSÖLE

Kopfnoten
Bergamotteminze, Limette, Limone, Litsea, Krauseminze/ Spearmint, Pfefferminze, Minze grün.

Herznoten
Douglasfichte, Fichtennadel, Ingwer, Kardamom, Koriander, Kiefer, Muskatellersalbei, Petit Grain, Weißtanne, Ylang Ylang.

Basisnoten
Honig, Benzoe, Cassia, Tonka, Tolu, Vanille, Zimt.

HONIG

SICH IN SÜSSE ERINNERUNGEN KUSCHELN

Wie die Erinnerung an einen sonnigen Urlaubstag hüllt uns der Honigduft in angenehme Gefühle. Er wirkt ausgleichend, schenkt süße Geborgenheit und begleitet uns sogar in kuscheligen Mußestunden.

HERKUNFT

Honig ist ein Absolue, das mittels Alkohol aus der honiggefüllten Bienenwabe gewonnen wird. Erbaut und gefüllt von der Biene Apis Mellefica. Leichte, süße Basisnote.

ANWENDUNG

Das Lesen macht großen Spaß mit Ingrid Uebes „Der kleine Brüllbär". Der liebt Honig und Bienenwaben. Honigduft im Zimmer oder auf der Haut mildert die Anspannung, wenn man laut vorlesen oder ein Gedicht aufsagen soll. Honiggefüllte Bienenwaben sind ein echter „Bärenkaugummi", den man unbedingt einmal probiert haben sollte. Das Wachs kann man mitessen.
Auch „Der kleine Pelz" von Irina Korschunov schnuppert an wunderbaren Honigblumen, die hinter dem geheimen Durchgang auf der Feenwiese wachsen. Jeden Abend krault die Mutter ihren kleinen Pelz und erzählt ihm Geschichten von Feen, Höhlenmoffeln und Baumkorksen.
Wir kraulen uns beim Vorlesen der Pelzabenteuer gegenseitig. Gekrault werden ist „supersahnetoll", löst die unbewußte Körperspannung, hilft beim Lesen und beim Üben. Bewegung, Berührung, Geruch und Geschmack sind besonders lustvolle Lesehilfen.

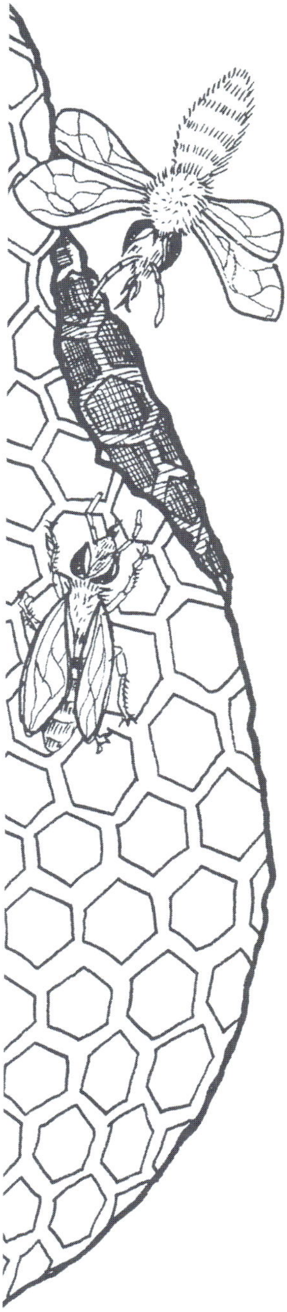

Duftlampe
Von der leichten Basisnote Honig braucht es nur 2 bis 3 Tropfen, um ein Zimmer kuschelig zu beduften. Mischungen mit Zitrusdüften gefallen Kindernasen besonders gut.

Duftmischungen
HONIG VANILLE MANDARINE (2 2 6) - ein echter Brüllbärduft
HONIG GERANIE LITSEA (2 2 4) - blumig, für junge Dornröschen

Duftbad
3 bis 5 Tropfen Honigöl oder eine Mischung in Sahne oder richtigen Honig gelöst dem Badewasser zugeben. Honig und Honigöl wirkt entzündungshemmend, hautpflegend und unterstützt die Abwehrkräfte (allerdings müssen Allergien berücksichtigt werden).

Gesichtskompresse
Honigöl und Geranie (2 2) mit einem Teelöffel Honig verrühren und in 1/4 Liter heißem Wasser lösen. Dieses Duftwasser mit einem Gästehandtuch aufnehmen und so ins Gesicht legen, daß die Nase freibleibt. Beide Düfte sind überaus hautfreundlich und wirken stark ausgleichend.

MISCHUNGSÖLE

Kopfnoten
Bergamotte, Clementine, Limette, Limone, Litsea, Mandarine, Orange.

Herznoten
Geranie, Kardamom, Koriander, Palmarosa, Rose.

Basisnoten
Benzoe, Cassia, Kakao, Styrax, Tolu, Tonka, Vanille, Weihrauch, Zimt.

INGWER

VOLLE KRAFT VORAUS!

Frisch, leicht-scharf und direkt duldet der Ingwerduft keine Kompromisse. Er hilft, Entscheidungen schneller zu treffen und Wünsche zu verwirklichen. Seine Hitze gleicht einem kräftigen Energieschub.

GESCHICHTE

Ingwer ist die Wurzel einer Gewürzlilie mit schilfähnlichen Blättern. Etwa um Christi Geburt kam der Ingwer nach Europa, die verderblichen Wurzeln waren in irdenen Gefäßen eingemacht. Im Mittelalter war Ingwer so beliebt, daß die Basler Gasse der Gewürzkrämer „ Imbergasse“ genannt wurde.
In die Gegend Oberstaufen gehört die Allgäuer Sage von der Kraftwurzel, die einem kleinen Wicht unerhörte Kräfte verleiht. Auch wenn dort wohl die Alraune wirkte, die Ingwerwurzel läßt sich leichter auftreiben. Scheibchen von frischer Ingwerwurzel geben Wintergemüsen zusätzliche Wärme.

HERKUNFT

Ingwer (Zinngiber officinalis)
Pflanzenfamilie der Ingwergewächse (Zingiberaceae)
Gewinnung durch Wasserdampfdestillation der Wurzeln, Herznote

Biochemische Schwerpunkte 50% Sesquiterpene, 18% Monoterpene und eine erstaunliche Vielzahl anderer Inhaltsstoffe

ANWENDUNG

Ingwer wirkt derart stark erwärmend, daß er hautreizend sein kann. Also unbedingt vorsichtig dosieren und vorher in der Armbeuge einen Allergietest machen! Andrerseits macht ihn seine Hitze in der Erkältungszeit zu einem Nothelfer für Erwachsene.

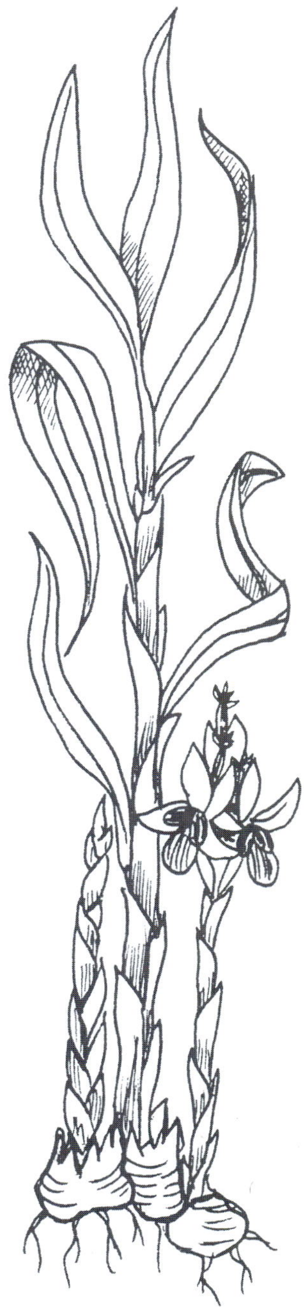

Duftlampe
Von dieser Herznote genügen 2 Tropfen, nur Ingwerfans mögen ihn pur, doch läßt er sich gut mischen.

Duftmischungen
INGWER YLANG YLANG ORANGE (2 1 5)
- wärmt blumig-sanft
INGWER CASSIA GRAPEFRUIT (1 2 4) - wärmt kräftig
INGWER JASMIN MANDARINE (2 2 4)
- für sinnliche Helden...

Hautöl, Massageöl
Vorsicht mit Ingwer! Ist eine Erkältung im Anzug, hilft eine Fußeinreibung sehr gut. Dazu je Fuß 1 Teelöffel Jojobaöl mit 1 Tropfen Duftöl vermischen. Die Füße ringsum kräftig bearbeiten, auch die Sohlenränder und Zehenzwischenräume behandeln. Zum Abschluß zart streicheln und warme Socken drüberziehen. Im Teewasser ein Scheibchen Ingwer mitkochen, Tee mit Honig süßen und genüßlich schlürfen. An einem kuscheligen Plätzchen genießen, wie die Wärme von Magen und Fußsohlen den Körper durchströmt. Kinder bekommen diese Behandlung mit anderen Düften: Benzoe, Tolu, Sandelholz, oder Honig.

MISCHUNGSÖLE

Kopfnoten
Clementine, Mandarine, Grapefruit, Orange.

Herznoten
Geranie, Jasmin, Kiefer, Ylang Ylang.

Basisnoten
Honig, Cassia, Styrax, Tolu, Weihrauch, Zimt.

IRIS

UND MEINE SEELE SPANNTE
WEIT IHRE FLÜGEL AUS
UND FLOG DURCH FERNE LANDE,
ALS FLÖGE SIE NACH HAUS.
(JOSEF VON EICHENDORFF)

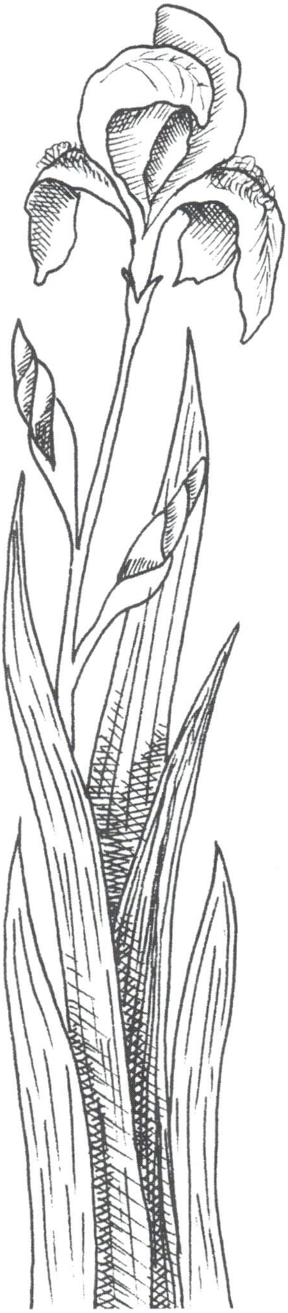

Der veilchenartige Duft der Iriswurzel erinnert unser Bewußtsein an seinen himmlischen Ursprung. Erleben wir uns diese Freiheit, so können wir Vergangenes überwinden und Kommendes leichter annehmen.

GESCHICHTE

„Von der Farbenpracht der Schwertliliengewächse rührt ...ihr Gattungsname IRIS her. Die griechische Mythologie zeichnet uns hier ein sehr schönes Bild...So geleitet die Götterbotin Iris die Seelen der Verstorbenen entlang dem farbenprächtigen Regenbogen ins Reich der Unterwelt und der ewigen Ruhe. Wahrscheinlich kann man den Brauch, Gräber mit Schwertlilien zu schmücken, wie es in einigen arabischen Küstenländern üblich ist, als lebendige Reste dieser Gedanken betrachten. Das wohl berühmteste italienische Parfum des Rokoko, das „Frangipani", bestand aus Iriswurzel, Moschus und Zibet. Frangipani war ein berühmter Parfumeur zur Zeit des Königs Ludwig XIII. Um beim Schäferstündchen einen wohlriechenden Atem zu haben, wurden Iriswurzelstücke gekaut." (7) Diese Art der Mundhygiene läßt sich auch heute ausprobieren: Ein Stückchen Veilchenwurzel (=Iriswurzel) schmeckt wie eine bittere Rübe, aber der Atem duftet.

HERKUNFT

Iris (Iris pallida/Iris florentina)
Pflanzenfamilie der Schwertliliengewächse (Iridaceae)
Gewinnung durch Wasserdampfdestillation der Iriswurzeln (2 bis 3 Jahre gelagert und dabei fermentiert), Kopf-, Herz- und Basisnote zugleich

ANWENDUNG

Iris ist der kostbarste Einzelduft, ein Milliliter (20 Tropfen) wird für 250 DM angeboten. Manche Firmen haben eine Mischung von Jojobaöl und Iris, die man sich leisten kann, ohne gleich am Hungertuch zu nagen. Auch diese Mischung läßt sich in der Duftlampe verwenden oder als Riechfläschchen, an dem man schnuppert und sich die Handgelenke am Puls damit parfümiert.

MISCHUNGSÖLE

Iris ist ein Einzelduft.
Man kann ihn mit Rose, Sandelholz, Tonka oder Tuberose mischen.

JASMIN

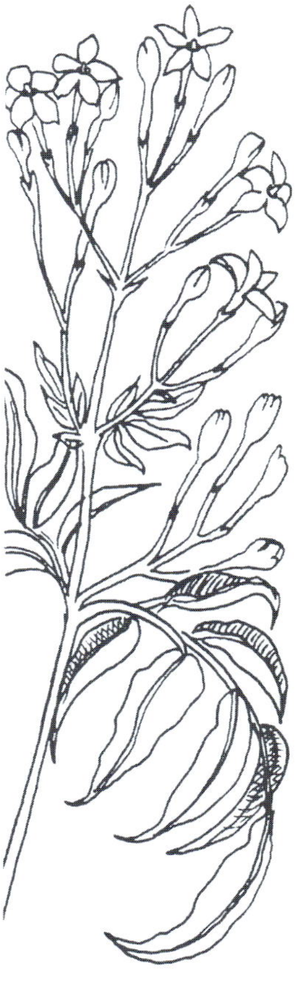

EIN FEST DER SINNE

Jasmin ist ein unglaublich verführerischer Duft, der dazu inspiriert, sich selbst und andere mit Zärtlichkeit, Lust und Liebe zu verwöhnen.

HERKUNFT

Jasmin (Jasminum grandiflorum)
Familie der Ölbaumgewächse (Oleaceae)
Der „Jasmin“ in unseren Gärten heißt eigentlich Pfeifenstrauch
Gewinnung als Absolue aus den Blüten des echten Jasmins, üppige Herznote

ANWENDUNG

Man kann ihn sehr sparsam dosieren, denn ein Tropfen enthält die Essenz von 400 Jasminblüten. Jasmin ist somit ein hochkonzentriertes Absolue, dessen wunderbaren Zauber wir erst in der Verdünnung angenehm finden. Auch Kinder können sich für eine Mischung aus viel Mandarine und sehr wenig Jasmin begeistern; ein Duft, der die Atmosphäre angenehm entspannt. Oft wird Jasminöl ausschließlich in die „erotische Ecke“ gestellt. Doch ist es ebenso hilfreich, wenn

wir Mißmut, Ärger und Niedergeschlagenheit überwinden wollen oder bei Schlaflosigkeit Ruhe und Entspannung suchen.
Jasmin während der Schwangerschaft nicht benutzen.

Duftlampe
1 Tropfen der üppigen Herznote Jasmin genügt, wer braucht schon mehr als 400 Jasminblüten im Zimmer?

Duftmischungen
JASMIN MANDARINE (1 6) - blumig-fruchtige Verbindung
JASMIN EICHENMOOS VERBENE/EISENKRAUT (1 1 4) - geheimnisvoll
JASMIN FICHTENNADEL (1 2) - extravagant

Hautöl, Massageöl
1 Topfen Jasmin auf 10ml Öl ist schon ein üppiger Jasminduft.

MISCHUNGSÖLE

Kopfnoten
Blutorange, Clementine, Verbene/Eisenkraut, Mandarine, Orange, Zitrone

Herznoten
Fichtennadel, Ingwer, Kardamom, Koriander.

Basisnoten
Eichenmoos, Honig, Nelke, Patchouli, Sandelholz, Tolu, Zeder, Zimt.

KAKAO

IN SCHOKOTRÄUMEN SCHWELGEN

Das zartbittre Aroma von Kakaoduft kann einer Mischung das gewisse Extra geben. Erst in Verbindung mit süßen Düften entspricht Kakao den kindlichen Schokoträumen.

GESCHICHTE

Spanische Konquistadoren sahen 1520 Kaiser Montezuma Kakao(„choclatl“) trinken. Dieses Milchgetränk wurde aus

Kakao, Vanille, Honig und dem Färbemittel Achiote gemischt (20). Mitte des 16.Jahrhunderts entstanden Schokoladenfabriken in England und Holland. Bei uns begann die erste Fabrik 1756 mit der Herstellung(24).

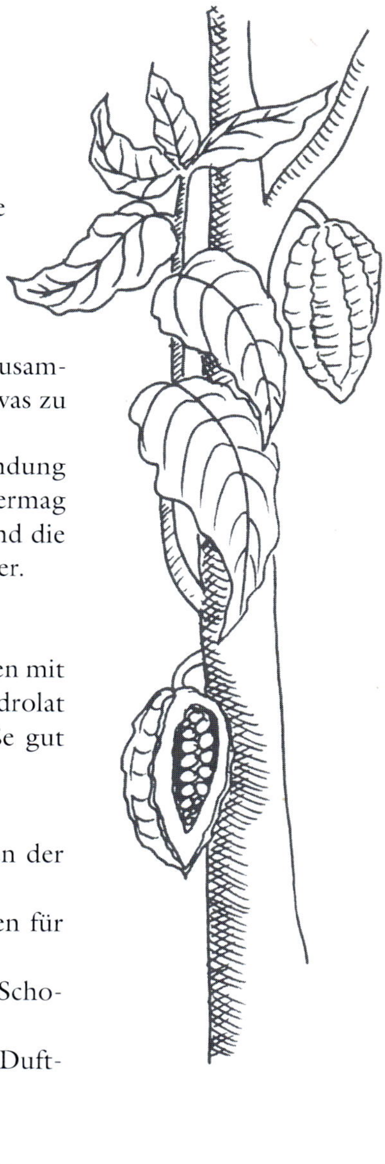

HERKUNFT

Kakao (Theobroma cacao)
Pflanzenfamilie der Sterkuliengewächse
Gewinnung als Alkoholextrakt aus der Kakaobohne, leichte Basisnote

ANWENDUNG

Soll eine Duftmischung Kindernasen gefallen, so ist Kakao zusammen mit Vanille eine gute Basis, um flüchige Zitrusdüfte etwas zu bändigen.
Schokolade kann man als Seelentröster für die orale Anwendung bezeichnen, eine Duftmischung mit Kakao und Vanille vermag über die Nase zu trösten. Duft, Berührung und Massage sind die richtige Zuwendung bei kleinem und großem Seelenkummer.

Duftlampe
2 Tropfen der leichten Basisnote Kakao, am besten zusammen mit anderen Düften. Statt Wasser kann man Orangenblütenhydrolat verwenden. Das „Zartbitter" vom Kakao kann dessen Süße gut vertragen.

Duftmischungen
KAKAO VANILLE MANDARINE (1 2 5) – für die Nasen der Schleckmäuse
KAKAO BENZOE LIMETTE (1 2 5) – ein Duftpralinchen für Kleine
KAKAO VANILLE ROSE MANDARINE (2 2 1 4) – der „Schokobär"
KAKAO HONIG JASMIN PATCHOULI (2 2 1 1) – ein Duftbesonderheit für Große

Duftbad, Hautöl, Massageöl
3 bis 6 Tropfen einer Kakaomischung machen Bad und Hautpflege zu einem extravaganten Dufterlebnis.

Kinderparfum „Schokobär"
Kakao,Vanille, Rose und Mandarine (4 4 2 8) in 10ml Jojoba verschütteln und in einem Rollfläschchen verschenken.

Parfum für süße Leidenschaft
Kakao, Honig, Jasmin, Patchouli (4 3 2 2) in 10ml Jojobaöl lösen. Soll damit ein Massageöl beduftet werden, so löst man die gleiche Menge ätherischer Öle in 100 ml Hautöl. Auf alle Fälle ein Duft für späte Abendstunden...

Weingeistparfum
Eine Kakaomischung in 1 Teelöffel Weingeist lösen und in 20ml Orangenblütenhydrolat verschütteln. Diese Mischung wird trüb, doch eignet sie sich gut für kleine Sprühfläschchen.

MISCHUNGSÖLE

Kopfnoten
Clementine, Eisenkraut/Verbene, Mandarine, Orange, Zitrone.

Herznoten
Jasmin, Kardamom, Koriander, Neroli, Mimose, Myrte, Palmarosa, Rose, Ylang Ylang.

Basisnoten
Benzoe, Cassia, Honig, Nelke, Sandelholz, Tolu, Tonka, Zimt.

RÖMISCHE KAMILLE

SCHUTZ UND HILFE

Die zarte römische Kamille ist ein starker Helfer, wenn wir innere Ruhe und Harmonie suchen. Ihr Duft vermag uns ins Gleichgewicht zu bringen, geleitet sanft in tiefen Schlaf und beschützt Träume.

HERKUNFT

Kamille, römisch (Chamamelum nobile)
Pflanzenfamilie der Korbblütler (Asteraceae)
Gewinnung durch Wasserdampfdestillation der Blüten, leichte Herznote
Biochemischer Schwerpunkt 80% Ester

ANWENDUNG

Der römischen Kamille sagt man ebenso wie dem Bernstein nach, daß sie beim Zahnen helfen. Auch wer schon alle Zähne hat, muß sich dennoch oftmals irgendwo durchbeißen und fängt vor lauter Anspannung vielleicht an, nächtens mit den Zähnen zu knirschen. Wie dem auch sei, Kamille besänftigt zuverlässig große und kleine Hitzköpfe.

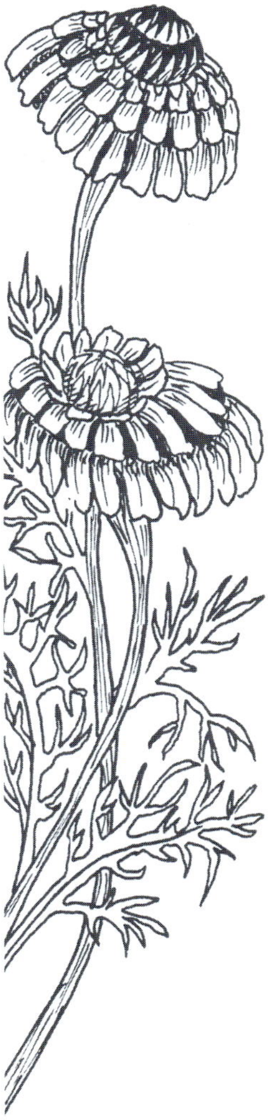

Duftlampe

2 bis 4 Tropfen der leichten Herznote Kamille. Statt Wasser kann man Rosen- oder Lavendelhydrolat dazu verwenden.

Duftmischungen

KAMILLE,römisch LAVENDEL (2 2) - und dann gute Nacht

KAMILLE,römisch ROSE (1 1) - beruhigt Babyschreihälse und stärkt die Elternnerven.

Parfum „Babyduft"

Kamille und Rose (4 3) in 50 ml Rosenwasser verschütteln und in ein Sprühfläschchen geben. Vor Gebrauch immer schütteln, da sich das Hydrolat und die ätherischen Öle schnell entmischen. Diesen Babyduft lieben oft auch die größeren Geschwister.

MISCHUNGSÖLE

Kopfnoten

Bergamotte, Clementine, Mandarine, Orange.

Herznoten

Lavendel, Melisse, Mimose, Muskatellersalbei, Neroli, Palmarosa, Rose.

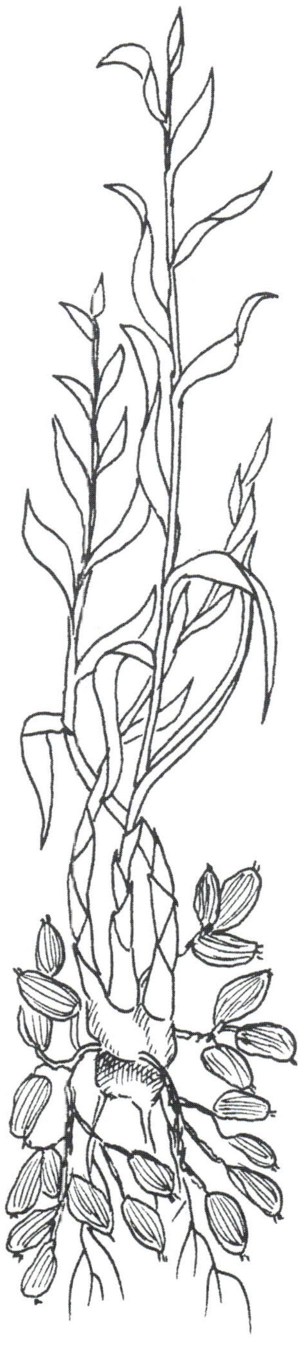

KARDAMOM

WÜRZIG, KLAR UND HEITER

Kardamom ist ein humorvoller Energieschub, der oft willkommen ist im Alltag. In Mischungen weckt es Sinnlichkeit und gibt dunklen Basisnoten eine aufhellende heitere Note.

HERKUNFT

Kardamom (Ellateria cardamomum)
Pflanzenfamilie der Ingwergewächse (Zingiberaceae)
Gewinnung durch Wasserdampfdestillation der Samen, Herznote
Biochemische Schwerpunkte 40% Ester und 45% Oxide

ANWENDUNG

Alle Samen beinhalten die gesammelte Lebenskraft der Pflanze. Diese Energie schafft es, den Samen über lange Zeit keimfähig zu halten. In der kalten Jahreszeit sind Mischungen mit solchen Sonnenkräften besonders willkommen.

Duftlampe
2 bis 3 Tropfen der Herznote Kardamom, auch mit Orangenblütenwasser.

Duftmischungen
KARDAMOM HONIG ORANGE (2 2 6)
- ein schöner Herbstduft
KARDAMOM ZIMTRINDE YLANG YLANG (2 1 1)
- sinnlich heiter
KARDAMOM NELKE JASMIN MANDARINE (2 1 1 5)
- exotische Duftinsel

Parfum
Die doppelte Menge der oben beschriebenen Mischungen in 10ml Jojobaöl vermischen.

Verdauungsfördernde Bauchmassage
Ein Teelöffel Jojobaöl mit Kardamom, Koriander und Fenchel (1 1 1) in der Hand vermischen und auf dem ganzen Bauch verteilen. Im Uhrzeigersinn um den Nabel herum streicheln und sanft massieren. In die Haut des Bauches ziehen ätherische Öle mit fettem Hautöl besonders schnell ein, so daß wenige Minuten Streichelmassage schon genügen.

MISCHUNGSÖLE

Kopfnoten
Bergamotte, Clementine, Limette, Limone, Mandarine, Orange, Zitrone.

Herznoten
Ingwer, Jasmin, Rose, Ylang Ylang.

Basisnoten
Cassia, Honig, Nelke, Patchouli, Sandelholz, Vanille, Zimt.

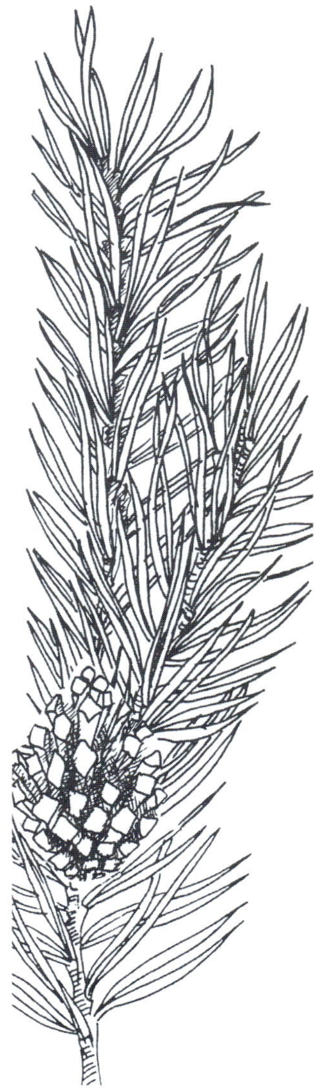

KIEFER, LATSCHENKIEFER, MEERKIEFER, ZIRBELKIEFER

MUT UND AUSDAUER LEBEN

Kiefern können mächtige Bäume sein oder als kleine Gewächse mutig der Witterung trotzen. Ihr Duft strahlt diesen Mut aus, er läßt uns tief durchatmen und ein Gefühl der Ruhe, Kraft und Ausdauer spüren.

GESCHICHTE

Früher gab es in manchen Wirtschaften eine Zirbelstube, aber ich fürchte, deren aromatischer Duft konnte dem Tabaksqualm auch nicht lange standhalten. Falls verrauchte Zimmer selbst nach dem Lüften noch unangenehm riechen, kann eine Duftlampe mit einem Nadelöl die Raumluft etwas erfrischen.

HERKUNFT

Kiefer (Pinus sylvestris)
Latschenkiefer (Pinus pinaster)
Meerkiefer (Pinus mugo)

Zirbelkiefer (Pinus cemba)
Pflanzenfamilie der Kieferngewächse (Pinaceae)
Gewinnung durch Wasserdampfdestillation der Nadeln, Herznoten
Biochemischer Schwerpunkt ein großer Anteil von Monoterpenen (Pinen) bestimmt die frische Duftnote

ANWENDUNG

Die Kieferngewächse sind eine große Pflanzenfamilie, doch soll ihr gewohnter Duft uns nicht darüber hinwegtäuschen, daß insbesondere Zirbelkiefer und Latschenkiefer aus ökologischer Verantwortung nicht in unkontrollierten Mengen destilliert werden dürfen.

Duftlampe
2 bis 4 Tropfen der Herznote Kiefer.

Duftmischungen
KIEFER ZITRONE (2 4) - frischer Wind für ein Brainstorming
KIEFER RAVENSARA LEMONGRASS (2 4) - ein grüner, herzhafter Duft
KIEFER LORBEER ZEDER (2 2 2) - eine Mischung immergrüner Bäumedüfte

Duftbad
3 bis 5 Tropfen Kiefer werden in zwei Eßlöffeln Meersalz vermischt und dem Badewasser zugegeben. Salzbäder mit Kiefernöl aktivieren die Entgiftung des Körpers und unterstützen dadurch die Abwehrkräfte. Nach einem Salzbad ist es besonders wichtig, mindestens zwanzig Minuten zu ruhen.

Fußmassage
Zwei Tropfen Kiefernöl in der Hand mit etwas Hautöl vermischen und in die Fußsohlen einmassieren. Dabei kräftig und zart im Wechsel arbeiten und auch die Fußränder nicht vergessen. Jede Zehe und ihre Zwischenräume behandeln. Zum Abschluß streicht eine Hand vom großen Zeh bis zur Wadeninnenseite hinauf, die andere Hand gleichzeitig von der Wadenaußenseite über den Fuß nach unten. Ganz oft wiederholen. Eine gute Unterstützung in Erkältungszeiten.

MISCHUNGSÖLE

Kopfnoten
Lemongrass, Grapefruit, Minzen, Zitrone.

Herznoten
Angelika, Lavandin, Lavendel, Lorbeer, Muskatellersalbei, Myrte, Petit Grain, Ravensara, Zypresse.

Basisnoten
Benzoe, Zeder

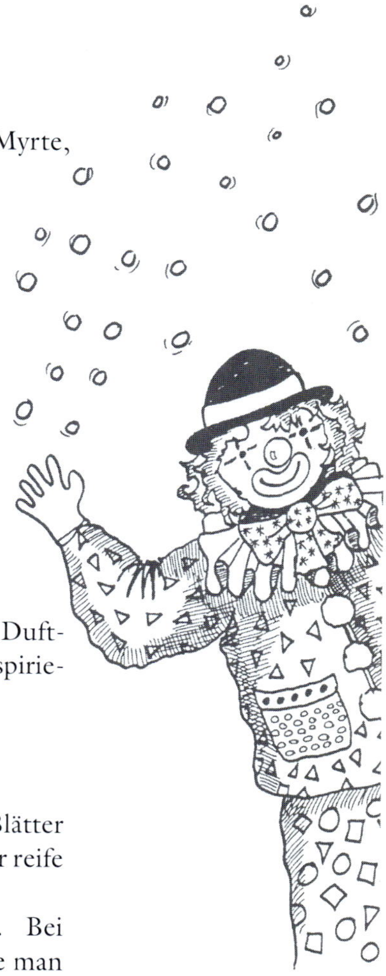

KORIANDER

WÜRZIGE SONNENWÄRME

Ein Gewürzduft, der uns samtig weich schmeichelt. Ob in Duftlampe, Bad oder Massageöl, Mischungen mit Koriander inspirieren uns zu Mußestunden für Körper, Geist und Seele.

GESCHICHTE

Früher hieß der Koriander „Wanzenkraut", weil seine Blätter unangenehm riechen. Den milden Geruch entwickelt erst der reife Samen.
Überzuckerter Koriander war früher eine Schleckerei. Bei Faschingsumzügen warf man sie unters Volk. Später ersetzte man die süßen Gewürzkügelchen durch kleine runde Papierblättchen. So wurde aus Gewürzkonfekt unser Konfetti.(12)

HERKUNFT

Koriander (Coriandrum sativum)
Pflanzenfamilie der Doldenblütler (Apiaceae)
Gewinnung durch Wasserdampfdestillation der Samen, Herznote
Biochemische Schwerpunkte: 70% Monoterpenole, 15% Monoterpene, 8% Ketone

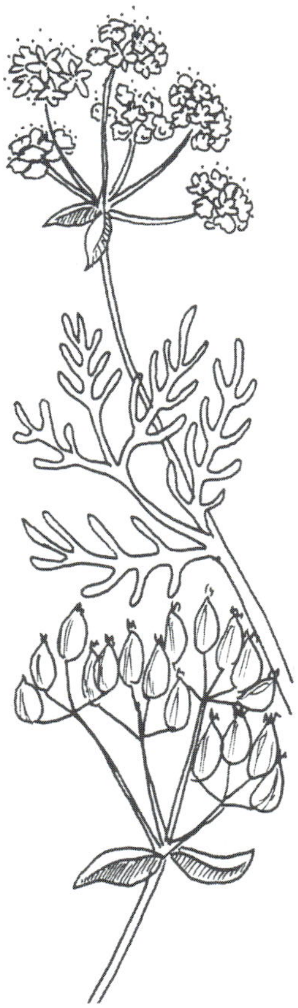

ANWENDUNG

Die meisten kennen Koriander als Brotgewürz, und ein frisches, warmes Brot duftet ja auch unvergleichlich gut. Bei Frau Holle duftet es am Backofen sicher auch nach Koriander.

Duftlampe
2 bis 3 Tropfen der Herznote Koriander.

Duftmischungen
KORIANDER MANDARINE LIMETTE (2 3 3)
- ein würziger Kinderduft
KORIANDER GERANIE LITSEA (2 2)
- blumig-sanft
KORIANDER CASSIA YLANG-YLANG ORANGE (2 1 1 4) - ein sinnlicher Musenkuß

MISCHUNGSÖLE

Kopfnoten
Bergamotte, Clementine, Mandarine, Limette, Limone, Litsea, Orange, Zitrone.
Herznoten
Geranie, Jasmin, Neroli, Palmarosa, Rose, Ylang Ylang.
Basisnoten
Benzoe, Cassia, Honig, Nelke, Sandelholz, Tolu, Vanille, Zimt.

LAVENDEL

RUHE UND GELASSENHEIT

Lavendel wirkt beruhigend und ausgleichend, wenn der Wirbelsturm des Alltags mal zu heftig weht. Sein Duft läßt uns mit Ruhe und Gelassenheit die eigene Mitte wiederfinden. Lavendel ist auch ein zuverlässiger Begleiter für erholsamen Schlaf.

HERKUNFT

Lavendel (Lavendula officinalis)
Pflanzenfamilie Lippenblütler (Lamiaceae)
Gewinnung durch Wasserdampfdestillation der Blüten, Herznote
Biochemische Schwerpunkte bis 50% Ester, bis 45% Monoterpenole, wenig Monoterpene, Sesquiterpene, Oxide, Ketone.

Lavandin (Lavendula hybrida)
Pflanzenfamilie Lippenblütler (Lamiaceae)
Gewinnung durch Wasserdampfdestillation der Blüten, Herznote
Biochemische Schwerpunkte deutlich weniger Anteile an Estern, Monoterpenolen, Monoterpenen, Oxiden, doch geringfügig mehr Ketone.

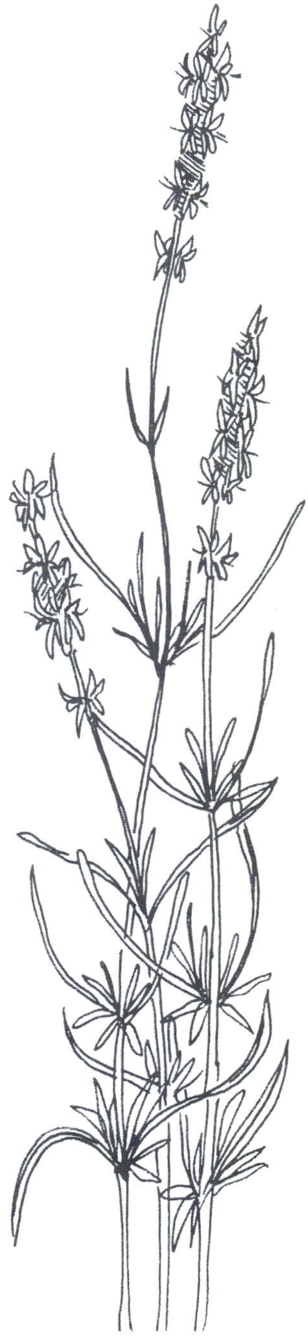

ANWENDUNG

Lavendelöl wird aus den Blüten destilliert. Dabei stammt Lavendel/fein von Feldern, Lavendel/wild/extra kommt aus Wildsammlungen, und diese Qualitäten haben die meisten Inhaltsstoffe. Es sind dies zwischen 100 und 140 verschiedene Inhaltsstoffe, bei manchen Qualitäten sogar bis zu 300.

Lavandin ist eine Zuchtform des Lavendels, die nicht fortpflanzungsfähig ist, dafür aber fast doppelt soviel Essenz enthält. Der Unterschied? Lavandin sorgt für ein frisches Lavendelaroma, das durch seine Klarheit fit macht für die Aufgaben des Alltags. Lavandin ist deshalb besonders geeignet, konzentrierte Schul- und Hausarbeit zu begleiten.

Lavendel/fein, wild/extra sind die ätherischen Öle, die stark zentrierend und beruhigend wirken. Diese Qualitäten verwendet man bei Wundbehandlungen und zum Stimmungsausgleich: Denken, Handeln und Fühlen finden von ihren Extrempositionen wieder zur Mitte und somit zu Ruhe und Gelassenheit. Dies ist ein Phänomen der ätherischen Öle, die den Schwerpunkt ihrer biochemischen Inhaltsstoffe bei den Estern haben. Andere Duftöle mit dieser ausgleichenden Eigenschaft sind Muskatellersalbei, römische Kamille, aber auch Bergamotte, Palmarosa und Geranie.

Duftlampe
3 bis 4 Tropfen der Herznote Lavendel, eine Mischung mit Zitrusdüften kommt kindlichen Nasen entgegen.

Duftmischungen
LAVENDIN ZITRONE (2 4) - frisch, erheiternd, klärend
LAVENDIN ORANGE (2 4) - frisch, zum Wohlfühlen
LAVENDEL MUSKATELLERSALBEI (2 2) - zentrierend, ein „Nerventonikum"
LAVENDEL ZEDER BERGAMOTTE (2 2 4) - richtet auf, wenn's im Alltag kriselt

Elefantenohr-Massage

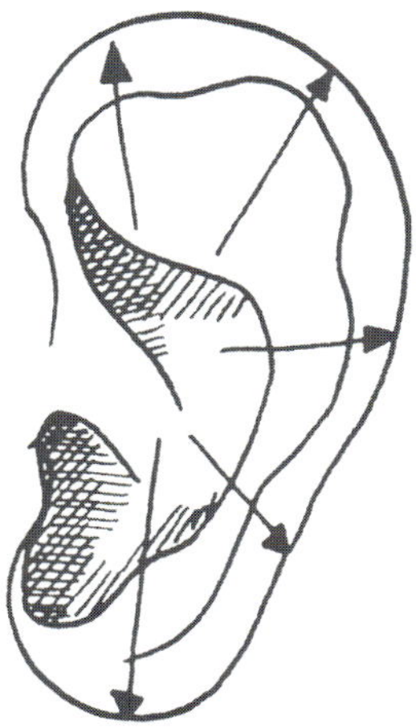

Dabei behandelt sich jedes Kind selbst. Zwischen Daumen und Zeigefinger werden die Ohren massiert. Hier sind stellvertretend für den ganzen Körper Energiepunkte und mit einer kurzen Massage (eine Minute genügt) wird das ganze System geweckt.
Auf einer Untertasse mischt man wenig Jojobaöl mit Lavandin (pro Kind 1/2 Tropfen) und mit dem Zeigefinger kann jedes Kind schnell ein bißchen nehmen. Die meisten mögen Lavendelduft. Wird jedoch zusätzlich ein Zitrusöl verwendet (Orange, Mandarine) so sind bestimmt alle Kinder einverstanden. Nach dieser kurzen Selbstmassage läßt sich sehr gut Neues erklären und Diktate schreiben, denn die Ohren sind so groß wie bei Elefanten und uns auch entgeht nicht ein einziger Buchstabe.
(Die Ohrmassage findet sich bei der Qi Gong Heilgymnastik und auch als „Denkmütze" in der Kinesiologie.)

Hausmittel
Lavendelfläschchen kann man gleich mehrere besitzen, im Bad, im Auto, in der Handtasche, denn er ist ein echter Nothelfer. Die vielseitigen Heilwirkungen des Lavendel erfahren immer mehr Bestätigung. Lavendel muß für die Destillation mittags geerntet werden, denn die Pflanze produziert zu dieser Tageszeit sehr viel Öl, um sich vor der Sommerhitze zu schützen. Das macht Lavendel zum geeigneten Heilöl bei Verbrennungen und allen entzündlichen Prozessen.

Leichter Sonnenbrand
10 Tropfen Lavendel/fein in 100ml Wasser verschütteln (abgekochtes, abgekühltes Wassser, kohlensäurefreies Mineralwasser oder Lavendelhydrolat). Das Duftwasser in eine Sprühflasche füllen und die betroffenen Stellen immer wieder ansprühen. Eine gleichermaßen heilsame wie angenehme Art der Behandlung.
Vor jedem Sprühen muß man kräftig schütteln, da sich ätherisches Öl im Hydrolat immer wieder absetzt. Ist keine Sprühflasche zur Hand, kann man ein Küchentuch mit Lavendelwasser befeuchten und auflegen.

Kleine Verletzungen

Es wird abgeraten, Duftöle pur auf die Haut zu bringen. Lavendel bildet hier eine Ausnahme. Für kleine Verletzungen, Verbrennungen und Schürfwunden läßt sich aus einem kleinen Parfümsprühfläschchen unverdünntes Lavendelöl/fein schmerzlos auf die Wunde bringen. Ein guter Ersatz handelsüblicher Desinfektionsmittel, die Quecksilberbestandteile enthalten können.

Umschläge, Wickel

Wer Prellungen und Stauchungen mit essigsaurer Tonerde oder mit Quarkwickeln behandelt, kann deren Wirkung noch mit einigen Tropfen Lavendel/fein verbessern.

Kuscheltier, Schmusekissen

Viele Kinder mögen Lavendel und lieben einen Einschlaftropfen auf Schmusekissen oder Kuscheltier. Ein neues Kuscheltier kann schon vor dem Geburtstag eine Woche in einer luftdichten Dose beduftet werden. Dazu betropft man Papiertaschentücher mit dem Lieblingsduft, legt sie eng ans Kuscheltier und schickt den neuen Spielgefährten eine Woche in tiefen „Dosenschlaf“.. Vorsicht, manche Duftöle machen Flecken. Als Duft sollte man eine Mischung aus Kopf-, Herz- und Basisnoten wählen, Kopfnoten alleine verfliegen zu schnell.

„Schlafsäckchen“

Mit Lavendelblüten gefüllt wird ein kleiner Stoffbeutel zum duftenden Schlafsäckchen. Man kann direkt auf den Stoff 2 Tropfen Lavendelöl tropfen und das Duftsäckchen in den Kissenbezug schieben. Einatmen...riechen...und sich mit einem tiefen Seufzer vom Tag verabschieden.

Schweißfüße

Die sauberen Turnschuhe mit Lavandinwasser innen und außen auswaschen, 5 bis 10 Tropfen Duftöl auf 100ml Putzwasser. Für die Füße Bäder mit beduftetem Meersalz: Bergamotte, Lavendel, Limette, Limone, Minze, Petit Grain, Rosmarin, Zitrone können helfen.

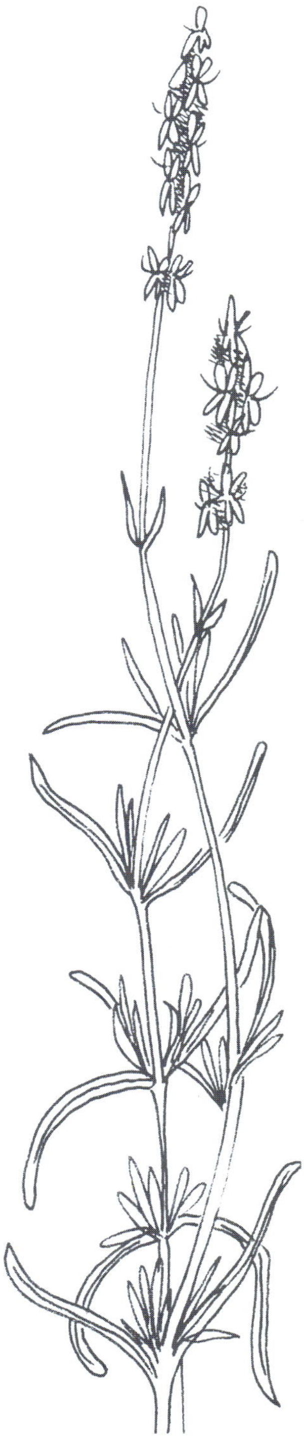

MISCHUNGSÖLE

Kopfnoten
Bergamotte, Clementine, Limette/Limone, Mandarine, Minzen, Orange, Zitrone.

Herznoten
Douglasfichte, Fichtennadel, Geranie, Kiefer, Lorbeer, Mimose, Muskatellersalbei, Myrte, Neroli, Ravensara, Rose, Weißtanne, Zypresse.

Basisnoten
Eichenmoos, Vetiver, Weihrauch, Zeder.

LEMONGRASS

HELL UND FRISCH WIE DIE MORGENSONNE

Wie ein heller Sonnenstrahl durchflutet dieser originelle Duft unsere Wahrnehmung. Lemongrass unterstützt konzentrierte, ausdauernde geistige Arbeit.

HERKUNFT

Lemongrass (Cymbopogon citratus)
Pflanzenfamilie der Süßgräser (Poaceae)
Gewinnung durch Wasserdampfdestillation aus dem Gras, Kopfnote
Biochemische Schwerpunkte 70% Aldehyde, 12% Sesquiterpenole, 6% Monoterpenol

ANWENDUNG

Lemongrass ist eine Süßgrasart, die Zitronengeruch imitiert, allerdings wesentlich sympatischer als die Citronella.

Duftlampe
3 bis 4 Tropfen Lemongras, das zwar eine Kopfnote, doch nicht so flüchtig wie Zitrusduft ist.
Nebenbei: Fliegen und Insekten suchen das Weite, wenn sie Lemongrass schnuppern. Sind diese Flieger lästig, kann eine hoch dosierte Duftlampe – bis 15 Tropfen – die Lufthoheit im eigenen Haus wieder klären.

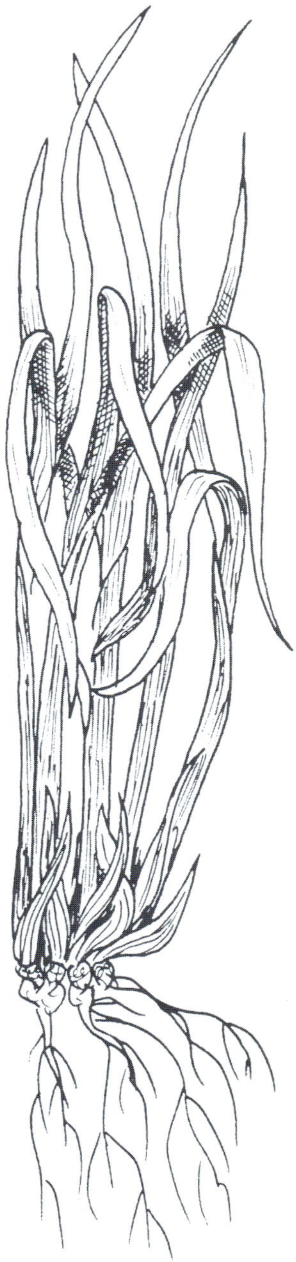

Duftmischungen
LEMONGRASS LIMETTE (2 3) - grünes Licht für Hausaufgaben
LEMONGRASS DOUGLASFICHTE (2 2) - für Hausarbeiten
LEMONGRASS LAVANDIN ANGELIKA (3 2 1) - für knifflige Schreibtischarbeiten

Duftbad
Lemongrass kann hautreizend sein. Wer unbedingt darin baden möchte, muß zuvor einen Test machen: Etwas Hautöl mit einem Tropfen Lemongrass vermischen und in der Armbeuge testen, auch nach einer Stunde sollte keine Rötung zu sehen sein.

Fußmassage für Erwachsene
Manchmal ist unsere Arbeit langwierig, und wir möchten am liebsten aufgeben. Dennoch spüren wir: Da muß ich dranbleiben und handeln. Lemongrass- und Zypressenduft können diese Absicht unterstützen.
Eine Mischung von Lemongrass und Zypresse (2 2) mit einem Teelöffel Hautöl machen. Nun zuerst den Händen Energie geben: Beide Hände gegeneinander reiben und dabei die Finger-innenflächen inneinandergreifen lassen. Dann das Öl in die Fußsohlen einmassieren, ganz wie es angenehm ist. Wer eine kurze Meditation anschließt, kann wahrnehmen, wie sich die Standfestigkeit der Füße mit der Aktivität der Hände verbindet.

MISCHUNGSÖLE

Kopfnoten
Grapefruit, Limette, Limone, Verbene/Eisenkraut, Zitrone.

Herznoten
Angelika, Douglasfichte, Fichtennadel, Geranie, Kiefer, Lavandin, Lavendel, Weißtanne, Zypresse.

LIMETTE, LIMONE

LEICHT UND BESCHWINGT SEIN

Die exotischen Früchte Limette und Limone verführen zum Urlaub vom täglichen Einerlei. Je nach Wunsch legt ihr Duft unsere Seele in einen heiter-beschwingten Liegestuhl oder ermöglicht unserem Geist konzentriertes Arbeiten.

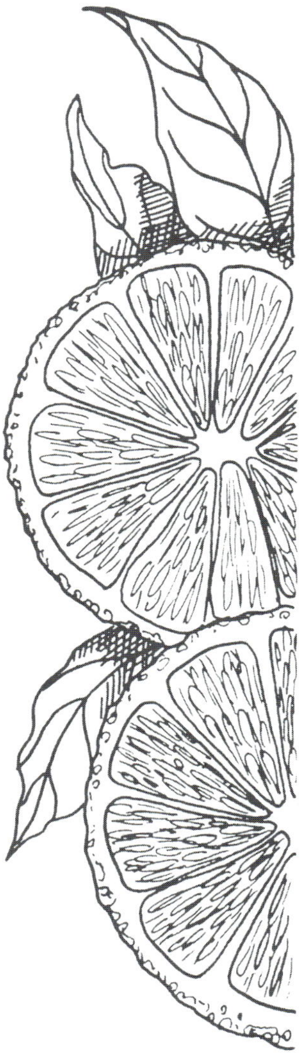

HERKUNFT

Limette (Citrus aurantifolia)
Limone (Citrus limonia) Kopfnote
Familie der Rautengewächse (Rutaceae)
Gewinnung durch Auspressen der Fruchtschalen, Kopfnote
Biochemische Schwerpunkte bei Monoterpenen und Estern

ANWENDUNG

Duftlampe
Diese Zitrusessenzen (Kopfnoten) müssen sehr üppig dosiert werden, pro Duftlampe können es 5 bis 8 Tropfen sein.

Duftmischungen
LIMETTE YLANG-YLANG KAKAO (4 1 2) - ein Schmuseduft
LIMETTE HONIG TONKA (3 2 2) - ein Kuchenduft
LIMETTE MIMOSE VANILLE SANDELHOLZ (4 1 1 1) - ein beliebter Kuscheldurft

Duftbad
4 bis 6 Tropfen Limette/Limone in Sahne oder Honig lösen und dem Badewasser zugeben.

Hautöl, Massageöl
3 bis 6 Tropfen Limette/Limone oder Mischung auf 10ml Hautöl. Nach Bad oder Dusche die noch nasse Haut damit einreiben oder sich gegenseitig massieren.

Haarwasser
Limette und Geranie (8 8) in 100ml kohlesäurefreiem Mineralwasser verschütteln und in eine Sprühflasche füllen. Auf die Haare

sprühen und dabei wie beim Friseur die Augen schließen. Mit Genuß Kopfhaut massieren und Haare durchstreifen. Zum Abschluß den Kopf weit nach vorne-unten dehnen und dabei alle Spannungen im Nacken lösen. Vor jedem Sprühen das Gemisch neu aufschütteln!

MISCHUNGSÖLE

Kopfnoten
Clementine, Lemongrass, Mandarine, Orange, Zitrone.

Herznoten
Angelika, Geranie, Mimose, Palmarosa,Ylang Ylang.

Basisnoten
Benzoe, Cassia, Honig, Kakao, Nelke, Tonka, Tolu, Vanille, Zimt.

LITSEA

NIMM'S LEICHT

Es kann regnen, stürmen oder schneien, Litsea läßt Unangenehmes vergessen und richtet den Blick in eine helle Zukunft. Ein gemütvoll-kindlicher Duft, der an die Leichtigkeit des Seins erinnert.

HERKUNFT

Litsea (Litsea cubeba)
Familie der Lorbeergewächse (Lauraceae)
Gewinnung aus den reifen Früchten durch Wasserdampfdestillation, Kopfnote
Biochemische Schwerpunkte 75% Aldehyde, bis 14% Monoterpene

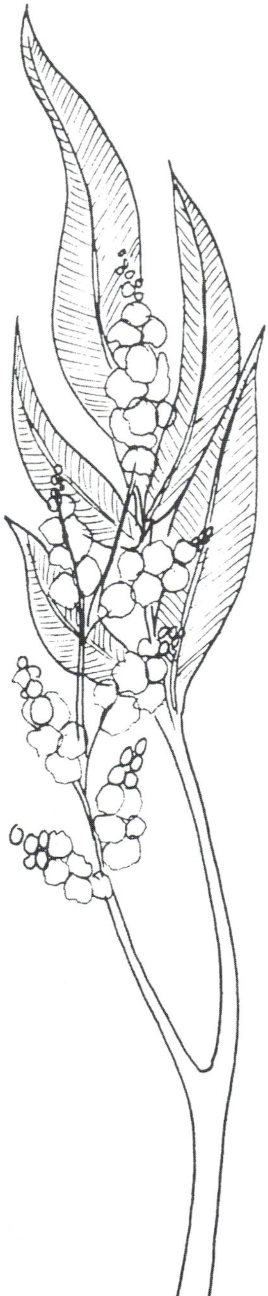

ANWENDUNG

Litsea ist eine blumige Kopfnote, die jeder Duftmischung etwas Fülle verleiht.

Duftlampe
Diese runde Kopfnote braucht nur 2 bis 4 Tropfen, um ein Zimmer zu beduften.

Duftmischungen
LITSEA MANDARINE LAVANDIN (2 3 2) - ein blumiger Hausaufgabenduft
LITSEA MUSKATELLERSALBEI (2 2) - aufheiternd, entspannend
LITSEA HONIG PALMAROSA (3 2 3) - Dornröschenduft

Duftbad
4 bis 6 Tropfen Litsea in Sahne oder Honig lösen und dem Badewasser zugeben.

Hautöl, Massageöl
Litsea, Geranie und Rose (15 10 5) in 50ml Jojobaöl verschütteln, zwei Wochen reifen lassen.

Parfum
Litsea, Honig und Rose (6 4 3) in 10ml Jojobaöl lösen und in einem Rollfläschchen an kleine Prinzen und Prinzessinnen verschenken.

MISCHUNGSÖLE

Kopfnoten
Bergamotte, Clementine, Mandarine, Orange.

Herznoten
Honig, Kardamom, Koriander, Lavandin, Lavendel, Muskatellersalbei, Neroli, Petit Grain, Ravensara, Rose, Ylang Ylang, Zypresse.

Basisnoten
Benzoe, Cassia, Sandelholz, Tonka, Tolu, Vanille, Weihrauch, Zimt.

LORBEER

KLARHEIT UND FRISCHE

Sieger, Dichter und sogar Götter trugen Lorbeerkränze. Der Duft des Lorbeerblattes schafft selbst in Momenten großer Belastung geistige Klarheit. Unsere Planung wird effektiv, und wir handeln zielgerichtet mit der Kraft des immergrünen Lorbeerbaumes.

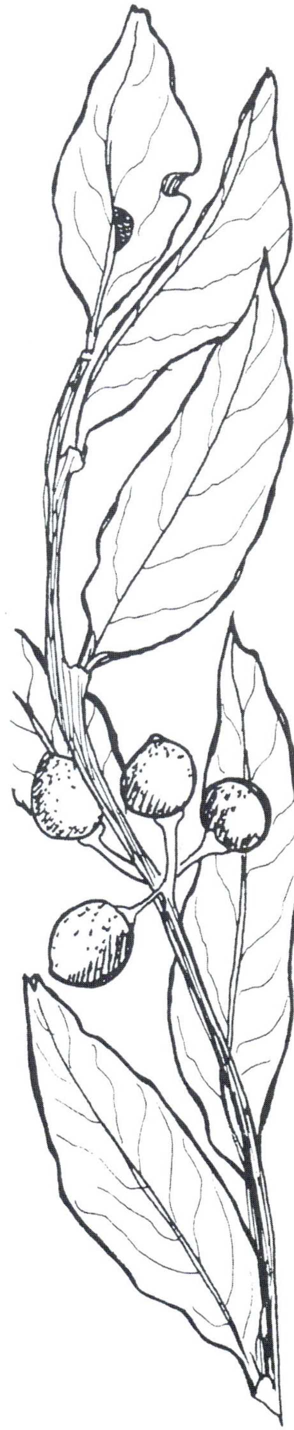

GESCHICHTE

Auf alten Münzen wird der griechische Gott Apoll mit einem Lorbeerkranz abgebildet. Apoll war der Zwillingsbruder der Artemis und neben Zeus einer der mächtigsten griechischen Götter. Unter seinem Schutz standen Mäuse, Musik und die Kunst der Weissagung. Beim delphischen Orakel saß die Pythia auf einem lorbeergeschmückten Dreibein, trank aus der heiligen Quelle, kaute Lorbeerblätter und weissagte, indem sie die Fragen Apoll vorlegte. Es soll nicht verschwiegen werden, daß Apolls Bemühungen in Liebesangelegenheiten wenig erfolgreich waren. So stellte er Hestia, der Nymphe Sinope und Daphne nach. Letztere ließ sich lieber in einen Lorbeerbaum verwandeln. Nach solchen Mißerfolgen ging Apoll zum Ausgleich mit seiner Schwester Artemis auf die Jagd. (12/3)

HERKUNFT

Lorbeer (Laurus nobilis)
Pflanzenfamilie der Lorbeergewächse (Lauraceae)
Gewinnung aus den Blättern durch Wasserdampfdestillation, Herznote
Biochemische Schwerpunkte 40% Oxide, 15% Monoterpene, 15% Monoterpenole

ANWENDUNG

Der Duft der Lorbeerblätter gehört auch heutzutage nicht in die erotische Ecke, sondern verhilft vielmehr zu klarem Kopf, zu zielgerichtetem Handeln. Dies macht ihn zu einem „erwachsenen" Duft, dem frühestens Jugendliche etwas abgewinnen können.

Duftlampe
2 bis 3 Tropfen Lorbeer, man kann statt Wasser auch Rosmarinhydrolat verwenden.

Duftmischungen
LORBEER BERGAMOTTE (2 4) - erleuchtend, wenn der Durchblick fehlt
LORBEER LAVANDIN RAVENSARA (2 2 2) - ein Rettungsring, wenn auf dem Schreibtisch die Ablage überquillt.

Duftbad
Ein erfrischendes, Körper und Seele reinigendes Meerwasser mischt man sich in der eigenen Wanne aus 2 Eßlöffeln Meersalz, in das Bergamotte, Lorbeer und Rosmarin (3 2 2) gemischt wurde. Danach unbedingt zwanzig Minuten ruhen und erst dann wieder dem Alltag die Stirn zeigen.Diese Mischung im Badewasser ist nicht geeignet bei Bluthochdruck oder empfindlicher Haut.

Potpourri
Lorbeerblätter mit 10 Tropfen Lorbeer und 10 Tropfen Lavandin beträufeln, zusammen mit Samenkörnern und Sternanis eine Woche in einer luftdichten Dose ziehen lassen. Dieser Duft beflügelt die Arbeit am Schreibtisch.

MISCHUNGSÖLE

Kopfnoten
Bergamotte, Grapefruit, Lemongrass, Minzen, Zitrone.

Herznoten
Lavandin, Lavendel, Myrte, Petit Grain, Ravensara, Rosmarin.

MELISSE

TROST UND BEISTAND

Diese Pflanze ist seit alters her ein bekanntes Heilkraut. Melisse vermag auszugleichen und zu beruhigen, ihr ätherisches Öl stärkt die körpereigenen Abwehrkräfte und schenkt Trost in schweren Momenten.

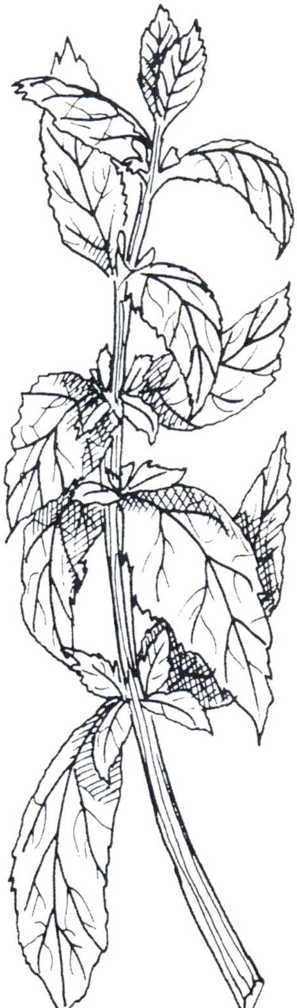

HERKUNFT

Melisse (Melissa officinalis)
Pflanzenfamilie der Lippenblütler (Lamiaceae)
Gewinnung durch Wasserdampfdestillation, leichte Herznote
Biochemische Schwerpunkte 50% Sesquiterpene, 25% Aldehyde und viele andere Inhaltsstoffe

ANWENDUNG

Als Zitronenmelisse wächst sie in unseren Gärten so üppig wie Unkraut, und man kann sich aus den frischen Melissenspitzen einen wunderbaren Tee brauen. Das ätherische Öl dieses Krautes befindet sich in den kleinen Flimmerhärchen und wird bei Berührung oder Erschütterung abgegeben. Deshalb ist das echte Melissenöl so kostbar: 7000 kg Pflanze ergeben 1l Öl, das sofort auf dem Feld destilliert werden muß. Von der echten Melisse kostet 1ml etwa 30 DM. Wird Melisse günstiger angeboten, so ist es eine Mischung mit Lemongrass oder Citronelle. Die billige Melissa indicum wird oft als Melisse bezeichnet, ist aber wirkungsmäßig nicht mit der echten zu vergleichen.

Duftlampe
Fast zu kostbar. 1 Tropfen Melisse und 2 Tropfen Lavendel reinigen die Luft im Krankenzimmer.

Stärkendes Parfum
10 Tropfen Melisse in 10ml Johanniskrautöl vermischen und in ein Rollfläschchen füllen. Davon etwas in Stirn, Kehle, Herzgegend und Bauch sanft hineinstreicheln. Zum Abschluß zwei Minuten beide Hände aufs Herz legen.

Blaue Flecken, juckende Stiche
Wer Zitronenmelisse im Garten hat, kann ausprobieren, ob es wirklich hilft, wenn man ein frisches Blättchen sanft auf die schmerzende Stelle drückt.

MISCHUNGSÖLE

Kopfnoten
Citronella, Lemongrass, Zitrone.

Herznoten
Geranie, Lavendel, Lavandin, Petit Grain, Rose.

MIMOSE

HEITER, ZART UND LIEBEVOLL

Wie der Frühling mit seinen Knospen der Winterstarre ein Ende bereitet, so öffnet uns dieser zärtliche Duft für neue Lösungen. Heiter und zuversichtlich begleitet uns die Mimose auf dem Weg zu neuer Blüte.

HERKUNFT

Mimose (Acacia dealbata)
Pflanzenfamilie der Schmetterlingsblütler (Fabaceae)
Gewinnung als Absolue mit einem Lösungsmittel aus den Blüten der Mimose, Herznote.

ANWENDUNG

Das Absolue der Mimose ist körnig-zäh und ich mische es entweder mit Jojobaöl oder Weingeist, jeweils 4ml Öl oder Weingeist auf 1 ml Mimosenöl. So läßt es sich besser dosieren.

Duftlampe
Man kann Weingeist-Mimose ebenso wie Jojoba-Mimose in der Duftlampe benutzen, 2 bis 5 Tropfen der blumigen Herznote genügen.

Duftmischungen
MIMOSE VANILLE (2 2) - süß und zärtlich
MIMOSE ROSE (2 2) - blumig-zart und kostbar
MIMOSE VANILLE SANDELHOLZ LIMETTE (2 1 1 4)
- ein beliebter Kuschelduft für Große und Kleine

Kinderparfum
Mit Mimose als Kinderduft war ich anfangs skeptisch, denn sie geht als Herznote schon etwas in Richtung Parfum. Doch ich erlebte eine große Überraschung. Alle, vom zartesten bis zum wildesten Kind, mochten die Mischung aus Mimose und Vanille. Seitdem mische ich gerne ein Kinderparfüm aus 10 ml Jojoba mit 4 Tropfen Mimose, auf Wunsch noch mit 4 Tropfen Vanille. Ein beliebtes Geschenk.

Hautöl, Massageöl
Vom „Kuschelduft" 8 Tropfen in 10ml Jojobaöl mischen und Mama, Papa, Oma, Opa, Tochter oder Sohn mit einer „Streichelschnecke" verwöhnen:
Dabei wird die Stelle um den 7. Halswirbel im Nacken ganz langsam spiralförmig gestreichelt. Die einen mögen es linksherum, die anderen lieber rechtsherum . Ausprobieren! Zwei Tropfen beduftetes Hautöl und leise Musik steigern die Entspannung. Zum Abschluß eine Hand auf die massierte Stelle legen, die andere ganz leicht auf das Grübchen unter der Kehle.

Einschlafen
Niedrig dosierte Blütendüfte helfen auch bei Einschlafschwierigkeiten. Kinder mögen eine Mischung aus Mimose und Vanille, Erwachsene bevorzugen meist Mimose und Sandelholz.

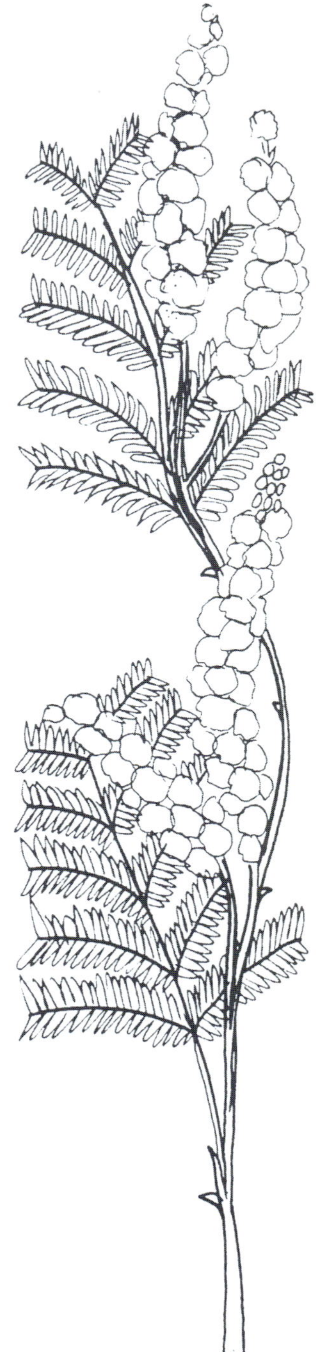

MISCHUNGSÖLE

Die Herznote Mimose ist ein kostbarer Einzelduft, der sehr sparsam dosiert werden darf. Er mischt sich jedoch auch gerne mit:

Kopfnoten
Limette/Limone, Litsea.
Herznoten
Geranie, Rose.
Basisnoten
Benzoe, Cassia, Honig, Kakao, Sandelholz, Tolu, Tonka, Vanille, Zimt.

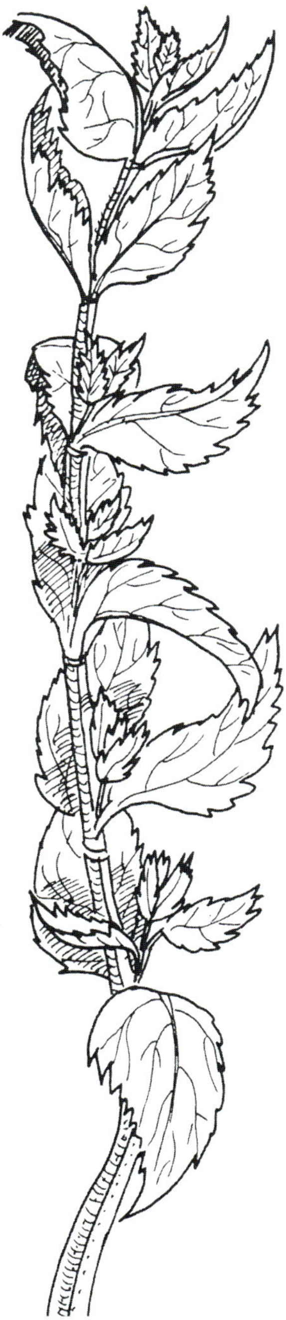

MINZE

MIT KLAREM KOPF AKTIV SEIN

Die Minze wirkt wie eine frische Dusche für unser Gedächtnis. Sie steigert die Konzentration, belebt unser Denken und unterstützt klare Entscheidungen.

HERKUNFT

Der Handel bietet eine Vielzahl „Minzen" an: Bergamotteminze, Minze-grün, Spearmint-Krauseminze und Pfefferminze.

Bergamotteminze (Mentha citrata)
Pflanzenfamilie Lippenblütler (Lamiaceae)
Gewinnung durch Wasserdampfdestillation des Krautes, Kopfnote
Biochemische Schwerpunkte 60% Ester, 30% Monoterpenole

Minze, grün (Mentha viridis nana)
Pflanzenfamilie Lippenblütler (Lamiaceae)
Gewinnung durch Wasserdampfdestillation des Krautes, Kopfnote

Krauseminze/Spearmint (Mentha spicata)
Pflanzenfamilie Lippenblütler (Lamiaceae)
Gewinnung durch Wasserdampfdestillation des Krautes, Kopfnote
Biochemische Schwerpunkte 20% Monoterpene, 20% Monoterpenole, bis 60% Ketone

Pfefferminze (Mentha piperita)
Pflanzenfamilie Lippenblütler (Lamiaceae)
Gewinnung durch Wasserdampfdestillation des Krautes, Kopfnote
Biochemische Schwerpunkte 20- 65% Ketone, bis 48% Monoterpenole

Der hohe Anteil an Ketonen (bis 65%) macht die bewußte Anwendung erforderlich. Ketone können in höherer Konzentration als Nervengift bezeichnet werden, eine intensive und häufige Anwendung ist bedenklich. Allerdings wird niemand durch eine erfrischende Minzmassage gesundheitlich geschädigt. Die Warnung heißt: Nicht intensiv, nicht häufig, nicht innerlich, nicht für Babys und Kleinkinder. Vermeiden Sie Poleiminze, denn die besteht fast nur aus Ketonen.

ANWENDUNG

Minzduft ist uns sehr vertraut. Wir kennen Zahnpasta, Kaugummi, Bonbons und Tee mit dem frischen Aroma der Pfefferminze. Doch ist gerade die Minze eine kräftige Droge, und nur die mäßige Anwendung macht Sinn. Bei homöopathischer Behandlung sollte keine Minze verwendet werden, ebenso bei Schwangerschaft. Von der Anwendung der Minze bei Babys und Kleinkindern wird zurecht abgeraten. Als erfrischende Öle sind hier die Zitrusdüfte zu empfehlen, allenfalls die Bergamotteminze kann verwendet werden.

Duftlampe
Obwohl Minze eine Kopfnote ist, muß man sehr vorsichtig dosieren. 1 bis 2 Tropfen reichen schon.

Duftmischungen
MINZE LAVANDIN (2 3) - coole Atmosphäre,
klare Entscheidungen
MINZE,grün GRAPEFRUIT (2 4) - ein frischer
Wind im Zimmer
MINZE FICHTENNADEL (2 3) - zum ganz tief Durchatmen

Duftbad
Minze eignet sich nicht als Badezusatz. Wir würden das Badewasser als kühl empfinden und immer noch heißes Wasser nachfließen lassen, obwohl der Kopf schon bald rot wie eine Pfingstrose wäre. Als Alternative für ein erfrischendes Bad bieten sich Bergamotte, Lavandin, Limette, Limone, Mandarine, Orange und Petit Grain an.

Übelkeit
Wem es beim Autofahren leicht übel wird, der kann an einem Minztaschentuch schnuppern, 1 Tropfen genügt.
Die erfrischende Wirkung der diversen Minzen kann man auch bei sommerlichen Autofahrten genießen: Entweder kurz den Nacken massieren (lassen?) oder 1 Tropfen Minzöl in einem Papiertaschentuch auf die Lüftung legen.

Vorsicht
Minzöl darf zwar als weitere Ausnahme bei Erwachsenen pur auf die Haut und wirkt hier desinfizierend und wunderbar erfischend, doch in den Augen brennen alle ätherischen Öle entsetzlich.

Wurde Duftöl ins Auge gebracht, macht Wasser die Sache nur schlimmer. Ein Augenbad mit Sahne oder Vollmilch kann das Duftöl besser binden.

Kaugummimassage
Aus diesem Grund sprühen wir bei der Kindermassage nur Minzhydrolat in die Haare und schließen dabei, wie bei echtem Haarspray, fest die Augen. Sodann bekommt man Gesicht, Stirn, Kopfhaut und Nacken massiert. Was sonst scheußlich ist, wird bei einer Minzmassage zum Genuß: Die Hände dürfen eiskalt sein (kaltes Wasser mit Eiswürfel herrichten). Das Genick bekommt eine besondere Überraschung. Die Massagehand wird nun nochmal im Eiswasser abgekühlt und auf den Nacken gelegt. 1 Tropfen Spearmint/Krauseminze wird mit 5 Tropfen Jojobaöl gemischt und in den kalten Nacken einmassiert. Sodann einen kräftigen Pustewind über diese Stelle schicken und zum Abschluß die Hand nochmal drauflegen (9).

MISCHUNGSÖLE

Kopfnoten
Bergamotte, Eisenkraut/Verbene, Grapefruit, Limette, Limone, Zitrone.

Herznoten
Kiefer, Lavandin, Lorbeer, Ravensara.

Basisnote
Patchouli.

MUSKATELLERSALBEI

VON HERZEN FROH SEIN

Frisch, würzig und leicht duftet der Muskatellersalbei. Er kann helfen, Schweres zu überwinden, und erinnert daran, wie leicht das Leben sein kann, wenn wir Veränderungen zulassen.

HERKUNFT

Muskatellersalbei (Salvia sclarea)
Pflanzenfamilie der Lippenblütler (Lamiaceae)
Gewinnung durch Wasserdampfdestillation des Krautes, Herznote
Biochemische Schwerpunkte 75% Esterbestandteile, mehr als 250 Inhaltsstoffe

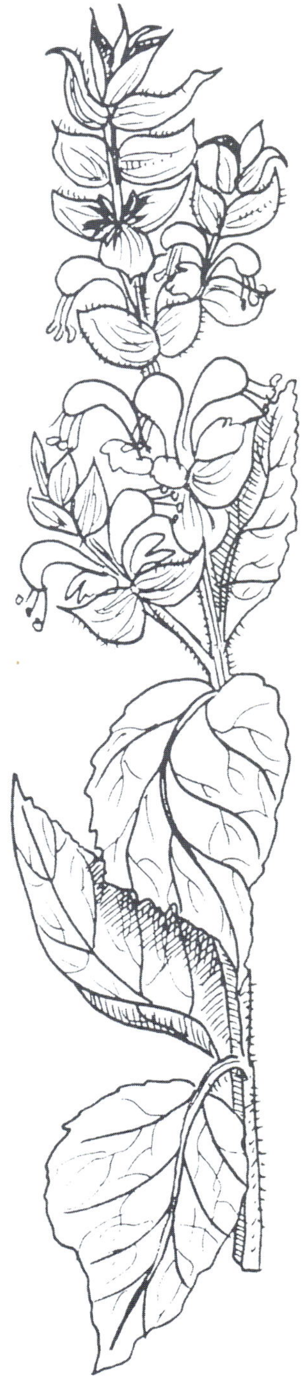

ANWENDUNG

Das Öl des Muskatellersalbeis hat bis 250 nachzuweisende Inhaltsstoffe. Seine Anwendungsmöglichkeiten in der Aromatherapie sind hochinteressant und ich empfehle, in der Fachliteratur nachzulesen (4, 5). Bei hektischem Alltag, Burn-out Syndrom oder Midlifecrisis ein ausgleichender Helfer für Erwachsene. Muskatellersalbei während der Schwangerschaft nicht verwenden.

Duftlampe
3 bis 4 Tropfen der Herznote Muskatellersalbei.

Duftmischungen
MUSKATELLERSALBEI LAVENDEL, fein (2 2) - eine sanfte Notbremse, wenn der Geduldsfaden gerissen ist
MUSKATELLERSALBEI ZYPRESSE GRAPEFRUIT (2 2 4) - entspannen und dabei überlegen, was wirklich wichtig ist

Duftbad
4 bis 6 Tropfen Muskatellersalbei oder eine Mischung in Sahne oder Honig verrühren und dem Badewasser zugeben.

Erholung
Manchmal scheint unsere Arbeit endlos, und man möchte am liebsten aufgeben. Mindestens einmal täglich sollte man dem wirbelnden Alltag mit Kindern bewußt ein zentrierendes, einsames Ritual entgegensetzen. Das kann ein kurzer Spaziergang, ein Duftbad, eine Massage, eine Musik oder eine Meditation sein. Egal was, es gibt mehr Kraft, als ein Abend vor der Fernsehkiste.

Fußmassage
Eine Mischung von Muskatellersalbei und Lavendel, fein (2 2) in einem Teelöffel Hautöl machen. Nun zuerst den Händen Energie geben: Die Hände gegeneinander reiben und dabei die Fingerseitenflächen ineinandergreifen lassen. Dann das Duftöl in die

Fußsohlen einmassieren, ganz wie es angenehm ist. Auch die Ränder der Fußsohlen durchkneten und die Zehen bearbeiten. Zum Abschluß streicht eine Hand die Innenseite des Fußes zur Wade hinauf, die andere Hand streicht die Außenseite hinunter bis über die Zehen. Diese angenehme Berührung ganz oft wiederholen.

MISCHUNGSÖLE

Kopfnoten
Bergamotte, Grapefruit, Limette, Limone, Litsea.

Herznoten
Angelika, Basilikum, Geranie, Lavandin, Lavendel, Lorbeer, Ravensara, Zypresse.

MYRTE

MIT RUHE UND KLARHEIT HANDELN

Wenn wir uns nach Zuversicht und innerer Harmonie sehnen, wirkt die Myrte reinigend auf Körper, Seele und Geist. Im Gefühl dieser neuen Klarheit können wir überzeugend handeln.

GESCHICHTE

Aus den Blättern und Blüten der Myrte wurde schon im 16.Jahrhundert ein Mittel zur Reinheit und Schönheitspflege des Körpers zubereitet - das Engelswasser. Das ätherische Öl der Myrte ist in den Blättchen enthalten, und wenn man sie gegen das Licht hält, sieht man die durchsichtigen Pünktchen.
Bevor die Myrte zur Hochzeitspflanze wurde, wanden die Mädchen den Brautkranz mit Rosmarin. Doch auch der Myrtenkranz ist mit seinen immergrünen Blättern ein Symbol von Segen und Lebenskraft. Jakob Fuggers älteste Tochter war die erste, die Myrte statt Rosmarinzweige verwendet hat (23). Viele Gärtne-

reien haben frische Myrte für Hochzeiten vorrätig, denn Aphrodites Pflanze symbolisiert auch heute noch Reinheit, Schönheit und Liebe. Botanisch korrekt ist diese Gärtnermyrte allerdings eine Buchsbaumart.

Herkunft
Myrte (Myrtus communis)
Pflanzenfamilie der Myrtengewächse (Myrtaceae)
Gewinnung durch Wasserdampfdestillation der Zweigspitzen, Herznote
Biochemischer Schwerpunkt 60% Monoterpene, 30% Oxide, 5% Ester

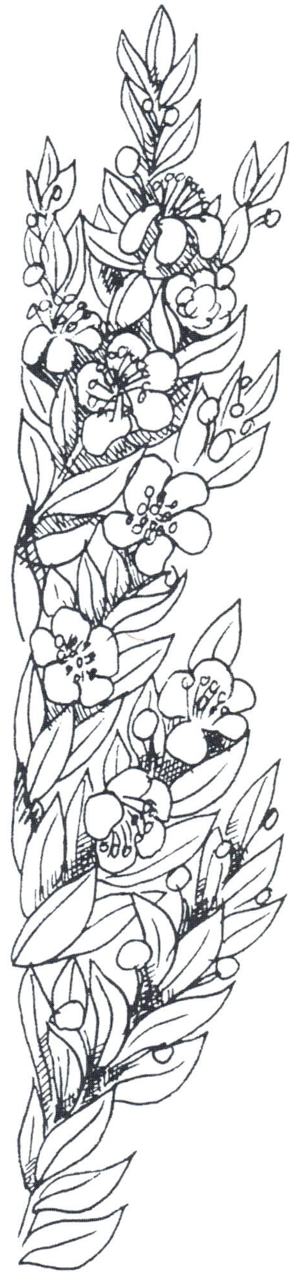

ANWENDUNG

Duftlampe
3 Tropfen der Herznote Myrte. Soll es Kindern gefallen, dann mit Zitrone mischen.

Duftmischungen
MYRTE ZITRONE (2 4) - frisch und klar
MYRTE PALMAROSA KAKAO (2 3 1) - eine Besonderheit
MYRTE VANILLE (3 2) - ein Zauberduft, mit dem man echte Geheimnisse parfümiert...

Engelswasser
können sich Bräute und andere Schönheiten selber zaubern. 20 Tropfen Myrtenöl werden in 20 Tropfen Weingeist vermischt und dann in 50ml Rosenwasser und 50ml Orangenblütenwasser verschüttelt. Diese Mischung wird trüb und kann mit einem Sprühfläschchen auf die Engelshaut gehaucht werden.

MISCHUNGSÖLE

Kopfnoten
Eisenkraut/Verbene, Minzen, Zitrone.

Herznoten
Basilikum, Douglasfichte, Kiefer, Neroli, Palmarosa, Rose.

Basisnoten
Kakao, Tolu, Vanille.

NELKE

KRAFTVOLL UND WÜRZIG

Als typischer Winterduft können uns die kräftig-würzigen Nelkenblätter durch und durch erwärmen. Doch auch in den übrigen Jahreszeiten stärkt die Nelke das Gedächtnis, fördert Phantasie und Beweglichkeit im Denken.

GESCHICHTE

Chinesen und Inder kannten das Nelkengewürz schon Jahrhunderte vor unserer Zeitrechnung. Der Handel mit den Mittelmeerländern begann erst während der römischen Kaiserzeit. Die Gewürze aus fernen Ländern waren bald so beliebt, daß viele Kaufleute die gefährliche Seereise wagten. Oft zahlte sich die Mühe aus. 1606 kauften englische Schiffe Nelken für 3000 Pfund Sterling. In London konnten sie diese Ladung für 36000 Pfund verkaufen. Doch nicht alle Handelschiffe erreichten wohlbehalten ihre Heimat. Neben den Gewalten der Natur bedrohten auch die Seeräuber ihre Fahrt.
Die Gewürzinsel Sansibar führte zeitweise sogar Nelken in seiner Flagge: Goldene Nelken in grünem Kreis auf rotem Grund. Auf Pemba und Sansibar wachsen unzählige Nelkenbäume, die 80% des heutigen Weltbedarfs decken. Indonesien verbraucht seine Nelkenproduktion fast ganz im eigenen Lande, hier werden die Zigaretten mit Gewürznelken parfümiert.

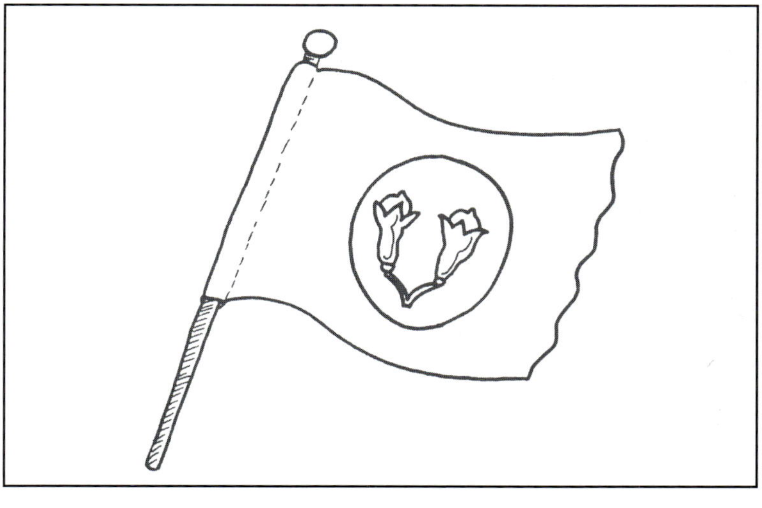

HERKUNFT

Nelke (Eugenia caryophyllata)
Pflanzenfamilie der Myrtengewächse (Myrtaceae)
Gewinnung durch Wasserdampfdestillation der Blätter und Blüten, leichte Basisnote
Biochemische Schwerpunkte 75% Phenole, 20% Ester, 6% Sesquiterpene

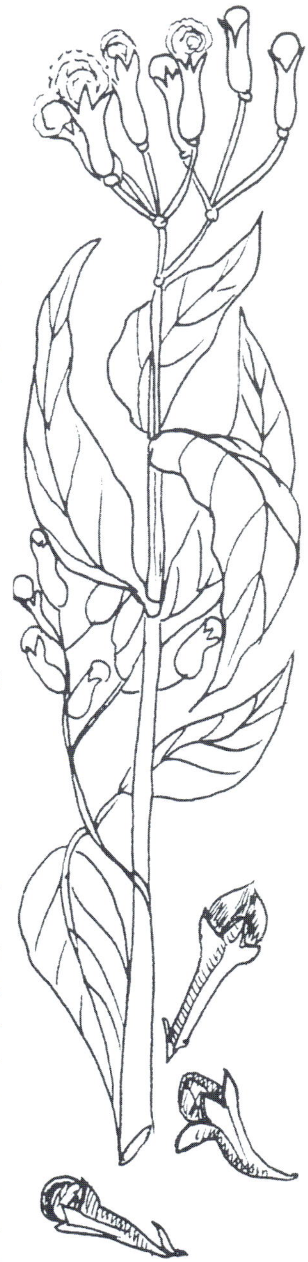

ANWENDUNG

Wie die meisten Samenöle, hat auch die Nelke Hitze, Wind und Wetter eines Sommers gespeichert und kann uns in der kalten Jahreszeit deshalb einen kräftigen Energieschub verpassen. Nelke wirkt wegen dieser Hitze hautreizend, also Vorsicht bei Bad und Massageöl.

Duftlampe
1 bis 3 Tropfen, um es zu genießen;
4 bis 6 Tropfen, um Insekten zu verjagen.

Duftmischungen
NELKE YLANG YLANG ORANGE (2 1 5) - würzig-blumig
NELKE KAKAO VANILLE MANDARINE (1 1 1 5) - Kuchenduft
NELKE ZIMT JASMIN ORANGE (1 1 1 5) - Nikolausduft
NELKE WEIHRAUCH (1 1) - ein starker Halt für eine Wintermeditation

Advent
Die Mischung Nelke und Orange gehört in die Adventszeit, sei es in der Duftlampe, sei es als Duftkerze oder als Pommander: Hierfür spickt man eine Orange mit Nelken und hängt sie im Zimmer auf. Wer mag, kann sie mit ätherischen Weihnachtsdüften noch kräftiger parfümieren. Dazu die fertigen Pommander mit den Duftölen beträufeln und eine Woche in einem verschlossenen Gefäß aufbewahren (Bis 10 Tropfen Duftölmischung je Orange).

Weihnachtsschmuck
Ein duftender Baumschmuck, den schon Kinder basteln können: Aus dünnen Bienenwachsplatten sticht man mit Plätzchenformen aus. Zwischen je zwei Sternen, Herzen oder Tannenbäumen werden Gewürznelken und ein Faden befestigt.

Plätzchen

Ätherische Öle sollten nicht innerlich eingenommen werden, aber es gibt Ausnahmen. So bestehen z.B. keinerlei Bedenken, beduftete Plätzchen -auch in größeren Mengen- zu sich zu nehmen. Man braucht weder Arzt noch Apotheker zu fragen, die Nebenwirkungen sind klar. Die Plätzchen duften himmlisch und schmecken herrlich!

Da die Öle nicht über 55°C erhitzt werden dürfen, soll man sie besser nicht mitbacken, sondern hinterher beduftete Stückchen von Papiertaschentüchern in die Dosen legen. Zwei Wochen sollte das Gebäck den Duft annehmen dürfen. Also gut verstecken!

Weitere Weihnachtsdüfte

Clementine, Cassia, Honig, Mandarine, Nelke, Orange, Tonka (Stollen), Tolu, Vanille, Zimt, Zitrone.

Potpourri

Weihnachtliche Gewürze, Lorbeerblätter, getrocknete rote Hagebutten, kleine Kiefernzapfen und Sternanis mit der Mischung Nikolausduft (bis 30 Tropfen) beträufeln und eine Woche in einer luftdichten Dose ziehen lassen. Dann in einer schönen Schale mit etwas Goldenem dekorieren. Vorsicht bei kleinen Kindern, die noch alles in den Mund stecken.

Zahnschmerz

Bekanntlich betäubt eine zerkaute Nelke vorübergehend Zahnschmerz, das ätherische Öl der Nelke sollte hierzu jedoch nicht verwendet werden, schon gar nicht bei zahnenden Babys. Prüfen Sie die Wirkung mal im Selbstversuch. Natürlich hat Nelkenöl eine sehr stark betäubende Wirkung, doch machen wir uns lokale Betäubungen ja auch nicht selber. Größere Kinder und Erwachsene klemmen lieber eine trockene Nelkenblüte zwischen die Zähne und machen sich auf den Weg zum Zahnarzt.

MISCHUNGSÖLE

Kopfnoten

Clementine, Limette, Limone, Litsea, Mandarine, Orange, Zitrone.

Herznoten

Kardamom, Koriander, Jasmin, Rose, Ylang Ylang.

Basisnoten

Kakao, Patchouli, Styrax, Tolu, Vanille, Weihrauch, Zimt.

NEROLI

LICHTBLICK IN DUNKLEN MOMENTEN

Neroli ist das kostbare Blütenöl des Bitterorangenbaumes. Es beeinflußt sanft aber wirksam Körper, Geist und Seele. Besonders, wenn wir Schutz und Klarheit für schwierige Situationen wünschen.

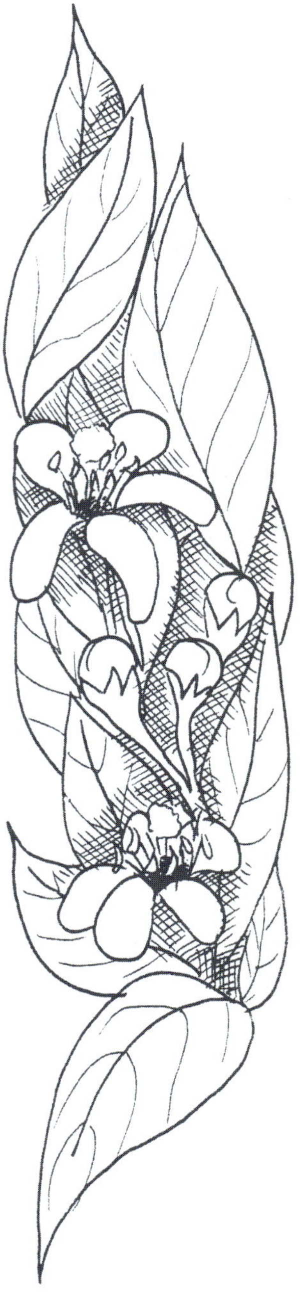

GESCHICHTE

Vor gut 200 Jahren war dieser Duft schon einmal ausgesprochen modern. Anna Maria, die Prinzessin von Nerola ließ sich alles Mögliche damit parfümieren. Ihre Vorliebe für Orangenblütenduft war so groß, das er nach ihr benannt wurde. Der normale Alltag einer Prinzessin des 17. Jahrhunderts war sicher nicht nur märchenhaft schön, sondern bestimmt auch mit großen persönlichen Einschränkungen verbunden. Die moderne Aromatherapie jedenfalls bezeichnet Neroli als Schutz, wenn sich die Psyche bedroht fühlt. S. Fischer-Rizzi vergleicht Neroliöl mit den Rescue-Tropfen der Bachblüten.

HERKUNFT

Neroli (Citrus aurantium amara)
Familie der Rautengewächse (Rutaceae)
Gewinnung durch Wasserdampfdestillation der Blüten, sehr leichte Herznote
Biochemische Schwerpunkte Monoterpene, Ester und Monoterpenole

ANWENDUNG

Pomeranze heißt die Frucht des Bitterorangenbaumes. Ihre dicken Schalen kennen wir als Orangeat. Petit Grain und Neroli stammen beide von diesem Pomeranzenbaum. Während das erste Öl aus den Blättern und Zweigspitzen destilliert wird, gewinnt man Neroli aus den Blüten. Für 20 Tropfen Neroli braucht es 1 Kilogramm federleichter Blüten. Lohnt sich dieser Aufwand? Das müssen die eigene Nase und vor allem die eigenen Erfahrungen entscheiden.

Duftlampe
2 Tropfen der sehr leichten Herznote Neroli genügen.

Duftmischungen
NEROLI ROSE SANDELHOLZ (1 1 1) - eine Kostbarkeit für besondere Momente.

Krisenhilfe
Wer mit Kindern zu tun hat, wird hin und wieder schadhafte Stellen an seinem Nervenkostüm bemerken. Um den eigenen Gefühlen wieder mit Klarheit und Würde zu begegnen, kann man sich von diesem Duft leiten lassen. Ein Tropfen Neroli in die Hand und drei tiefe Atemzüge heißt die Devise im Krisenfall. Vielleicht kehrt die Leichtigkeit des Seins zurück.

MISCHUNGSÖLE

Kopfnoten
Bergamotte, Eisenkraut/Verbene, Zitrone.

Herznoten
Geranie, römische Kamille, Lavendel, Melisse, Rose.

Basisnoten
Sandelholz, Zeder.

ORANGE, BLUTORANGE, CLEMENTINE, MANDARINE

SICH VON HEITERKEIT ANSTECKEN LASSEN

Die Früchte sehen selbst schon aus wie kleine Sonnen und haben in Schale und Fruchtfleisch die Energie der Sommersonne gesammelt. „Leicht-süß-warm“, diese Botschaft ist es, die lange Winterabende erhellt oder einen verregneten Sommerabend verzaubert. Orangenduft hellt überall die Atmosphäre auf und verbreitet sonnige Heiterkeit.

HERKUNFT

Orange (Citrus sinensis)
Mandarine (Citrus reticulata)
Clementine (Citrus deliciosa)
Pflanzenfamilie der Rautengewächse (Rutaceae)
Gewinnung durch Auspressen der Schalen, Kopfnoten
Biochemische Schwerpunkte 70 bis 98% Monoterpene (Limonen)

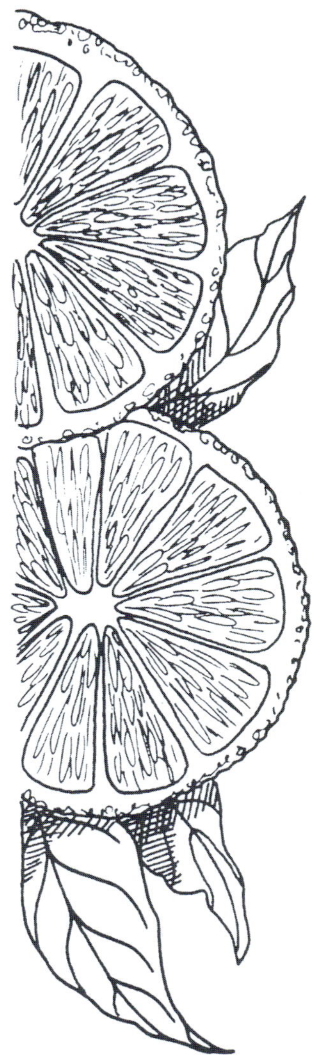

ANWENDUNG

Die Essenzen werden aus den Fruchtschalen gepreßt und sind sehr flüchtige Duftmoleküle. Man darf sie deswegen üppig dosieren oder ihnen mit weiteren Herz- und Basisnoten mehr Fülle geben.

Duftlampe
Man braucht 5 bis 10 Tropfen der flüchtigen Kopfnoten und muß öfters nachduften, oder man mischt.

Duftmischungen
ORANGE LAVANDIN (5 2) - entspanntes Arbeiten
ORANGE GRAPEFRUIT VANILLE (3 3) - kindlich fröhlich
CLEMENTINE JASMIN (5 1) - erholen am Abend
ORANGE YLANG YLANG SANDELHOLZ (5 1 2) - sich selbst und andere verwöhnen
MANDARINE JASMIN KORIANDER ZIMTRINDE (5 1 2 1) - reif für die Insel

Duftbad
Man vermischt 6 Tropfen Orangenöl oder eine Orangenmischung mit zwei Eßlöffel Sahne oder Honig. (Mischungen mit Zimt eignen sich nicht fürs Bad.)

Hautöl, Massageöl
Auf 10ml Hautöl 4 bis 8 Tropfen Orangenöl oder Duftmischung verschütteln. Ein Zusatz von Orangenöl läßt jedes Massageöl leichter in die Haut eindringen. Deshalb enthält auch biologischer Pinselreiniger dieses Orangenöl.

MISCHUNGSÖLE

Kopfnoten
Grapefruit, Limette, Limone, Litsea, Verbene/Eisenkraut, Zitrone.

Herznoten
Jasmin, Koriander, Lavandin, Lavendel, Neroli, Ylang Ylang, Zypresse.

Basisnoten
Benzoe, Cassia, Honig, Kakao, Patchouli, Sandelholz, Tolu, Tonka, Vanille, Zimt.

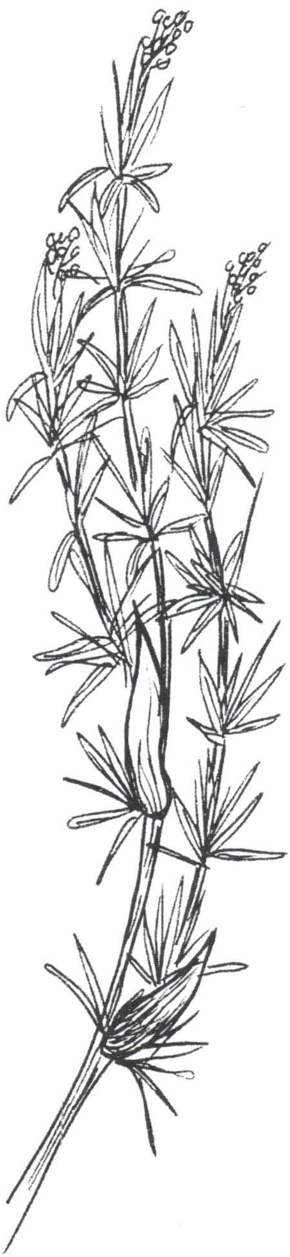

PALMAROSA

SANFTE ZUFRIEDENHEIT GENIESSEN

Ein süß duftendes Gras, rosenähnlich und sanft wirkend. Palmarosa hilft, ausgleichend und beruhigend der Krise ein Ende zu setzen, mutig und zärtlich zugleich zu sein.

HERKUNFT

Palmarosa (Cymbopogon martinii)
Pflanzenfamilie der Süßgräser (Poaceae)
Gewinnung durch Wasserdampfdestillation des Grases, Herznote
Biochemische Schwerpunkte 15% Ester und 80% Monoterpenole, insbesondere Geraniol, machen die Ähnlichkeit zur Rose aus

ANWENDUNG

Duftlampe
Schon 3 bis 4 Tropfen der Herznote Palmarosa beduften einen ganzen Raum.

Duftmischungen
PALMAROSA HONIG LITSEA (3 2 3) - für Kindernasen
PALMAROSA YLANG-YLANG KARDAMOM (3 1 2)
- für sinnliche Momente

Duftbad
4 bis 6 Tropfen Palmarosa oder Mischungen in Sahne/Honig verrühren und dem Badewasser zugeben.

Hautöl, Massageöl
Ein Zusatz von Palmarosa oder Geranie schafft ein besonders hautpflegendes Massageöl. Die beiden Öle pflegen heilende Verletzungen und Narben, sollen sogar Fältchen verschwinden lassen, Lachfalten einmal ausgenommen.

MISCHUNGSÖLE

Kopfnoten
Bergamotte, Limette, Limone, Litsea.

Herznoten
Jasmin, Kardamom, Koriander, Lavendel,
Lavandin, Rose, Ylang Ylang.

Basisnoten
Nelke, Patchouli, Vanille, Zeder.

PATCHOULI

DIE KRAFT DER ERDE SPÜREN

Das dunkle rotbraune Patchouliöl mit seiner eigenwilligen Ausstrahlung erschließt uns wie kein anderes die starke Kraft von Mutter Erde. Als erdende Basisnote kann dieses Öl besonders in Mischungen faszinieren. Man sollte es sehr vorsichtig dosieren.

HERKUNFT

Patchouli (Pogostemon cablin)
Pflanzenfamilie der Lippenblütler (Lamiaceae)
Gewinnung durch Wasserdampfdestillation des Krautes, schwere Basisnote
Biochemische Schwerpunkte je 40% Sesquiterpene und Sesquiterpenole

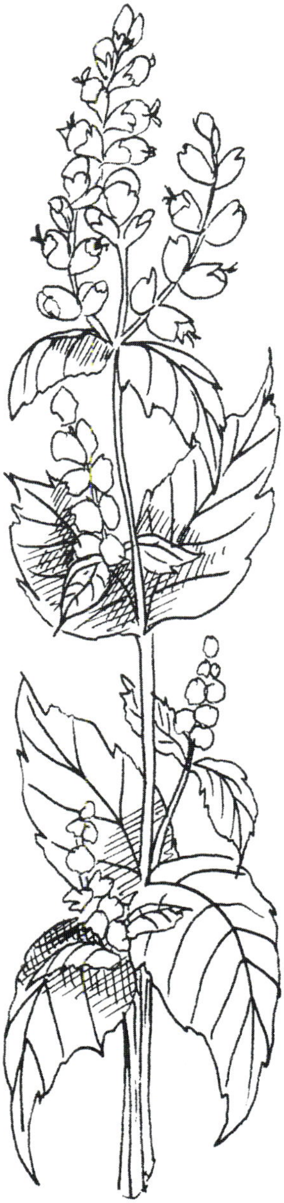

ANWENDUNG

Manche Erwachsene erinnert Patchouli an die Indienläden ihrer Jugendmaienblüte. Kinder rümpfen bei Patchouli oft die Nase, doch zu Märchen und Geschichten, in denen die braune, warme Erde eine Rolle spielt, gibt eine Mischung aus Patchouli, Eichenmoos und Limette einen passenden Dufthintergrund.

Duftlampe

1 bis 2 Tropfen reichen für ein ganzes Zimmer. Statt mit Wasser duftet Patchouli auch mit Orangenblütenhydrolat gut.

Duftmischungen

PATCHOULI JASMIN LIMETTE (1 1 6)
– von damals schwärmen
PATCHOULI KAKAO YLANG YLANG LITSEA (1 1 1 6)
– ein üppiger Blumenstrauß der Düfte
PATCHOULI EICHENMOOS VERTIVER (1 1 1)
– „Mufti Eleganti", das Parfum für kleine Vampire

Duftbad

3 Tropfen Patchouli, mit leichteren Düften gemischt, in Sahne oder Honig verrühren und dem Badewasser zugeben.

Fußmassage für Patchouli-Fans

Eine gewagte Mischung von Patchouli und Zitrone (1 4) mit etwas Hautöl machen. Nun zuerst den Händen Energie geben: Die Hände gegeneinander reiben und dabei die Fingerseitenflächen ineinandergreifen lassen. Dann das Duftöl in die Fußsohlen einmassieren, ganz wie es angenehm ist. Auch die Ränder der Fußsohlen und jeden Zeh sanft durchkneten. Zitrone und Patchouli sind völlig entgegengesetzte Düfte, doch es ist erstaunlich, wie sonnigste Leichtigkeit und dunkelste Erdenkraft zueinander passen. Wer eine kurze Meditation anschließt, kann wahrnehmen, wie sich diese Gegensätze im Körper treffen und freudig begrüßen.

MISCHUNGSÖLE

Kopfnoten
Limette, Limone, Litsea, Verbene/Eisenkraut, Zitrone.

Herznoten
Kardamom, Koriander, Jasmin, Petit Grain, Ylang Ylang.

Basisnoten
Benzoe, Eichenmoos, Honig, Kakao, Sandelholz, Tolu, Vetiver.

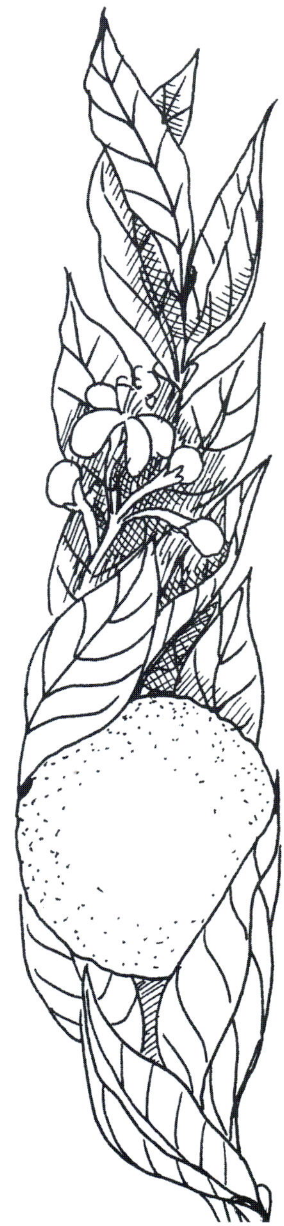

PETIT GRAIN

KLARHEIT UND FRISCHE

Petit Grain wird aus den Blättern des Bitterorangenbaumes destilliert. Dieser Duft gibt neuen Schwung für große und kleine Aufgaben und erfrischt angenehm unser Denken.

HERKUNFT

Petit Grain (Citrus aurantium amara)
Pflanzenfamilie der Rautengewächse (Rutaceae)
Gewinnung durch Wasserdampfdestillation der Blätter, leichte Herznote
Biochemische Schwerpunkte 50-80% Ester, 30% Monoterpenole, 10% Monoterpene

ANWENDUNG

Drei Düfte erntet man vom Bitterorangenbaum: das Neroli der Blüten, Bitterorangenessenz der Fruchtschalen, und das herbe Petit Grain aus seinen Blättern. Während die süße Orange körperlich entspannt und Neroliöl unsere Seele schützt, erfreut und erfrischt Petit Grain unser Denken. Bitterorangenöl gibt es kaum, da viele Blüten für Neroli geerntet werden und die Schalen der Bitterorange meist zu Orangeat verarbeitet werden.

Duftlampe
3 bis 4 Tropfen der Herznote Petit Grain, für Kinder in einer Mischung mit Grapefruit und Zitrone.

Duftmischungen
PETIT GRAIN LIMETTE (2 4) - für Kindernasen
PETIT GRAIN LAVANDIN MINZE (2 2 1) - für klaren Horizont
PETIT GRAIN BERGAMOTTE (2 3) - Licht an und los gehts

Duftbad
Petit Grain und Bergamotte (3 4) in Meersalz verrühren und dem Badewasser zugeben. Obwohl es sehr erfrischt, nach dem Bad kurz ruhen, denn ein Salzbad animiert die Körperzellen Gifte auszuscheiden.

Trockene Inhalation
Petit Grain ist ein „Alltags-Neroli", das tagsüber erfrischt und nächtens am Schreibtisch die Gedanken bei der Sache hält. Mein PC braucht nach dem Einschalten eine kleine Weile, bis er manierlich seine Zeichen anzeigt, und in dieser Zeit nehme ich ein Tröpfchen Petit Grain und inhaliere aus den Handflächen.

MISCHUNGSÖLE

Kopfnoten
Bergamotte, Grapefruit, Lemongrass, Limette/Limone, Minzen, Zitrone.

Herznoten
Douglasfichte, Lavandin, Lavendel, Lorbeer, Muskatellersalbei, Myrte, Ravensara.

RAVENSARA

SCHÜTZENDE KRAFT

Das starke Aroma von Ravensara richtet auf, schützt und erinnert uns so an das rechte Maß von Geben und Nehmen. Wer viel mit Menschen arbeitet, kann Klarheit, Kraft und diesen Schutz der eigenen Energien gut brauchen.(2)

HERKUNFT

Ravensara (Ravensara aromatica)
Pflanzenfamilie der Lorbeergewächse (Lauraceae)
Gewinnung durch Wasserdampfdestillation der Blätter, Herznote
Biochemische Schwerpunkte hauptsächlich Oxide, aber auch Monoterpene und Monoterpenole (2)

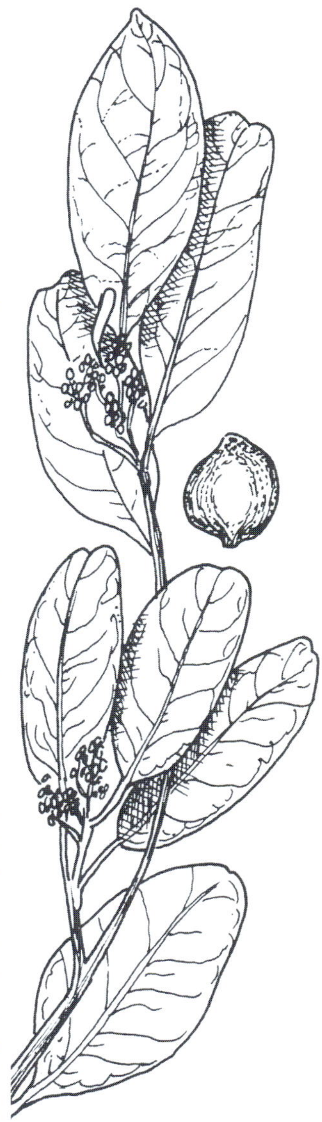

ANWENDUNG

Duftlampe

3 Tropfen Ravensara verbreiten einen gesunden Duft im Zimmer, der an „Pinimenthol"-Brustsalbe erinnert.

Duftmischungen

RAVENSARA ZITRONE (2 5) - für Kindernasen
RAVENSARA LAVANDIN LORBEER (2 2 2) - wenn's im Alltag stürmt

Duftbad

4 bis 6 Tropfen Ravensara in Meersalz vermischen und dem Badewasser zugeben. Nach dem Bad im warmen Bett ruhen. Zusammen mit Fußmassagen eine gute vorbeugende Duftmaßnahme in der Erkältungszeit.

Fußmassage

Wenn's draußen stürmt und schneit, stärken Fußmassagen mit Ravensara unsere Abwehrkräfte. Dazu 3 Tropfen Ravensara in 2 Teelöffel Hautöl mischen. Zuerst den Händen Energie geben: beide Hände kräftig gegeneinander reiben und dabei die Fingerseitenflächen ineinandergreifen lassen. Nun das Duftöl in die Fußsohlen einmassieren, ganz wie es angenehm ist. Auch die Ränder der Fußsohlen und die Zehenzwischenräume durchkneten. Zum Abschluß warme Wollsocken drüberziehen und sich endgültig am Feierabend freuen.
Kleine Kinder mögen diese Fußmassage lieber mit einem süßwärmenden Duft: Benzoe, Sandelholz, Styrax, Vanille oder Tolu.

Solarplexus

An dieser Stelle spüren wir Unbehagen am schnellsten. Wer viel mit Menschen zu tun hat und sensibel für deren Nöte ist, tut gut daran, seinen Solarplexus zu stärken.

* Wenn's zwackt, legen wir automatisch die Hände auf den schmerzenden Bauch. Dies sollten wir bereits bei leichtem Unbehagen liebevoll tun.
* Zusätzlich erlauben wir uns so oft wie möglich kleine Pausen im Alltag. Tief Luft holen und langsam mit geöffnetem Mund ausatmen. Den Sauerstoff gedanklich in die schmerzende Stelle schicken.
* Wer's mag, kann den Solarplexus schon morgens massieren. Eine Mischung aus Hautöl, Ravensara und Bergamotte (1 3) wirkt wie ein symbolischer Schutzschild.
* Bevor wir einschlafen, löst ein feucht-warmer Wickel mit Lavendel (3 Tropfen) und eine heiße Wärmflasche die Verspannungen in diesem Bereich.

MISCHUNGSÖLE

Kopfnoten
Bergamotte, Eukalyptus, Minze, Zitrone.

Herznoten
Lavandin, Lavendel, Lorbeer, Myrte, Petit Grain, Tea Tree, Zypresse.

Basisnoten
Nelke, Zeder

ROSE

DAS GEHEIMNIS DES HERZENS FINDEN

Zu keiner anderen Blüte finden wir so viele Liebesgedichte wie zur Rose. Warum kann sie uns so verzaubern? Ihre wehrhaften Dornen erinnern an Schmerzhaftes, ihre samtigen, zarten Blütenblätter an Verletzliches, doch ihr unvergleichlicher Duft läßt in uns die Zuversicht wachsen, daß alles Werden, Blühen und Vergehen seinen Sinn hat. Dies scheint ein Geheimnis des Herzens zu sein. Wer es spürt, kann mit sich selbst und mit anderen liebevoll sein und in den Stürmen des Lebens bestehen.

HERKUNFT

Rosendüfte (Rosa damascena): bulgarische, marokkanische und türkische Rose
Pflanzenfamilie der Rosengewächse (Rosaceae), wie auch die Erdbeeren, die Himbeeren und die Äpfel
Gewinnung durch Wasserdampfdestillation der Blüten, alles Herznoten
Biochemische Schwerpunkte Die Rose besitzt eine ausgewogene Komposition einer großen Vielfalt von Inhaltsstoffen

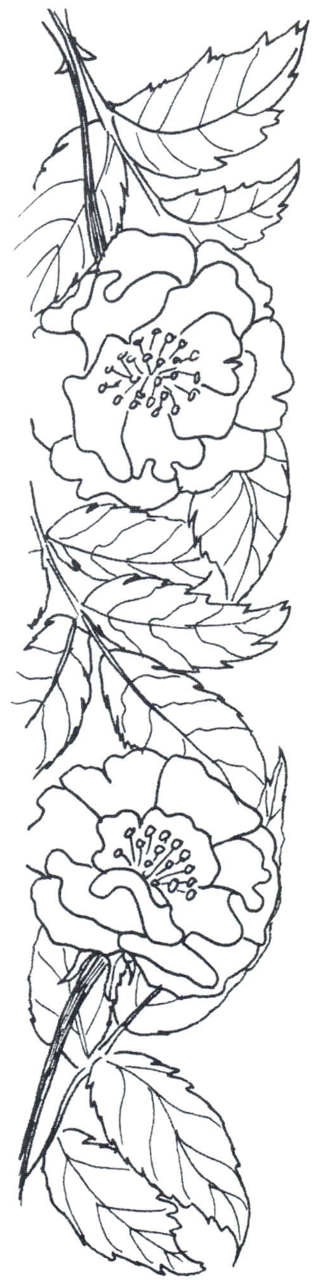

ANWENDUNG

Die voll erblühten Rosen müssen in den frühen Morgenstunden von Hand geerntet werden, denn mit ihrem ätherischen Öl schützt sich die Rose unter anderem vor Kälte. Für 1 ml (20 Tropfen) müssen 5 kg Rosenblütenblätter destilliert werden.

Duftlampe
Ein Tropfen genügt, denn er enthält den Duft von 30 Rosenblüten. Viel zu wertvoll für den Alltag. Für eine Rosenduftlampe nehme ich auch gerne Rosenhydrolat.

Duftbad
Rosenöl und Sandelholz (2 2) werden in Sahne oder Honig verrührt und dem Badewasser zugegeben.

Rosenwasser
Das bei der Destillation anfallende Rosenwasser enthält einprozentig die wasserlöslichen Duftstoffe der Rose. Gesichtswasser und Kompressen für müde Augen lassen sich gut mit diesem Hydrolat machen. Rosinen weichen vor dem Backen über Nacht gerne in Rosenwasser ein, auch Süßspeisen können mit einem Anteil Rosenwasser zubereitet werden. (15)

Massageöl, Hautöl
In 10ml Hautöl wird 1 Tropfen Rosenöl verschüttelt. Durch die Wärme der Haut entwickelt sich der Rosenduft besonders schön.

Rosenparfum
Auch Kinder brauchen manchmal etwas Kostbares: Wir mischen ein kleines Fläschchen „Rosenöl“ (10 ml Jojoba mit 2 Tropfen Rose).

MISCHUNGSÖLE

Kopfnoten
Clementine, Limette/Limone, Litsea, Mandarine, Orange.

Herznoten
Geranie, Iris, römische Kamille, Koriander, Lavendel, Mimose, Myrte, Neroli.

Basisnoten
Honig, Nelke, Sandelholz, Styrax, Tonka, Vanille, Zeder.

ROSMARIN

KLARHEIT UND KONZENTRATION VERWIRKLICHEN

Rosmarinduft macht frisch und wach. Er wirkt anregend auf den Körper und verhilft dem Geist zu klarer und konzentrierter Arbeit. Somit stärkt Rosmarin auch das Gedächtnis und die Belastbarkeit im Alltag.

GESCHICHTE

„Ros maris“ nannten ihn die Römer, denn den würzigen Geschmack des Krautes erklärten sie sich mit dem nächtlichen Tau des Meeres. Der Rosmarin ist eine altbekannte Heilpflanze. Diesem Nadelbaum unter den Küchenkräutern wurde sogar schützende Heilkraft nachgesagt. Deshalb gab es früher bei der Taufe einen Rosmarinschmuck für die Paten, die Bräute trugen Rosmarinkränze bei der Hochzeit und selbst bei der Beerdigung durfte das Kraut nicht fehlen. Wegen seines starken Geruches war Rosmarin lange das beste Mittel, um Schadenszauber von bösen Hexen und anderen Finsterlingen abzuwehren.

HERKUNFT

Rosmarin (Rosmarinus officinalis)

Pflanzenfamilie Lippenblütler (Lamiaceae)
Gewinnung durch Wasserdampfdestillation des Krautes, Kopfnote
Biochemischer Schwerpunkt Monoterpene und Oxide, insbesondere, wenn es unter dem Zusatz 1,8 Cineol angeboten wird.

ANWENDUNG

Seine strenge Ernsthaftigkeit macht den Rosmarin zum Erwachsenenduft. Um bei kleinen Kindern die Konzentration zu unterstützen, wählen wir eher Zitrus- oder Nadeldüfte, Lavandin oder Lemongrass.
Rosmarin eignet sich nicht bei Bluthochdruck, Schwangerschaft oder Neigung zu epileptischen Anfällen.

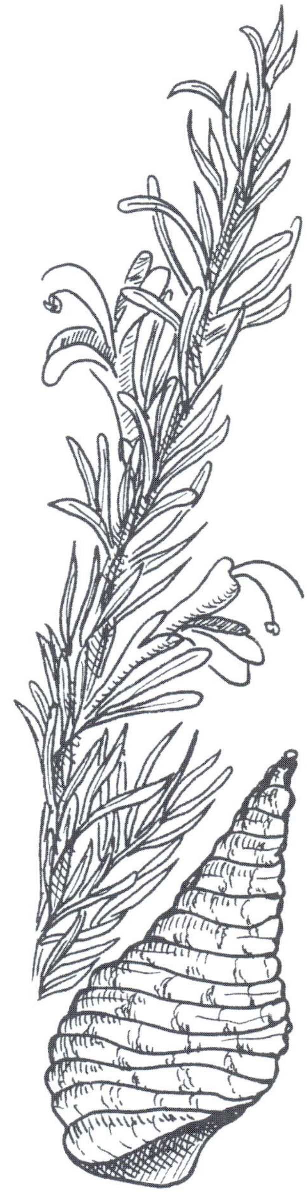

Duftlampe
Drei Tropfen genügen, doch verfliegt die Kopfnote schnell. Entweder nachduften oder Rosmarin in Mischungen verwenden.

Duftmischungen
ROSMARIN ZITRONE (3 3) - kühl-frischer Arbeitsduft für geistiges Arbeiten
ROSMARIN KIEFER ZEDER (2 2 2) - klar und konzentriert sein
ROSMARIN BERGAMOTTE DOUGLASIE (2 4 2) – fröhlich und frisch

Duftbad
4 Tropfen Rosmarin mit 2 Eßlöffel Salz vermischen und dem Badewasser zugeben.

Duschgel
200 ml neutrales Duschgel wird mit 5 Tropfen Rosmarin, 5 Tropfen Kiefer und 10 Tropfen Bergamotte parfümiert. Selbst ausgewachsene Schlafmützen werden damit hellwach. Weil Rosmarin stark durchblutungsfördernd wirkt, sollte bei Hautempfindlichkeit ein Test in der Armbeuge gemacht werden (etwas Hautöl mit 1 Tropfen Rosmarin).

Abreibung
Der Tip für Morgenmuffel und Spätheimkehrer: 2 Tropfen Rosmarin auf 1/4 l Wasser und mit dieser Mischung mittels Waschlappen den Körper immer in Richtung Herz abreiben.

Haarwasser, Haarshampoo
15 Tropfen Rosmarin in 100 ml Haarshampoo oder kohlensäurefreiem Mineralwasser vermischen. Das Haarwasser vor jeder Anwendung kräftig schütteln. Hilft bei Schuppen.

MISCHUNGSÖLE

Kopfnoten
Bergamotte, Lemongrass, Minzen, Zitrone.

Herznoten
Basilikum, Douglasfichte, Kiefer, Ravensara.

Basisnote
Zeder.

SANDELHOLZ

WEICH WIE SAMT UND SEIDE

Mit seiner sanften, sonnenwarmen Ausstrahlung läßt uns Sandelholzduft den Alltag vergessen. Er verbindet geduldig kühles Denken mit zärtlichem Fühlen und begleitet uns gerne bei Entspannung und Meditation.

GESCHICHTE

Sandelholz war im 18. Jahrhundert so begehrt, daß der König von Mysore den Sandelbaum zur geschützten Art erklärte, um die Ausrottung zu verhindern. Als Indien englische Kolonie war, wurde der Export bedeutsam. Es war verboten, gesunde Bäume für die Destillation zu fällen.
Als die Provinz Mysore aufgelöst wurde, entstanden zwei politische Bezirke, trotzdem heißt es auch heute noch oft „Sandelholz aus Mysore“. War die Destillation vorher Staatsmonopol, so wird diese Regelung 1952 aufgelöst. Doch müssen die privaten Destillen ihr Sandelholz auf kontrollierten Auktionen in Bangalore erwerben.

HERKUNFT

Sandelholz (Santalum album)
Familie der Sandelholzgewächse (Santalaceae)
Gewinnung durch Wasserdampfdestillation von Wurzel und Holz, leichte Basisnote
Biochemische Schwerpunkte 70-90% Sesquiterpenole: dem Alpha-Santalol und der eigentlichen Duftkomponente Beta-Santalol.

ANWENDUNG

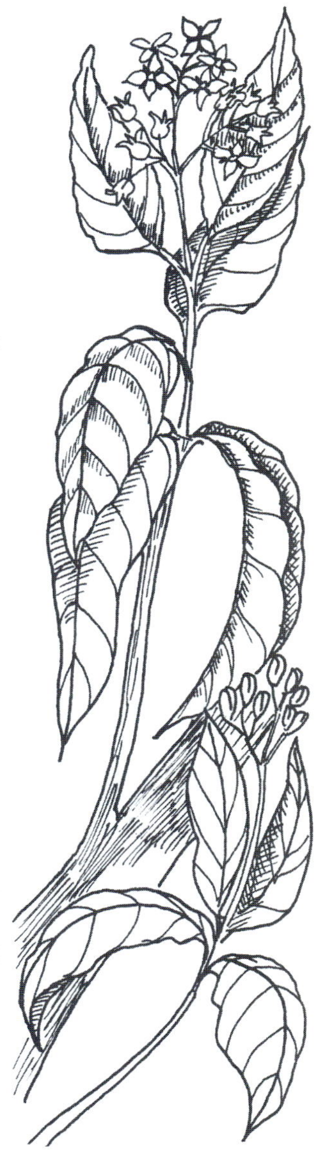

Beim Kauf sollte man darauf achten, daß es sich um ostindisches Sandelholz handelt. Im Laden wird auch das billigere westindische Sandelholz angeboten, oft Amyris genannt (Amyris balsamifera, Familie der Rautengewächse), es duftet nicht so sanft und hat andere Wirkungen.
Anfangs streiken manchmal die Männernasen gegen eine Beduftung des Haushalts, vor allem wenn frau in blumigen Duftnoten schwelgt. Geheimtip: Wenn die Mischungen eine Basis aus Bäumen bekommen, dann melden die männlichen Gehirnzellen: - bekannt aus den Herrenserien - stop - bisher ungefährlich - stop. Was bevorzugt der Partner? Sandelholz: einfühlsamer Mann? Zeder: betont männlich-aufrecht? Kiefer: Naturbursche? Zypresse: männlich herb?

Duftlampe
1 bis 3 Tropfen der Basisnote Sandelholz, auch mit Orangenblütenwasser.

Duftmischungen
SANDELHOLZ VANILLE MANDARINE (2 2 5) - warm und kuschelig
SANDELHOLZ YLANG-YLANG ORANGE (2 1) - blumig-sanft
SANDELHOLZ ROSE (2 2) - für kostbare Stunden
SANDELHOLZ KORIANDER GERANIE ORANGE (1 1 2 5) - gibt dem Feierabend die richtige Würze

Duftbad
Sandelholz, Ylang Ylang und Orange (2 1 5) in Honig oder Sahne verrühren und dem Badewasser zugeben. Ein Entspannungsbad, in dem große und kleine Genießer gerne schwelgen.

Erkältung
Auch bei Erkältungen hat sich Sandelholz bewährt. Das Duftöl wirkt entspannend und schleimlösend; eine gute Alternative, wenn Wärme gefragt ist, denn die klassischen Erkältungsdüfte, wie Eukalyptus, Kampher und Nadeldüfte kühlen eher ab. 3 Tropfen Sandelholz und 6 Tropfen Orange in 10 ml Hautöl verrühren und damit Brust, Rücken und die Fußsohlen einreiben. Wollsocken anziehen, Wärmflasche und Kuscheltier in den Arm und ab ins Bett. Vielleicht gelingt im Traum der Ritt auf einem Elefanten durch den warmen indischen Dschungel.

Haarshampoo
Sandelholz und Orange (8 10) in 100 ml neutralem Haarshampoo verschütteln. Pflegt trockene, beanspruchte Haare.

MISCHUNGSÖLE

Kopfnoten

Bergamotte, Clementine, Eisenkraut/Verbene,

Mandarine, Orange.

Herznoten
Geranie, Jasmin, Kardamom, Koriander, Mimose, Palmarosa, Rose, Ylang Ylang.

Basisnoten
Benzoe, Honig, Patchouli, Styrax, Vanille, Weihrauch, Zeder, Zimt.

STYRAX

VERSTEHEN UND LOSLASSEN

Manchmal wünschen wir uns Abstand vom Alltag, um neue Kraft zu schöpfen. Das süß duftende Styraxharz war schon früher ein wertvolles Räucherwerk, das schützend Sammlung und Meditation begeitete.

GESCHICHTE

Den Handel mit Storax/Styrax erwähnt schon das alte Testament. Die Kaufleute, die den jungen Joseph aus dem Brunnen holten, hatten auf ihren Kamelen dieses Räucherharz dabei. Auch die von Gott an Mose gegebene Anleitung für heiliges Räucherwerk enthält Styrax (fälschlich als „Stakte" bezeichnet).(19)

HERKUNFT

Styrax (Liquidamber Orientalis)
Pflanzenfamilie der Zaubernußgewächse (Hamamelidaceae)
Gewinnung als Extrakt aus dem Harz des Baumes, stark fixierende Basisnote
Biochemische Schwerpunkte Zimtsäure und Vanillinaldehyd (19)

ANWENDUNG

Styrax ist ein sanft-süßer „Weihrauchduft" für Kindernasen (siehe auch Weihrauch). Ebenso wie Eichenmoos und Benzoe wird Styrax in der klassischen Parfumkunst als Fixateur eingesetzt.

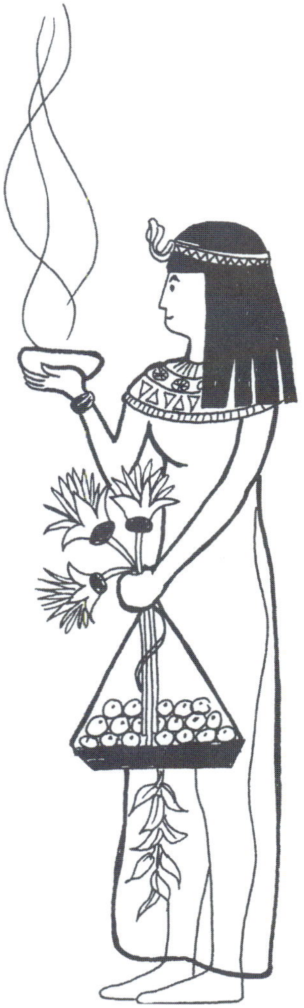

Duftlampe
2 Tropfen der Basisnote Styrax, am besten in Mischung mit anderen Düften.

Duftmischungen
STYRAX PALMAROSA LITSEA (1 3 4) - blumig-süß
STYRAX WEIHRAUCH HONIG (2 1 3) - ein kindlicher Weihrauchduft
STYRAX ZIMT GERANIE ORANGE (2 1 2 4) - weihnachtlich

Duftbad, Hautöl
Styrax, Palmarosa und Litsea (1 3 4) in etwas Sahne oder Honig lösen und dem Badewasser zugeben. Die gleiche Mischung in 10 ml Jojobaöl verrühren und die noch nasse Haut damit einstreichen.

MISCHUNGSÖLE

Kopfnoten
Bergamotte, Clementine, Eisenkraut/Verbene; Mandarine, Litsea, Orange, Zitrone

Herznoten
Geranie, Neroli, Palmarosa, Rose.

Basisnoten
Honig, Nelke, Sandelholz, Tolu, Weihrauch, Zeder, Zimt.

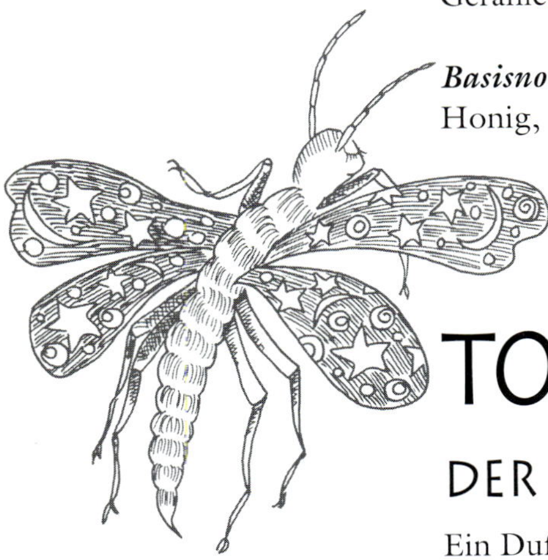

TOLU

DER PHANTASIE FLÜGEL SCHENKEN

Ein Duft voller Wärme und Phantasie, der sanft beruhigt und entspannt. Heitere Gelassenheit begleitet uns, wenn der Harzduft des Tolubaumes unsere Kreativität beflügelt.

HERKUNFT

Tolu (Myroxylon balsamum)
Pflanzenfamilie der Schmetterlingblütler (Fabaceae)
Gewinnung als Extrakt aus dem Harz des Baumes, fixierende Basisnote

ANWENDUNG

Tolu ist ein dunkelbraunes, zäh-klebriges Öl, dessen süßer Duft Kindern sehr gefällt. Es löst sich in der Mischung mit anderen ätherischen Ölen oder Weingeist.

Duftlampe
1 bis 2 Tropfen der Basisnote Tolu, am besten in Mischungen.

Duftmischungen
TOLU VANILLE MANDARINE (2 1 5) - für süße Nasen
TOLU JASMIN LIMETTE (2 1 5) - blumig-exotisch
TOLU NELKE YLANG-YLANG ORANGE (2 1 1 5) - von Inseln träumen

Erkältung
Ein wärmender Duft, gut für Schnupfen- und Hustenkinder. Tolu und Mandarine (2 3) wird in der Hand mit ein wenig neutraler

Salbengrundlage oder Jojobaöl vermischt. Auf Brust und Rücken einmassiert, erleichtert der wärmende, süße Duft das Abhusten von Schleim. Zur Unterstützung wird der Rücken abgeklopft, kräftig über den Rippen, sanft über den Nieren. Auch zur Fußmassage ist Toluduft gut geeignet.

Duftkerze
In das flüssige Wachs einer breiten Kerze werden Tolu, Ylang Ylang und Orange (3 2 6) geträufelt. Dazu die Flamme löschen! Das Wachs behält dieses Duftgeheimnis bis die Kerze wieder angezündet wird. Eine schöne Überraschung für Geburtstagstische und besondere Stunden.

MISCHUNGSÖLE

Kopfnoten
Clementine, Limette/Limone, Litsea, Mandarine, Orange, Zitrone.

Herznoten
Jasmin, Mimose, Palmarosa, Ylang Ylang.

Basisdüfte
Benzoe, Cassia, Kakao, Nelke, Sandelholz, Styrax, Vanille, Vetiver, Weihrauch, Zimt.

TONKA

SICH MIT HEITERKEIT VERWÖHNEN

Süß, warm und heiter ist der Duft der Tonkabohne. Eine Mischung mit Tonka läßt den Alltag verblassen. Tonka taucht Kommendes in ein freundliches Licht, und unsere Seele kann über Vergangenes lächeln.

HERKUNFT

Tonkabohne (Dipterix odorata)
Pflanzenfamilie der Schmetterlingsblütler (Fabaceae)
Gewinnung als Absolue aus den Tonkabohnen, leichte Basisnote

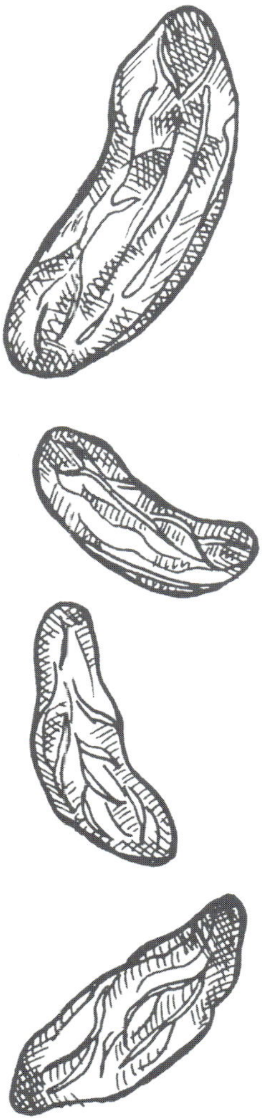

ANWENDUNG

Tonka wird als Absolue aus einer Samenbohne gewonnen und hat neben einem Hauch Bittermandelduft auch eine sinnlich-erotische Note. Das zäh bröselige Tonka kann man in etwas Weingeist lösen, oft wird es schon als Weingeistlösung angeboten.

Duftlampe
2 bis 4 Tropfen der Basisnote Tonka, statt Wasser paßt auch Rosenhydrolat.

Duftmischungen
TONKA HONIG ZITRONE (2 2 5) - Kuchenduft liegt in der Luft
TONKA ROSE (2 2) - hat das gewisse Etwas

Duftbad
Tonka, Honig und Orange (2 2 5) in Sahne oder Honig lösen und zum Badewasser geben.

Hautöl oder Massageöl für Marzipanfans:
Tonka, Honig, Vanille, Rose (1 1 1 1) in 10ml Hautöl verschütteln. Damit die noch feuchte Haut nach dem Bad einstreichen. Vorsicht, man duftet zum Anbeißen gut.

Parfum für Traumfrauen
Tonka, Tuberose, Limette (3 6 10) in 10ml Jojobaöl verschütteln, in ein Rollfläschchen füllen und Kostbares genießen.

Plätzchen und Stollen
Mit Tonkaduft läßt sich Gebäck sehr gut beduften. Dazu gibt man einige Tropfen auf ein Papiertaschentuch und verpackt alles zusammen in einer luftdichten Dose. Zwei Wochen sollte das Gebäck im Duftversteck bleiben. Tonkabohnen gibt es auch in Apotheken zu kaufen. Diese duftenden Bohnen werden fein gerieben (Muskatreibe) und im Teig mitgebacken.

MISCHUNGSÖLE

Kopfnoten
Clementine, Verbene/Eisenkraut, Mandarine, Limette, Limone, Litsea, Orange, Zitrone.

Herznoten
Palmarosa, Rose.

Basisnoten
Benzoe, Honig, Sandelholz, Patchouli, Vanille, Vetiver, Zeder.

THYMIAN

WIE DER PHÖNIX AUS DER ASCHE

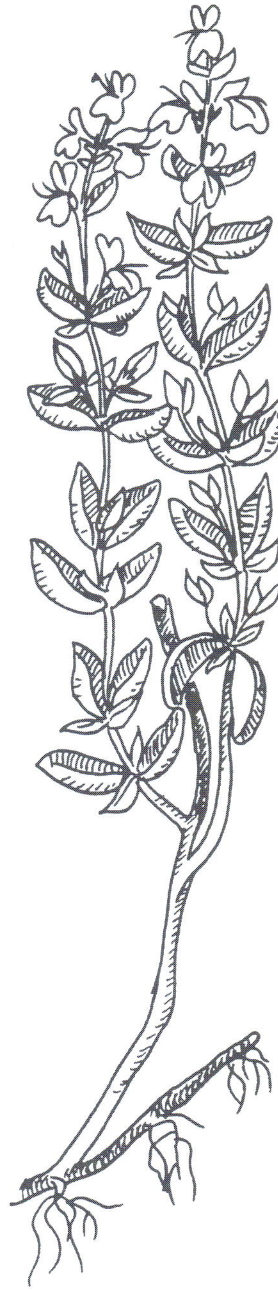

Als Heilkraut wurde Thymian schon immer geschätzt. Auch sein ätherisches Öl erweist sich als hilfreiche Stärkung, wenn wir in Zeiten der Anspannung Unterstützung brauchen. Sein kräftiges Aroma wirkt vor allem auf körperlicher Ebene. Mit Thymian mobilisieren wir die Abwehrkräfte, klären die Gedanken oder stärken uns nach überstandener Krankheit.

HERKUNFT

Thymian/weiß/Linalol (Thymus vulgaris)
Pflanzenfamilie der Lippenblütler (Lamiaceae)
Gewinnung durch Wasserdampfdestillation des Krautes, kräftige Basisnote
Biochemische Schwerpunkte: 70% Monoterpenole und etwas Ester (Linalyl)

Thymian/rot/Thymol (Thymus vulgaris) besteht zu 60% aus Phenolen (Thymol und Carvacrol), hinzu kommen noch Monoterpene und andere Inhaltsstoffe. Duftöle mit solch ausgeprägtem, hautreizendem Phenolschwerpunkt sollten nicht ohne Fachkenntnisse verwendet werden.

ANWENDUNG

Die Unterscheidung der Thymiantypen ist für die Anwendung wichtig. Der rote Thymian hat stark hautreizende Wirkung. Für Kinder kommt er nicht in Frage.
Der milde, weiße Thymian duftet wesentlich weicher und angenehmer, was seine stärkende Wirkung nicht schmälert. Trotzdem ist auch dieser Thymian bei Kindern nicht sehr beliebt.
Thymian bei hohem Blutdruck, Schwangerschaft oder Epilepsie nicht verwenden.

Duftlampe
2 bis 3 Tropfen der kräftigen Basisnote Thymian/weiß; aber nur, wenn alle Hausbewohner diesen Duft mögen.

Duftmischungen
THYMIAN/weiß ZITRONE (2 5) frisch und gesund
THYMIAN/weiß ROSE (1 3) eine mutige Mischung für starke Momente

Husten und Schnupfen
Thymian/weiß (1 bis 2 Tropfen) wird in der Hand mit ein wenig neutraler Salbengrundlage oder Jojobaöl vermischt. Auf Brust und Rücken einmassiert, erleichtert der strenge Duft das Abhusten und Durchatmen. Zur Unterstützung wird der Rücken abgeklopft, kräftig über den Rippen, sanft über den Nieren.

Fußmassage
Wenn's draußen naß und kalt wird, stärken Fußmassagen mit Thymian/weiß unsere Abwehrkräfte. Dazu 2 Tropfen Thymian in zwei Teelöffel Hautöl mischen. Nun zuerst den Händen Energie geben: Die Hände kräftig gegeneinander reiben und dabei die Fingerseitenflächen ineinandergreifen lassen. Dann das Duftöl in die Fußsohlen einmassieren, ganz wie es angenehm ist. Auch die Ränder der Fußsohlen und die Zehenzwischenräume durchkneten. Zum Abschluß warme Wollsocken drüberziehen und sich mit heißem Tee (Thymian?) in die Sofaecke kuscheln.
Kleine Kinder mögen diese Fußmassage lieber mit einem süßwärmenden Duft: Benzoe, Sandelholz, Vanille, Styrax oder Tolu.

MISCHUNGSÖLE

Kopfnoten
Lemongrass, Minzen, Zitrone.

Herznoten
Angelika, Basilikum, Lavandin, Lavendel, Muskatellersalbei, Ravensara, Rose.

VANILLE

SÜSSE, WARME GEBORGENHEIT

Kinder und Junggebliebene lassen sich am liebsten vom Duft der Vanille besänftigen und entspannen. Sie tröstet, läßt Mißmut und Ärger verfliegen und schenkt uns kindliche Unbefangenheit.

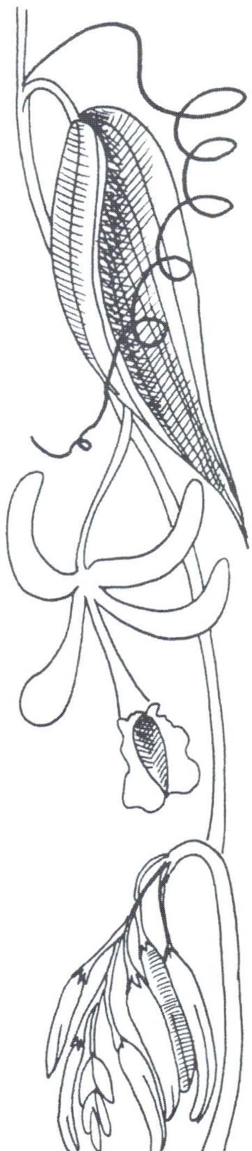

GESCHICHTE

Schon ihre Herkunft macht sie zum Zauberduft: Die Vanille ist eine Samenschote. Doch wie sieht die Blüte dazu aus? Dazu muß man schon im Orchideenbuch nach der „Vanilla planifolia/ fragans" suchen. Ursprünglich kam sie wie der Kakao aus Südamerika. Die Vanille ist eine Kletterpflanze. Ihre blaßgelben Blüten öffnen sich nur für einen Tag, doch die Blütezeit beträgt zwei Monate. In dieser Zeit kann eine Vanillepflanze 1000 Blüten hervorbringen. Mexiko war für drei Jahrhunderte der einzige Lieferant für das begehrte Gewürz. Es gab schon früh Versuche, die Vanille in anderen Ländern anzubauen. Sie wuchs und blühte dort auch, setzte jedoch keine Samenschoten an. Es fehlten ganz einfach die Kolibris und die passenden Bienenarten. Erst im 19.Jahrhundert hatte man die Idee, die Blüten künstlich zu bestäuben. (20)
Heute wird die „Vanilla planifolia" auch auf den Reunion Inseln und auf Madagaskar angebaut.

HERKUNFT

Vanille (Vanilla planifolia)
Pflanzenfamilie der Orchideengewächse (Orchidaceae)
Gewinnung Extraktion durch Lösungsmittel ergibt das Absolue, leichte Basisnote

ANWENDUNG

Ohne Zweifel ist das ätherische Öl der Vanille ein Kinderfavorit, und man sollte den hohen Preis nicht scheuen, denn sie kann sehr sparsam dosiert werden. Als Alternative zu Vanille kann man Benzoe oder Tolu verwenden. Manche Firmen bieten ihr Vanilleöl in Alkohol gelöst an. Dies läßt sich in der Duftlampe und in Weingeistparfums verwenden, allerdings nur sehr schlecht in fetten Ölen verdünnen. Andere Firmen bieten den festen Vanillextrakt pur an, und dann kann jeder selbst entscheiden, ob man ihn zur Anwendung lieber mit Jojobaöl oder mit Weingeist strecken möchte. In der Duftlampe läßt sich beides verwenden.

Vanillezucker und Karamel

Vanillezucker kann man sich selbst machen: In ein luftdicht schließendes Glas gibt man feinen Zucker und aufgeschlitze Schoten, bald schon duftet der Zucker herrlich.

Vanilleduft löst zärtliche Erinnerungen aus. Im Andenken an die Süßspeisen unserer Kindheit - auch die Muttermilch gehört dazu - hüpft das limbische System vor Freude, und uns läuft gleichzeitig das Wasser im Mund zusammen. Die süßlichen Düfte spielen eine enorme Rolle in den ersten Lebensjahren. Die Amme in Süskinds Roman „Das Parfum" behält das Baby Grenoille nicht, weil es keinen Geruch hat. Richtige Babys hätten am Kopf nach Karamel zu duften!

Für eigene Karamelbonbons wird in einer Pfanne Butter mit viel Vanillezucker erhitzt. Unter ständigem Rühren auskaramelisieren lassen, bis die Masse hellbraun und dicklich wird. Im letzten Moment noch ein paar Tropfen Vanilleöl hineinrühren. Auf ein Butterbrotpapier fließen lassen und nach dem Erkalten in Bonbon-Stückchen schneiden.

Duftlampe

2 Tropfen der leichten Basisnote Vanille genügen.

Duftmischungen

VANILLE MANDARINE (2 4) - Kleinchenduft
VANILLE MYRTE (2 2) - Zauberduft
VANILLE MIMOSE SANDELHOLZ LIMETTE (1 2 1 4) - der absolute Kuschelduft
VANILLE KAKAO ROSE ORANGE (2 2 1 4) - Duft für Naschkatzen
VANILLE HONIG GRAPEFRUIT (2 2 4) - Kuchenduft
VANILLE CASSIA NELKE KARDAMOM HONIG LIMETTE (1 1 1 1 4 8) - Duftreise zu den Gewürzinseln

Duftbad

3 bis 5 Tropfen Vanille oder Mischungen in Sahne oder Honig anrühren und dem Badewasser zugeben.

Hautöl, Massageöl
Vanille, Mimose, Sandelholz und Limette (3 6 3 12) in 50ml Hautöl verschütteln. Nach dem Bad die noch nasse Haut einstreichen oder sich damit massieren lassen.

Parfum
Vanille und Rose (3 3) in einem Rollfläschchen mit 10ml Jojobaöl verschütteln. Ein Duft für süße Prinzessinnen und kuschelige Prinzen.

MISCHUNGSÖLE

Kopfnoten
Clementine, Grapefruit, Limette/Limone, Litsea, Mandarine, Orange, Zitrone.

Herznoten
Honig, Kardamom, Koriander, Mimose, Myrte, Palmarosa, Rose.

Basisnoten
Benzoe, Cassia, Kakao, Nelke, Sandelholz, Tolu, Tonka, Zimt.

VETIVER

IN DIE TIEFE GEHEN UM ZU WACHSEN

Manchmal möchten wir das Karusell des Alltags verlassen und in der Tiefe unserer Persönlichkeit neuen Halt finden. Der dunkle, erdige Duft aus den Wurzeln des Vetivergrases führt bei Sammlung und Meditation und kann unser Wachstum im Alltag schützend begleiten.

HERKUNFT

Vetiver (Vetiveria zizanioides)
Pflanzenfamilie der Süßgräser (Poaceae)
Gewinnung durch Wasserdampfdestillation der Wurzeln, Basisnote
Biochemische Inhaltsstoffe: Sesquiterpenole, Ester, Sesquiterpene, wenig Keton

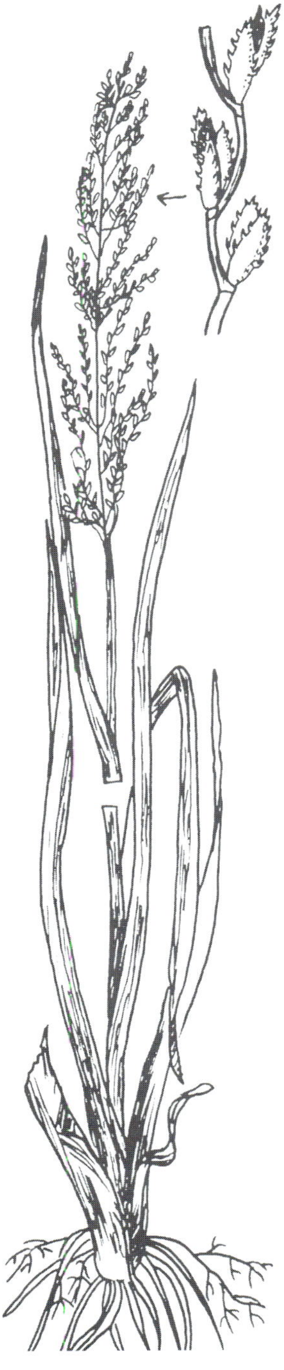

ANWENDUNG

Vetiver ist eine Herausforderung! Obwohl es in Herrenserien ein oft verwendeter Basisduft ist, rümpfen selbst Erwachsene die Nase. Mit Sicherheit ein Duft, der die Repitilienvergangenheit im Stammhirn anspricht. Der Verstand gruselt sich. Das ist doch herrlich! Wann immer ich die Phantasie von Kindern in modrige Höhlen, dunkle Ecken oder düstre Gemäuer führen will, verwende ich ein bißchen Vetiver, in Jojobaöl gelöst. Grusel, Spuk und Schauerliches im eigenen Aufsatz haben im Gegensatz zu kommerziellem Horror sogar einen hohen erzieherischen Nährwert. Es ist eine Maßnahme der Psychohygiene, diese angestauten Phantasien kreativ auszudrücken. Auf dem Weg zum Erwachsenen wird allmählich klar, daß auch die eigene Seele dunkle Gemäuer und düstere Ecken aufweist. Diesmal spüren wir deutlich bewußter unsere Untiefen. Dann kann uns Vetiverduft erneut auf eine ernsthafte Entdeckungsreise begleiten.
Am schwierigen Vetiveröl kann man sein Riechgedächtnis trainieren. Jeden fremden Duft kann man auf einem Papiertaschentuch ein paar Tage mit sich führen und immer wieder daran schnuppern. Allmählich wird das Gehirn Verbindungen herstellen und den neuen Eindruck bereits Bekanntem zuordnen.

Duftlampe

Die Basisnote Vetiver mit 1 bis 3 Tropfen in Mischungen verwenden.

Duftmischungen

VETIVER EICHENMOOS PATCHOULI (2 2 2)
- ein Gruselparfum für kleine Vampire
VETIVER SANDELHOLZ GERANIE BERGAMOTTE
(1 2 3 4) - entspannend, eher weich-blumig
VETIVER EICHENMOOS YLANG-YLANG LIMETTE
(1 1 2 4) - geheimnisvolle Neumondnacht

Duftbad

Eine der Mischungen in Sahne oder Honig verrühren und dem Badewasser zugeben.

Hautöl, Massageöl

Von einer Vetivermischung 3 bis 5 Tropfen in 10ml Hautöl verschütteln. Auch für Kreuzbeinmassagen zu empfehlen.

Fußmassage
Wenn's im Alltag kriselt, helfen Massagen mit Vetiver Boden unter den Füßen zu behalten. Dazu 2 Tropfen Vetiver in 2 Teelöffel Hautöl mischen. Zuerst den Händen Energie geben: Die Hände kräftig gegeneinander reiben und dabei die Fingerseitenflächen ineinandergreifen lassen. Nun das Duftöl in die Fußsohlen einmassieren, ganz wie es angenehm ist. Auch die Ränder der Fußsohlen und die Zehenzwischenräume durchkneten. Zum Abschluß streicht eine Hand vom großen Zeh bis zur Wadeninnenseite hinauf, die andere Hand gleichzeitig von der Wadenaußenseite über den Fuß nach unten. Ganz oft wiederholen. Eine gute Unterstützung der Abwehrkräfte.

Solarplexus
An dieser Stelle spüren wir Unbehagen am schnellsten. Wer viel mit Menschen zu tun hat und sensibel für deren Nöte ist, tut gut daran, den Solarplexus zu stärken. Man kann diese empfindsame Stelle schon morgens sanft massieren. Eine Mischung aus Hautöl, Vetiver und Bergamotte (1 3) wirkt wie ein symbolisches Schutzschild. (Kinder mögen diese Behandlung eher mit süßen Düften.)

MISCHUNGSÖLE

Kopfnoten
Bergamotte, Clementine, Mandarine, Orange, Zitrone.

Herznoten
Geranie, Jasmin, Palmarosa, Ylang Ylang.

Basisnoten
Benzoe, Cassia, Eichenmoos, Ingwer, Patchouli, Sandelholz, Tolu, Zimt.

WACHOLDER

KRAFT UND AUSDAUER

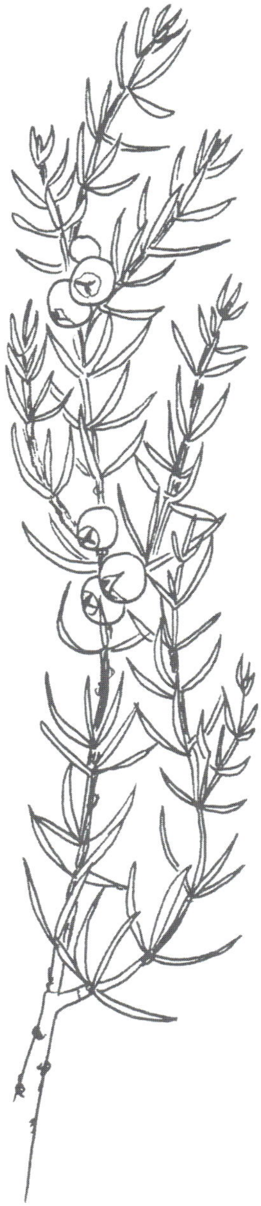

Wacholder macht wach und klärt unsere Gefühle. Sein Duft reinigt uns von Vergangenem und ermöglicht einen neuen Beginn mit der Kraft und der Ausdauer eines starken Strauches.

HERKUNFT

Wacholder (Juniperius communis)
Pflanzenfamilie der Zypressengewächse (Cupressaceae)
Gewinnung durch Wasserdampfdestillation der reifen Beeren, leichte Herznote
Biochemischer Schwerpunkt 90% Monoterpene

ANWENDUNG

Wacholder kann stark aufrütteln. Ein Gefühl kann sich unter seinem Einfluß zunächst verstärken, bevor wir Lösungen finden. Wacholderöl ist für Kinder nicht geeignet. Während der Schwangerschaft soll frau ihn nicht verwenden.

Duftlampe
2 bis 4 Tropfen der Herznote Wacholderöl.

Duftmischungen
WACHOLDER ZITRONE (2 5) - tonisierend, sehr frisch
WACHOLDER LAVANDIN MINZE (2 2 3) - klärt bei seelischer Gewitterstimmung

Fußbad
4 Tropfen Wacholder in zwei Eßlöffeln Meersalz verrühren und dem Fußbad zugeben.

Hautöl, Massageöl
Wacholderöl unterstützt die Lymphtätigkeit. Über die Lymphbahnen werden alle Abfallstoffe der Körperzellen abtransportiert. Dieser Prozeß wird am besten durch einen kurzen Spaziergang aktiviert, denn nur bei Muskelbewegung kommt auch die Lymphflüssigkeit in Schwung. Danach werden die Beine mit Wacholder-Hautöl Richtung Herz massiert, dazu 4 Tropfen Wacholder in 10ml Hautöl vermischen. Zum Abschluß beide Beine sehr hoch

lagern und wahrnehmen, wie die Lymphe loslegen. Trinken nicht vergessen, denn die Zellenschlacken werden bald mit dem Urin ausgeschieden.

MISCHUNGSÖLE

Kopfnoten
Eisenkraut/Verbene, Lemongrass, Minzen, Zitrone.

Herznoten
Basilikum, Douglasfichte, Fichtennadel, Geranie, Kamille, Lavandin, Lavendel, Weißtanne.

WEIHRAUCH

„ERKENNE DAS LICHT, ABER BEWAHRE DAS DUNKLE" LAO TSE

Seit vielen tausend Jahren begleitet dieser Duft Sammlung, Gebet und Meditation. Zuverlässig wie kein anderer holt uns Weihrauch aus dem Alltag, löst vergangene Bindungen und öffnet die Seele für das Wesentliche.

GESCHICHTE

In „Pesthauch und Blütenduft" von A. Corbin bekommen wir eine leise Ahnung davon, wie der Alltag unserer Vorfahren roch. Lange Zeit war es modern, sich höchstens einmal im Monat zu baden und auch dann nur den Körper, auf keinen Fall aber die Haare zu waschen. Die Schmutzschicht sollte vor allem die Kinder gegen krankheitserregende Ausdünstungen der Erde schützen.
Bei Krankheit, an Feiertagen oder beim Gottesdienst wurde kräftig geräuchert. Tatsächlich kann die Verwendung ätherischer Öle die Ansteckungsgefahr mindern. Die abwehrsteigernde Wirkung verschiedener ätherischer Öle wird heute in modernen Untersuchungen immer wieder bestätigt und aus diesem Grund wird Weihrauch bei Erkältung empfohlen.

HERKUNFT

Weihrauch (Boswellia carterii)
Pflanzenfamilie der Balsambaumgewächse (Burseraceae)
Gewinnung durch Destillation des Harzes, Basisnote
Biochemische Schwerpunkte Monoterpene, Monoterpenole, Sesquiterpene.

ANWENDUNG

Werden die strauchartigen Weihrauchbäume angeritzt, so tritt ein milchiger Saft aus, der wie Gummi erstarrt und sich mitunter gelblich bis rot färbt. Ein Duftrohstoff also, den der Baum bildet, um Verletzungen zu heilen.

Räuchern mit Weihrauchstückchen
In manchen Alpengegenden war der Heilige Abend die erste Rauchnacht. Zum Schutz gegen böse Geister wurden Haus, Stall, Felder und Bienenstöcke beräuchert. Bei uns im Allgäu kommen am Dreikönigstag die Sternsinger. Mit Sprüchen, Liedern, Weihrauch und den Kreidebuchstaben an der Tür segnen sie das Haus.
Vor den Weihnachtsferien kann man auch im Klassenzimmer Weihrauchkörnchen auf einer kleinen Räucherkohle entzünden. Viele Kinder haben das noch nie miterlebt. Zu dem Duft lassen sich Kaspare, Melchiore und Balthasare besonders gut malen.

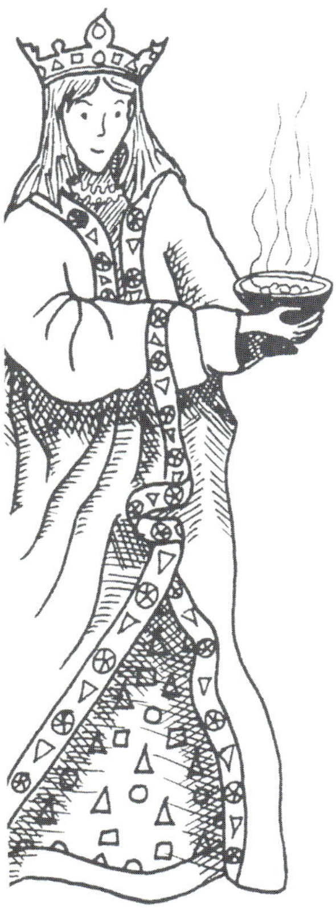

Ich finde es schade, daß man sich in katholischen Gottesdiensten ganz und gar auf Weihrauchduft beschränkt hat. Die Bibel nennt eine Vielzahl von Pflanzen, die als Räucherwerk verwendet wurden. Es wäre schön, wenn bei Gottesdiensten und Andachten kreativer mit dem Thema Duft umgegangen wird. Es gilt die Tageszeit, das Thema, das Publikum (Familien, Kinder, Frauen?) und besondere Bedürfnisse (Taufe, Trauung, Trauergottesdienst) zu berücksichtigen.
Ich würde es mir wünschen, daß im Familiengottesdienst einmal mit Styrax- oder Benzoestückchen geräuchert wird, eine kleine Maiandacht mit Rosenwasser oder sogar Rosenöl beduftet wird und eine Weihe von Kräuterboschen auch mit trockenen Salbeiblättern beräuchert wird.
Weihrauch ist ein stark führender, meditativer Duft für bestimmte Situationen: für Sammlung und Gebet, eher für Erwachsene geeignet als für Kinder, eher für einen Tagesabschluß passend, als für einen Tagesbeginn.

Duftlampe
1 bis 3 Tropfen der Basisnote Weihrauch.

Duftmischungen
WEIHRAUCH BENZOE MANDARINE (1 2 4) - auch für Kinder
WEIHRAUCH HONIG (1 2) - ein schöner Weihnachtsabendduft
WEIHRAUCH YLANGYLANG ORANGE (1 1 6) - ein Wagnis

Parfum
Unser Wort Parfum leitet sich vom lateinischen „per fumum" ab, der aufsteigende Rauch über der glühenden Kohle soll die Gebete zusammen mit dem Weihrauch in höhere Sphären tragen. Unter Parfum verstehen wir heute etwas ganz und gar Weltliches. Experimentierfreudige jedoch mischen auch Weihrauch mit Jasmin (1 2) zum Parfum.

MISCHUNGSÖLE

Kopfnoten
Clementine, Mandarine, Orange.

Herznoten
Jasmin, Ylang Ylang.

Basisnoten
Benzoe, Eichenmoos, Honig, Sandelholz, Styrax, Tonka, Tolu, Vetiver, Zeder.

YLANG YLANG

SICH VERWÖHNEN LASSEN

Dieser Duft ist aufregend exotisch und verführerisch. Ylang Ylang hellt die Stimmung auf und animiert dazu, sich selbst und andere zu verwöhnen.

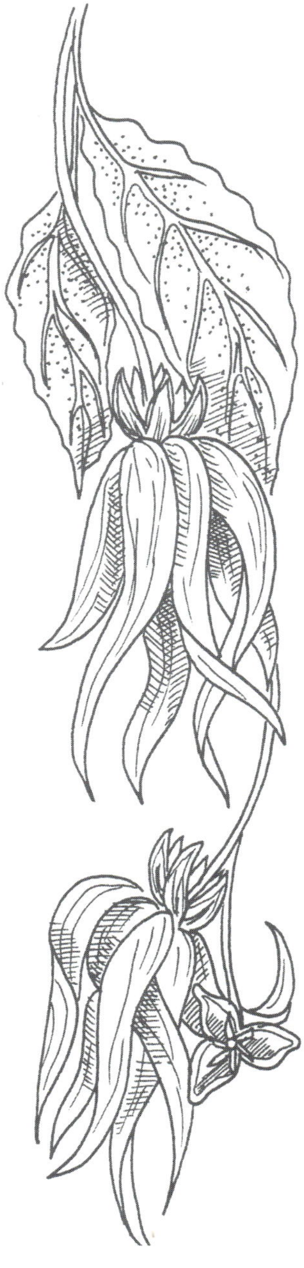

HERKUNFT

Ylang Ylang (Cananga odorata genuina)
Pflanzenfamilie der Flaschenbaumgewächse (Anonaceae)
Gewinnung durch Wasserdampfdestillation der Blüten, üppige Herznote
Biochemische Schwerpunkte bis 55% Monoterpenole (Linalol), Sesquiterpene, Ester.

ANWENDUNG

Das Öl dieser Blüte ist eine vergleichbar preiswerte, blumige Herznote. Allerdings dauert die Destillation bis zu achtzehn Stunden, und das dazu benötigte Brennholz stammt mitunter von Kahlschlägen ohne Wiederaufforstung. Firmen und Verbrauchern sollten die Produktionsbedingungen nicht gleichgültig sein.
Wem Ylang Ylang zu üppig duftet, der versuche es einmal mit Canangaöl (Cananga odorata macro.). Sein Duft ist blumig, jedoch nicht so schwelgerisch.
Bei purem Ylang Ylang rümpfen viele die Nase, aber in wohldosierten Mischungen lieben fast alle Kinder Ylang Ylang.

Duftlampe
1 bis 3 Tropfen der üppigen Herznote Ylang Ylang.

Duftmischungen
YLANG-YLANG GRAPEFRUIT (1 5) - erheiternd
YLANG-YLANG BERGAMOTTE (1 5) - aufmunternd
YLANG-YLANG SANDELHOLZ ORANGE (1 2 5) - weich und sanft
YLANG-YLANG CASSIA MANDARINE (1 1 5) - süß-würzig
YLANG-YLANG MIMOSE SANDELHOLZ LIMETTE (1 1 1 6) - Kuschelduft
YLANG-YLANG KAKAO LIMETTE (1 3 5) - das gewisse Etwas

Duftbad
2 bis 3 Tropfen Ylang Ylang in Sahne oder Honig verrühren und dem Badewasser zugeben. Ein blumiger Badeduft, der bald die ganze Wohnung einnimmt. Pur ist Ylang Ylang nur für Fans von üppigen Schwelgereien geeignet. Doch in Mischungen ist es eine wunderbare Herznote.

Liebeskummer

Ernsthaften Liebeskummer gibt es auch schon bei Kindern. „Sag bloß nicht: Alles halb so schlimm! Es ist nämlich doppelt vollschlimm!“ Hier bringen Ylang Ylang und Bergamotte vielleicht etwas Licht in die Verzweiflung, denn ihr Duft ist tröstlich und herzerwärmend. Am besten verrührt man Ylang und Bergamotte (1 6) in etwas Sahne und beduftet damit ein warmes Bad. Eine Massage mit Ylang Ylang bewahrt kleine und große Liebeskranke vor dem seelischen Absturz. Der „Laß-mich-bloß-in-Ruhe“-Typ akzeptiert vielleicht ein duftendes Taschentuch oder eine Duftlampe.
Außer Ylang Ylang kann auch Lavendel, Neroli, Grapefruit und Minze helfen.

Hautöl, Massageöl

Von Ylang Ylang nur 1 Tropfen auf 10ml Hautöl.

Schlafduft

Niedrig dosierter Ylang Ylangduft wirkt so entspannend, daß man ihn sogar als Schlafmittel bezeichnen könnte. Einen Einschlafduft für Kindernäschen kann man aus Vanille und Ylang Ylang mischen (2 1).

MISCHUNGSÖLE

Kopfnoten

Bergamotte, Clementine, Grapefruit, Limette/Limone, Litsea, Mandarine, Orange.

Herznoten

Jasmin, Kardamom, Koriander.

Basisnoten

Cassia, Honig, Kakao, Nelke, Patchouli, Sandelholz, Tolu, Tonka, Vanille, Weihrauch, Zimt.

ZEDER

VOM BAUM DER KRAFT LERNEN

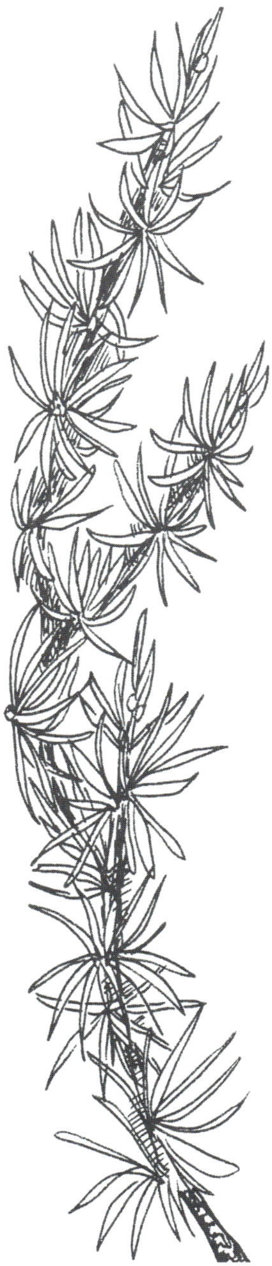

Je höher ein Baum in den Himmel wächst, desto tiefer muß er sich in der Erde verwurzeln. Diese souveräne Kraft vermittelt Zedernöl und sein Duft kann Erwachsene in Momenten besonderer Belastung stärken.

HERKUNFT

Zedernholz (Cedrus atlantica)
Pflanzenfamilie der Kieferngewächse (Pinaceae)
Gewinnung durch Wasserdampfdestillation des Holzes, leichte Basisnote
Biochemische Schwerpunkte 50% Sesquiterpene, 30% Sesquiterpenole 20% Ketone

ANWENDUNG

Die Nadelbüschel der Zeder erinnern an Lärchenzweige und das ätherische Öl aus diesen Nadeln sollte nur von erfahrenen Therapeuten angewendet werden.
Das übliche Zedernöl dagegen wird aus dem Holz gewonnen. Zeder ist eine Duftnote, die eher Erwachsenen zusagt. Besonders den Männernasen ist sie als Basisnote aus ihren Herrenserien bekannt.
Zeder während der Schwangerschaft und bei Epilepsie nicht verwenden. Kein Kinderöl.

Duftlampe
2 bis 3 Tropfen der leichten Basisnote Zeder.

Duftmischungen
ZEDER LAVENDEL BERGAMOTTE (1 2 5) - stärkend
ZEDER PALMAROSA ORANGE (1 2 5) - stark und lieblich zugleich
ZEDER LORBEER LEMONGRASS (1 2 5) - klar und vernünftig

Duftbad
Zeder, Lavendel und Bergamotte (1 2 5) in Honig oder Sahne lösen und dem Badewasser zugeben.

Hautöl, Massageöl
Zeder, Lavandin und Zitrone (1 2 5) auf 10 ml Hautöl.

MISCHUNGSÖLE

Kopfnoten

Bergamotte, Clementine, Verbene/Eisenkraut, Grapefruit, Lemongrass, Limette, Limone, Mandarine, Orange, Zitrone.

Herznoten

Douglasfichte, Lavandin, Lavendel, Lorbeer, Palmarosa, Rose, Melisse.

Basisnoten

Benzoe, Eichenmoos, Sandelholz, Styrax, Tonka, Weihrauch.

ZIMT, CASSIA

STARKE GEBORGENHEIT GENIESSEN

Warm und kuschelig umhüllt uns der starke Zimtduft. Er verführt zu kreativen Pausen im Leben. Erlauben wir diese Unterbrechung, können wir frisch gestärkt dem Alltag wieder standhalten.

GESCHICHTE

Cassia und Zimt sind Öle aus Gewürzen, mit denen schon seit Jahrtausenden gehandelt wird. Viele biblische Räucher- und Duftmischungen enthalten Cassia und Zimt. So könnte es ja in einem modernen Adventsgottesdienst auch mal duften.

HERKUNFT

Zimtrinde (Cinnamomum verum, Rinde)
Pflanzenfamilie der Lorbeergewächse (Lauraceae)
Gewinnung durch Wasserdampfdestillation der Rinde, leichte Basisnote
Biochemischer Schwerpunkt Zimtaldehyd 70%

Zimtblätter (Cinnamomum verum-Blatt)
Pflanzenfamilie der Lorbeergewächse (Lauraceae)
Gewinnung durch Wasserdampfdestillation der Blätter, Herznote
Biochemischer Schwerpunkt Phenol 70%

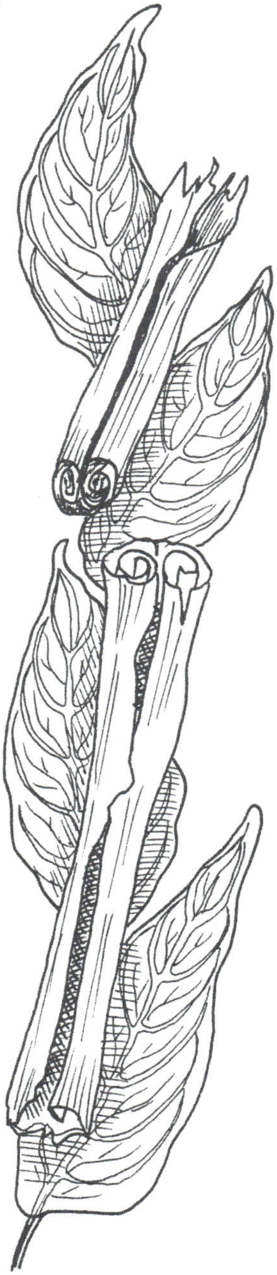

Cassia (Cinnamomum cassia)
Pflanzenfamilie der Lorbeergewächse (Lauraceae)
Gewinnung durch Wasserdampfdestillation von Blättern, Zweigen und Rinde des Baumes, leichte Basisnote
Biochemischer Schwerpunkt Aldehyd 80%

ANWENDUNG

Zimtrinde duftet am intensivsten nach Zimt, Zimtblätter erinnern mehr an Gewürznelken, Cassia ist ein chinesischer Zimt, der wie Zimtrinde verwendet wird.

Zimt wirkt stark erwärmend und daher hautreizend. Deshalb sollten Zimtfans unbedingt in der Armbeuge einen Allergietest machen, bevor sie rot wie ein Hummer aus der Badewanne springen. Bei welcher Anwendungsform auch immer, Zimt muß vorsichtig dosiert sein. Dennoch steht dieser Powerduft in der Hitliste der Kinderdüfte ganz weit oben, und ein Tröpfchen in der Duftlampe schadet nichts.

Duftlampe
1 Tropfen der leichten Basisnote Zimt.

Duftmischungen
ZIMTRINDE HONIG ZITRONE (1 2 5) - Kuchenduft
ZIMTRINDE JASMIN LIMETTE (1 1 6) - sinnlich
ZIMTRINDE KARDAMOM WEISSTANNE JASMIN LIMETTE (1 1 1 1 5) - festlich
ZIMTRINDE NELKE VANILLE ORANGE (1 1 1 5) - heimelig

MISCHUNGSÖLE

Kopfnoten
Clementine, Limette/Limone, Litsea, Mandarine, Orange, Zitrone.

Herznoten
Fichtennadel, Ingwer, Jasmin, Kardamom, Koriander, Mimose, Weißtanne, Ylang Ylang.

Basisnoten
Benzoe, Eichenmoos, Honig, Kakao, Nelke, Sandelholz, Styrax, Tolu, Tonka, Vanille, Vetiver.

ZITRONE

MIT GEISTESBLITZEN SPIELEN

Kein anderer Duft schenkt uns so rasche Erfrischung wie die Zitrone. Sie steigert die Konzentration, erleichtert geistiges Arbeiten und bringt Leichtigkeit in den Alltag.

HERKUNFT

Zitrone (Citrus limon)
Familie der Rautengewächse (Rutaceae)
Gewinnung durch Auspressen der Schalen, leichte Kopfnote
Biochemischer Schwerpunkt 70-80% Monoterpene (Limonen)

ANWENDUNG

Da Zitronenessenz aus den Schalen der Früchte gepresst wird, sollte man auf biologischen Anbau achten. Zudem ist das Zitronenöl nicht unbegrenzt haltbar. Im Gegensatz zum Saft enthält die Essenz kein Vitamin C. Doch sauer macht lustig, und so ist die Zitrone eins der beliebtesten Duftöle bei Kindern und Duftanfängern.

Duftlampe
4 bis 8 Tropfen der Kopfnote Zitrone, die sehr schnell verfliegt. Entweder nachduften oder mischen.

Duftmischungen
ZITRONE FICHTENNADEL (5 2) - ein frischer Arbeitsduft
ZITRONE ROSMARIN (5 3) - für geistiges Arbeiten
ZITRONE LAVANDIN KIEFER (5 2) - ein Duft für Geistesblitze
ZITRONE HONIG KAKAO VANILLE (5 2 1 1)
- ein Kindernasen-Kuchenduft
ZITRONE GERANIE NELKE (5 3 1) - etwas Besonderes
ZITRONE ANGELIKA ZYPRESSE (5 2 1) - klärend, stärkend

Hautöl, Massageöl
4 bis 6 Tropfen Zitrone in 10ml Hautöl vermischen. Zitrone bringt die Lymphtätigkeit in Schwung. Über die Lymphbahnen werden alle Abfallstoffe der Körperzellen abtransportiert. Diese Lymphe werden am besten durch einen kurzen Spaziergang aktiviert, dann werden die Beine mit Zitronen-Hautöl Richtung

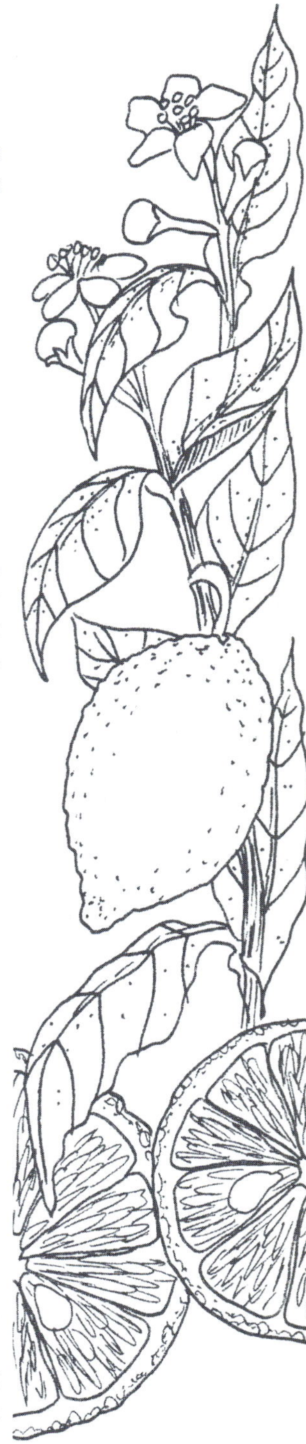

Herz massiert. Zum Abschluß beide Beine sehr hoch lagern und wahrnehmen, wie die Lymphe loslegen. Trinken nicht vergessen, die Zellenschlacken werden dann alsbald mit dem Urin ausgeschieden.

Gurgelwasser
Bei Halsschmerzen 2 Tropfen Zitrone auf ½ Glas Wasser und damit gurgeln.

MISCHUNGSÖLE

Kopfnoten
Clementine, Limette/Limone, Litsea, Mandarine, Orange, Minzen, Rosmarin.

Herznoten
Angelika, Basilikum, Fichtennadel, Geranie, Honig, Ingwer, Kardamom, Koriander, Kiefer, Lavandin, Lavendel, Lorbeer, Petit Grain, Weißtanne, Zypresse.

Basisnoten
Benzoe, Cassia, Nelke, Patchouli, Tonka, Tolu, Vanille, Zeder, Zimt.

ZYPRESSE

NEUE WEGE BESCHREITEN

Immer wieder fordert uns das Leben heraus. Sind dabei Zaghaftigkeit, Trauer oder Zweifel zu überwinden, kann uns der ernste Zypressenduft auf dem Weg zu neuen Ufern begleiten.

GESCHICHTE

Zypressenalleen wirken sehr würdevoll, oftmals findet man diese Bäume bei Friedhöfen.
Der Maler Vincent van Gogh hatte ein schweres Schicksal. Er malte mehrere Bilder in düsteren, strengen Farben. Motiv: Zypressen.

HERKUNFT

Zypresse (Cypressus sempervirens)
Pflanzenfamilie der Zypressengewächse (Cupressaceae)
Gewinnung durch Wasserdampfdestillation der Zweige, Herznote
Biochenische Schwerpunkte: Phenole, Sesquiterpenole, Sesquiterpene

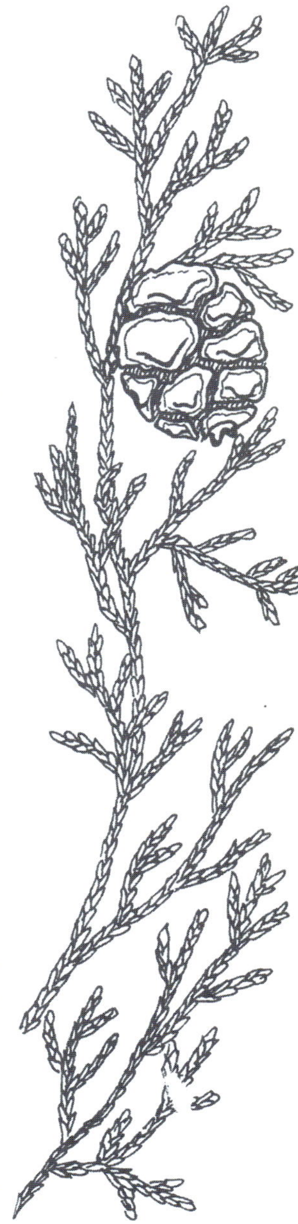

ANWENDUNG

Wer sich in Zeiten der Belastung intuitiv den Duft der Zypresse wählt, dem muß klar sein, daß sich -wie bei den homöopathischen Medikamenten- die Krise zunächst eventuell vertiefen kann.
Das strenge Zypressenöl ist kein Kinderöl. Seine Ernsthaftigkeit kann jedoch, gemischt mit dem zuversichtlichen Muskatellersalbei und der Bergamotte, Jugendlichen und Erwachsenen das nötige Sitzfleisch für die Arbeit am Schreibtisch geben oder für das Üben von langen Etuden.
Zypresse während der Schwangerschaft nicht verwenden.

Duftlampe
2 bis 4 Tropfen der Herznote Zypresse.

Duftmischungen
ZYPRESSE LAVANDIN ZITRONE (2 2 5) - frisch und klar
ZYPRESSE MUSKATELLERSALBEI LIMETTE (2 2 5)
- mit Schwung bei der Sache bleiben
ZYPRESSE BERGAMOTTE (2 5) - bringt Licht in schwere Zeiten
ZYPRESSE VERTIVER ROSMARIN (2 1 3) - stärkt Gedächtnis und Konzentration, „starker Tobak" für Erwachsene

Hautöl, Massageöl
Zypresse und Zitrone (2 5) in 10ml Hautöl verschütteln. Diese Mischung strafft das Gewebe der Beine und bringt die Lymphe in Schwung.

MISCHUNGSÖLE

Kopfnoten
Bergamotte, Clementine, Limette, Mandarine, Orange, Rosmarin, Zitrone.

Herznoten
Basilikum, Kiefer, Lavandin, Lavendel, Muskatellersalbei, Myrte.

SELBSTHILFE MIT DÜFTEN

SCHMERZ

BEDEUTUNG

Schmerzen sind ein Wink mit dem Zaunpfahl

Schmerzen sind immer ein deutliche Hinweis, sich auf etwas Wesentliches, Übersehenes oder Vergessenes zu besinnen und den täglichen Pflichten den Rücken zu kehren. Kinder erhalten manchmal erst dann die gebrauchte Zuwendung, die Aufmerksamkeit, die Zeit und die Liebe ihrer Eltern, wenn ihnen etwas weh tut.

Die Erwachsenen müssen sich selbst behelfen, das heißt, man muß sich selbst gut „bemuttern". Eine Auszeit vom Alltag und bewährte Hausmittel heißen die ersten Schritte. Läßt sich der Schmerz damit nicht besänftigen, muß ein Arzt aufgesucht werden.

Wer hier seine Schmerzen jedoch nur auf die Schnelle loswerden will, handelt wie ein Autobesitzer, der eine blinkende Warnleuchte einfach ausbaut und trotz Schaden weiterfahren möchte. Unser Auto bringen wir fürsorglich in die Werkstatt, lassen den Fachmann in seinen Tiefen wühlen und scheuen weder Wartezeit noch Geld. Und auch ohne Schaden ist uns klar, daß wir rechtzeitig tanken und Öl nachfüllen müssen (Essen, Trinken, Duft). Daß es nicht gut ist, nur im Stadtverkehr zu fahren (Bewegung). Daß Außenwäsche und Innenreinigung hin und wieder nötig sind (Duftbad, Meditation). Was wir dem Maschinchen „Auto" an Aufmerksamkeit schenken, darf unserem Körper nicht fehlen.

BEWEGUNG

Sind wir in Probleme verwickelt, kann Bewegung für Ent-Wicklung sorgen

**Gehen, laufen, wandern:* Einfaches Gehen genügt, denn durch die Gehbewegung werden alle Körperfunktionen angeregt und die inneren Organe sanft massiert und über die Fußsohlen aktiviert. In der Vorstellung dürfen wir belastende Gefühle durch unsere Fußsohlen abfließen lassen. Dies ist keine „Umweltverschmutzung", im Gegenteil. Für die riesige Erdkugel ist es eher eine zärtliche Massage, wenn wir zu Fuß auf ihr gehen, laufen, hüpfen oder sogar stampfen.

**Schwerkraft:* Der große Planet gibt unserem Körper mit seiner Schwerkraft Halt, im übertragenen Sinn hält uns die „Schwerkraft der Gefühle“ auf dem Boden der Tatsachen. Niemand kann auf Dauer im siebten Himmel schweben. Immer wieder stehen wir vor neuen, schwereren Lebensaufgaben. Manchmal erdrücken sie uns, weil wir vergessen, diese „geliehene Schwerkraft“ der Erde zurückgeben. Es ist ein bißchen wie bei geliehenen Büchern. Hin und wieder vergessen wir, diese rechtzeitig zurückzugeben und behalten sie dann im eigenen Bücherschrank. Irgendwann ist ihr Anblick so vertraut, daß wir uns nicht mehr von ihnen trennen mögen. Beim nächsten Umzug aber belasten sie uns. Geliehene Bücher sollte man rechtzeitig zurückgeben, und ebenso haben Probleme, Kummer und Schicksalschläge individuelle Ausleihzeiten, die man nicht überschreiten sollte.

BERÜHRUNG

Wo Worte versagen, kann Berührung helfen

* Man legt die Hände für etwa drei Minuten auf die schmerzende Stelle. Zuvor kann man zwei Tropfen Duftöl in den Händen verreiben (Lavendel, Basilikum, Rose, Geranie, Kamille, Fenchel, Sandelholz, Vanille, Muskatellersalbei). Die schmerzende Stelle kann auch mit einer Hautöl-Duftölmischung ganz zart massiert werden.

* Einen warmen Kirschkernsack oder das Lavendelblütensäckchen mit Duftöl beträufeln (3 Tropfen) und auflegen. Kleine Kinder lieben es, von Bauch zu Bauch getröstet zu werden. Man nimmt sie dazu im Sitzen oder Liegen nah an sich heran und kann mit den Händen den Rücken sanft streicheln. Wer mag, legt den warmen Duftsack noch dazwischen.

* Alle sanften Massagen können helfen, Schmerzen sofort zu besänftigen. Es geht nicht darum, die Muskeln zu kneten, sondern eher um einen liebevollen Austausch. Bei einer Massage geschieht mit beiden eine Veränderung, mit dem, der die Massage bekommt ebenso wie mit dem, der sie gibt.

SOLARPLEXUS

Durch sieben Chakren fließt die Energie

**Energiefelder:* Die Stelle zwischen Bauchnabel und Rippenbogen schmerzt häufig. Das ist nicht immer gleich ein Magenleiden. Zunächst ist diese Stelle einfach ein Energiefeld, das sich bei Unsicherheit, Angst und Schrecken zusammenzieht. Bei Harmonie, Glück und Sicherheit blüht es auf. Eine unglaubliche Vielzahl von solchen Energiefeldern ist über den ganzen Körper verteilt. Ihre Aufteilung in sieben Chakren ist eine theoretische Zuordnung. Wie die Einteilung der Düfte in Kopf- Herz- und Basisnoten, sind die sieben Chakren eine grobe Vereinfachung, die unserer Vorstellung aber den ersten Umgang mit den Körperenergien erleichtert. Der Solarplexus ist das dritte Chakra.

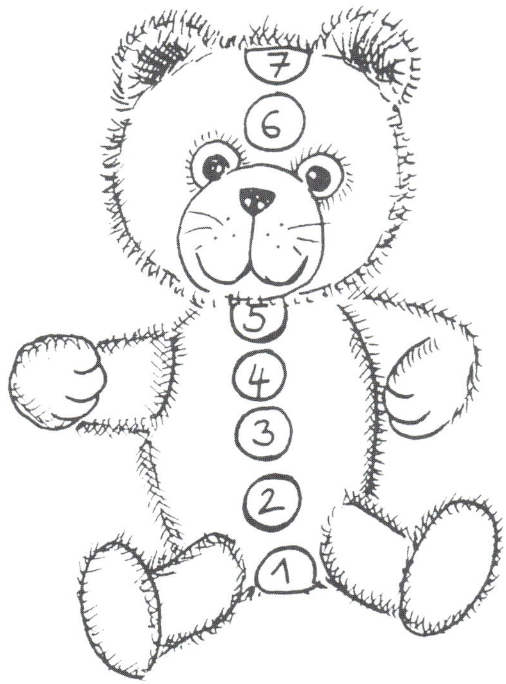

* *Verdauung:* Nur das schlucken, was sich auch verdauen und wieder ausscheiden läßt! Magen, Leber, Galle und Bauchspeicheldrüse sind unsere Manager für alles, was wir verdauen müssen. Oft ist dieses Team überfordert. Ein schweres Essen kann die Ursache sein, aber auch häufiger Ärger, Kummer oder Verzweiflung. Man sagt, ein Wutanfall sei für den Körper ebenso belastend wie ein Alkoholrausch. Haben wir wiederholt im Gefühlsbereich schwere Kost zu verdauen, sollten wir unser Verdauungsteam unterstützen.

* *Stauung:* Schmerz und Unwohlsein empfinden wir also schon dann, wenn unser Energiefeld nicht im Gleichgewicht ist. Da staut sich etwas, wir nehmen mehr auf, als wir abgeben. Dies gilt nicht nur auf körperlicher Ebene (Verstopfung-Durchfall oder

Einatmen-Ausatmen), sondern ebenso im geistigen und gefühlsmäßigen Bereich. Wer nur seine Karriere im Kopf hat, raffgierig Besitz und Wissen hortet, der leidet unter einer Art geistiger Verstopfung. Auch Menschen, die ihre Gefühle stets unterdrücken oder andererseits permanent ihrer Umgebung zumuten, leiden an diesem Ungleichgewicht.

**Sonne im Bauch:* Für diesen feuchten Umschlag braucht man eine Wärmflasche und ein Handtuch. In einem Teelöffel Honig werden drei Tropfen Duftöl verührt und in einem viertel Liter heißem Wasser gelöst. Ein Ende des Handtuches lassen wir dieses Duftwasser aufnehmen und legen es, vielleicht gefaltet, über den Bauch. Darauf kommen die heiße Wärmflasche und der trockene Handtuchrest. Schlafanzug oder Pulli halten alles am Platz. Zwanzig Minuten sollte man sich mit diesem „Bauchöfchen" entspannen. Wer mag, darf dabei stöhnen oder gähnen, summen, brummen oder singen, denn die Vibrationen der eigenen Stimme massieren die Organe sanft von innen. Um die Temperatur einschätzen zu können, muß man diesen Umschlag unbedingt einmal an sich selbst ausprobieren. Das feuchte Handtuch verstärkt die Wärme und damit auch das Eindringen der Duftmoleküle durch die Haut in den Blutkreislauf.

**Atmung:* Über das Ein- und Ausatmen können wir jederzeit heilsamen Einfluß auf uns selbst üben. So oft wie möglich sollte man die Ausatemphase verlängern und in Gedanken den Atem in die schmerzende Stelle schicken. Wenn es geht, dabei gleichzeitig summen, brummen, stöhnen oder gähnen. Dieses in-den-Schmerz-atmen und sich dabei trotzdem entspannen ist das berühmte „Indianergeheimnis". Wer es beherrscht, „kennt keinen Schmerz". Man sollte es Kindern unbedingt beibringen, nicht mit viel Worten, sondern indem man beim nächsten Schmerz mit ihnen atmet.

**Gähnen:* Nichts entspannt so schnell, wie hingebungsvolles Gähnen und wenn es Sie schon beim Lesen dieser Zeilen reizt, dann erlauben Sie sich sofort ein paar tiefe Gähner und achten darauf, was gleichtzeitig im Körper geschieht.
Es versteht sich von selbst, daß wir dabei die Hand unmöglich vor den Mund halten können, ohne diesen gewaltigen Energiestrom zu unterbrechen. Wer zulassen kann, daß auch die Stimme mitgähnt, daß es dabei jammert, knurrt, stöhnt, singt oder klingt, hat mehr vom Gähnen.

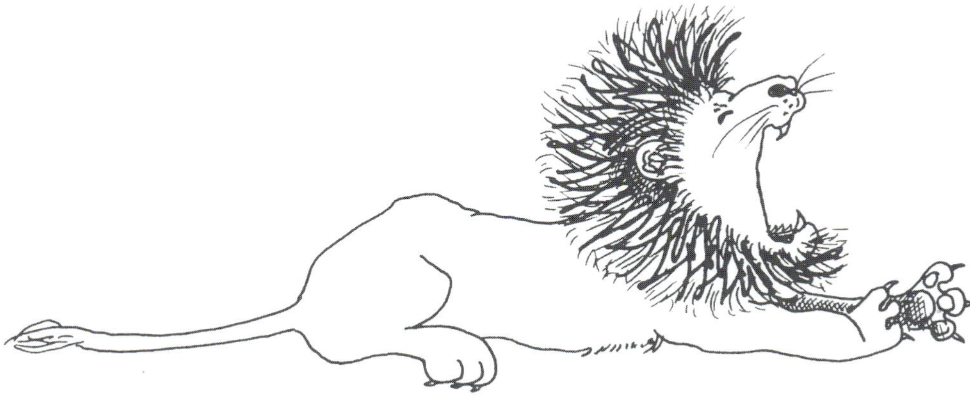

Was geschieht beim Gähnen? Bevor uns das Gähnen entspannt, werden die Muskeln von Gesicht, Kopfhaut, Hals, Nacken, Schultern und Bauch kurz angespannt. Gleichzeitig bringt ein tiefes Gähnen frischen Sauerstoff in jede Zelle des Körpers, einschließlich Gehirn. Es unterstützt die Leber bei der Körperentgiftung und entspannt den gesamten Solarplexus. Mit lustvollen Gähnern lösen wir Tränen aus, und unsere Augen sind dankbar für dieses Spezialbad. Mit Gähnen schließen wir abends den alten Tag ab und beginnen am nächsten Morgen den neuen. Das Alte abschließen und etwas Neues beginnen ermöglicht uns das Gähnen auch tagsüber. Die kleine Übung verändert die Grundstimmung zum Positiven und läßt Mut für neue Erfahrungen wachsen.(13)

WINDTOR

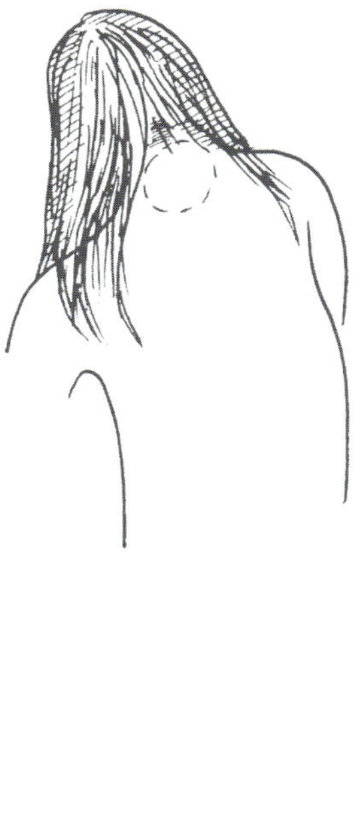

Die Chinesen nennen die Stelle um den siebten Halswirbel ein Tor des Windes. Diese empfindliche Gegend fühlt sich zu Beginn einer Krankheit oder auch schon bei Stress deutlich kühler an. In Erkältungszeiten trägt man gerne einen Schal und wärmt damit nicht nur Hals und Brust, sondern auch den Nacken. Fühlt sich das Tor des Windes kalt an, legt man als erste Hilfe die warme Hand eine Weile darauf. Die Massage der Streichelschnecke unterstützt das Windtor besonders zärtlich. Vor dem Einschlafen kann man sich ein heißes Kirschkernsäckchen oder eine Wärmflasche unter den Nacken legen. Wer die Wärme mit Duft kombinieren will, tropft das Duftöl auf ein Papiertaschentuch und schiebt es in den Kissen- oder Wärmflaschenbezug.

ÜBELKEIT

Bewegung bei Übelkeit: Ein paar Minuten an der frischen Luft rasch laufen, dabei die Arme locker schwingen lassen. Durch diese Bewegung werden die Gehirnteile animiert, sich wieder miteinander zu arrangieren. Ein kurzer Spaziergang ist die beste erste Hilfe bei Übelkeit von Körper, Geist oder Seele. Läuft man dabei in der Natur, erhält man die jahreszeitlich passende Aromatherapie frei Nase.

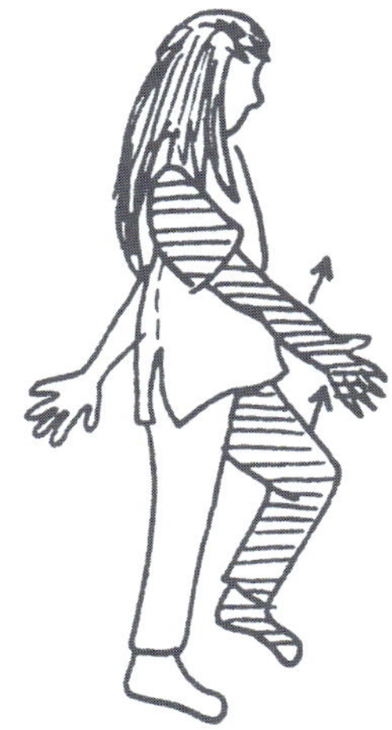

Düfte bei Übelkeit: Einige tiefe Atemzüge an frischen Zitrusdüften, Nadeldüften, Minze, Eukalyptus oder Lavendel. Erwachsene mögen vielleicht auch Lorbeer, Angelika und Ravensara. Oft genügt es, am offenen Fläschchen zu schnuppern.

KOPFSCHMERZEN

* *Soforthilfe:* Den Nacken und die Schultern lockern oder massieren lassen. Erlauben, daß sich Mund, Kiefer, Zähne, Stirn und Kopfhaut entspannen. Eingang und Ausgang der Nahrung korrespondieren miteinander. Ist die Gesichtsmuskulatur wirklich locker, so ist gleichzeitig der Beckenboden entspannt. Allerdings macht man mit einem zu lockeren Gesichtsausdruck nicht gerade das intelligenteste Gesicht und mit einem völlig entspannten Beckenboden läuft man, als hätte man die Hosen voll. Diesen Eindruck will natürlich niemand machen. Um „schlau" auszusehen, riskieren wir Verspannungen, die sich im Lauf der Jahre fixieren.

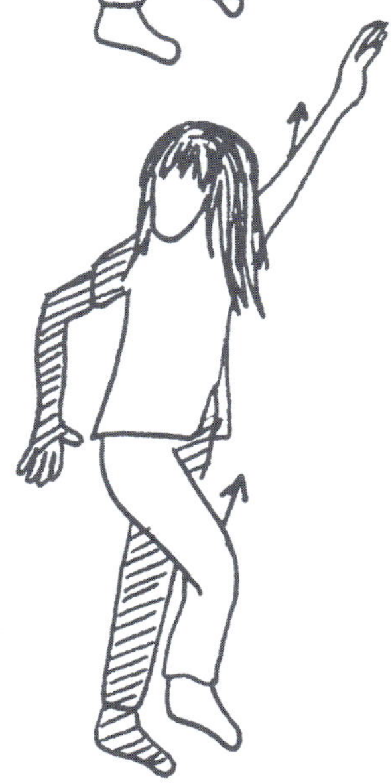

Sich Pausen erlauben: Wenn es irgendwie geht, zieht man sich in ein abgedunkeltes Zimmer zurück, vielleicht mit heißem oder kaltem Kirschkernsäckchen. In der Vorstellung darf Gesicht, Kopfhaut und Nacken „schmelzen". Die Spannung fließt ab, und wenn äußerlich alle Muskeln entspannt sind, darf dieses schöne Gefühl nach innen sinken. Die Düfte von Sandelholz, Minze, Kamille, Lavendel und Rose können helfen, aber auch viele andere, die der Nase in diesem Moment spontan zusagen.

ERKÄLTUNG

Inhalation: Man kann mit ätherischen Ölen inhalieren. Dabei nimmt man 1 Tropfen auf 1 Liter heißes Wasser. Allerdings ist diese Mischung je nach Duftöl eventuell heftig. Ich mag es sanfter und inhaliere lieber mit einem Aufguß aus richtigen Kamillenblüten.

**Kühlende und wärmende Erkältungsdüfte:* Brustsalbe läßt sich in kleinen Mengen in der Hand schnell mischen: 1 Teelöffel Hautöl oder neutrale Salbe mit 1-3 Tropfen Duftöl. Die bekannten Erkältungsdüfte wirken kühlend und senken die Hitze des Fiebers: Pfefferminze, Eukalyptus citriodora, Zitrone und alle Nadeldüfte. Fröstelt der Kranke, so sind die wärmenden Duftöle sinnvoller: Sandelholz, Benzoe, Styrax, Vanille, Thymian-weiß, Tolu oder Weihrauch.

**Fußmassage:* Mit den gleichen Düften ist auch eine Fußmassage sehr wirkungsvoll. Wenn Kinder hier zu kitzlig sind, müssen sie sich selbst massieren. Danach mit warmen Socken ins Bett.

**Duftlampe:* Eine Duftlampe mit diesen Ölen tut gut und kann außerdem die Ansteckungsgefahr mindern.

**Dufttücher:* Taschentücher können in einer Dose mit einem Kinderduft parfümiert werden, ein aufmerksames Mitbringsel für kranke Kinder. Dafür tropft man auf ein Papiertaschentuch 4 Tropfen Duftöl, zerschneidet es in 4 Stücke und legt diese mit 10 bis 20 Taschentüchern in eine luftdichte Dose. Über Nacht nehmen sie den Duft gut an.

KÜHLENDE BEHANDLUNG

Manche Schmerzen sprechen besser auf kalte Behandlung an. Sicherheitshalber kann man ein Kirschkernsäckchen für Beulen, Prellungen und Verstauchungen immer im Tiefkühlfach haben. Natürlich eignet sich auch ein Kühlaku im Waschhandschuh. Das Duftöl kann man auf ein Papiertaschentuch tropfen und zum Kühlaku stecken.
Immer häufiger empfehlen Hausärzte Quarkwickel. Drei Tropfen Duftöl, im Quark verrührt, unterstützen die Wirkung dieser Anwendung. Geeignete Düfte sind z.B. Lavendel, Pfefferminze, Eukalyptus citriodora, Zitrone und Rosmarin.

„WELTSCHMERZ"

BURNT-OUT-SYNDROM

Auf dem Weg durch die Krise gibt es keine Abkürzung

Als vor Jahren ein verheerender Flächenbrand im Yellowstone Nationalpark wütete, mußten die Feuerwehren schließlich hilflos zusehen, wie uralte Bäume ein Opfer der Flammen wurden, unwiederbringlich verloren. Die folgenden Jahre dokumentierte ein Filmteam die Entwicklung von Flora und Fauna auf diesem verbrannten Gebiet. Pflanzen und Tiere besiedelten es in erstaunlicher Vielfalt, denn die Erde war fruchtbar und das Sonnenstrahlen fielen ungehindert wieder bis zum Boden Ja, manche Zapfen konnten sich sogar nur nach der Hitze des Brandes öffnen, warfen also ihre Samen erst aus, als das Feuer vorbei war. Eine gewaltige und schmerzhafte Veränderung, die jedoch neues Wachstum in großer Fülle ermöglichte.
Wer mit Kindern lebt, fühlt sich vielleicht hin und wieder „abgebrannt" und wer sich dann immer noch keine Erholungsphasen gönnt, lernt das Burnt-out-Syndrom kennen. Wie bei einem Flächenbrand müssen wir nun durch schmerzhafte Lernprozesse gehen. Während das Feuer wütet, scheint alles verloren. Erst viel später, nach geduldiger Suche, nach mutiger Öffnung und nach gewaltigen Veränderungen bemerken wir die ersten grünen Blättchen. Auf dem Weg durch diese Krise gibt es keine Abkürzung. Bewegung, Berührung, Duft, Gesang, Essen und Trinken sind jedoch sinnvolle Begleiter.

BÖSE TRÄUME

* Viele Kinder haben wiederkehrende Traumerlebnisse, die sie sehr ängstigen. Es ist für ihr seelisches Wachstum wichtig, diese Träume jemandem erzählen zu können. Wer zuhört, darf nicht kommentieren oder werten, sondern soll zum-Kind-hinspüren, welche Botschaft da verschlüsselt ankommt. Manche bösen Träume lassen sich nachspielen. Ist das Kind dazu bereit, darf es im Spiel das böse Ende der Traumgeschichte nach Belieben verändern. Erwachsene sollten hierbei nur sehr behutsam eingreifen.

* Düfte, die Kindern tagsüber eine geborgene Stimmung vermitteln, eignen sich natürlich auch dazu, dieses Gefühl in die Nacht hinein zu verlängern. Das könnten Mandarine, Orange, Benzoe, Honig, Lavendel, Litsea, Neroli, Rose, Styrax, Tolu, Tonka, Vanille oder auch Weihrauch sein.

SCHLAFMITTEL

* Was für die dreizehnte Fee sich im Märchen Dornröschen kein Problem war, verschafft uns Erwachsenen beim Zubettbringen der lieben Kleinen manchmal ein Programm, in dem ein böser Fluch keinen wesentlichen Höhepunkt mehr darstellt. Doch Blitz und Donner, irgendwann muß Ruhe sein!

* Hin und wieder gibt es aber Gründe für dieses Nicht-Einschlafen-Können. Neben allen sinnvollen Maßnahmen wie miteinander kuscheln, schmusen, flüstern, reden, vergeben und vergessen, kann auch eine kurze Duftmassage eine echte Hilfe sein. Manch ein Kummer ist zu groß für einen Abend und wird erst mit viel Geduld heilen. Manchmal ist alles ausgesprochen, der Streit bereinigt, der Ärger beseitigt und trotzdem kann sich das Kind nicht entspannen und einschlafen.

* Da beim Dornröschen der Fluch ja eigentlich nur der Prinzessin galt, jedoch der gesamte Hof in tiefen Schlaf verfiel, liegt es nahe, hier nach einem Schlafduft zu suchen. Natürlich! Der Duft einer hohen Rosenhecke würde uns alle gut schlafen lassen. Als aromatische Einschlafdüfte können wir folgende Blütenöle, niedrig dosiert, bezeichnen: Rose, Mimose, Ylang Ylang, Jasmin, Neroli, Rosenwasser und Orangenblütenwasser. Daneben wirken auch Sandelholz, Lavendel und Majoran, immer vorausgesetzt, man mag den Duft. Auch wenn ätherische Öle keine Abhängigkeit erzeugen, wie es bei Medikamenten möglich ist, sollte ein kostbarer Duft natürlich die Ausnahme und nicht die Regel sein. Anwendung: Man gibt einen Tropfen auf ein Papiertaschentuch und atmet sich damit in den Schlaf. Bei Kleinchen kann das Dufttuch im Kopfkissenbezug versteckt werden, denn man muß bei ätherischen Ölen sicher sein, daß sich die Kinder damit nicht in den Augen reiben.

LIEBESKUMMER

* *Zum Einschlafen:* Siehe bei Schlafmittel.
**Zum Trösten:* Ein großes duftendes Taschentuch. Taschentücher, Halstücher, Handschuhe und ähnliches kann man in einer luftdichten Dose mit dem Lieblingsduft parfümieren. Das ist auch ohne Liebeskummer eine willkommene Duftschmeichelei.
**Sich-wieder-Aufraffen:* Massage, Bad oder Duftlampe mit Grapefruit, Zitrone, Minze, oder Lavandin. Große mögen auch Lorbeer, Lavandin, Ravensara, Rosmarin, Muskatellersalbei oder Zypresse.

LERNZIEL INTUITION

Wir spüren, daß es weder in der Familie noch in Schule oder Kindergarten genügt, den Verstand zu trainieren. Das könnte ein Computersystem wahrscheinlich besser und effektiver. Doch wenn wir Kinder ernsthaft auf die Stürme des Lebens vorbereiten wollen, steht uns selbst ein Wagnis bevor. Wir müssen im eigenen Sturm bestehen, mit der eigenen Intuition gut befreundet sein, die eigenen Instinkte immer wieder erkennen und ernstnehmen.

Während man einfache Flächenberechnungen in Mathematik nur einmal verstehen und mehrmals anwenden muß, um „es" zu wissen, verhält es sich mit Intuition und Instinkt ganz anders. Immer wieder wollen sie gehört, umworben und gelebt werden. Gleiche Themen wiederholen sich auf neuen Ebenen. Kaum scheint etwas erledigt, taucht Neues, Unbekanntes aus der endlosen Tiefe unserer Seele auf. Da möchte der Verstand gerne kneifen, „ohne mich!" schreien, und diese Aufgabe ist ihm tatsächlich ein paar Hutnummern zu groß. Die Krisen mit uns selbst, unseren Kindern, den gesellschaftlichen Gruppen oder der Lebensgemeinschaft Erde zeigen aber, daß es höchste Zeit wird, intuitive Kräfte zu entwickeln. Richtig, wer Flächenberechnung unterrichtet, muß selbst Bescheid wissen. Wer das Lernziel Intuition ansteuert, hat es schwerer, denn Wissen allein genügt hier nicht, im Gegenteil, es kann sogar in die Irre leiten. Nur die im Alltag gelebten Weisheiten zählen. Mehr als in jeder anderen Lebensaufgabe gilt der Spruch: Der Weg ist das Ziel. Wir sind auf dem Weg, immer. Noch als Erwachsene müssen wir an uns arbeiten und arbeiten lassen.

Der Weg ist das Ziel

Uns bleibt auch nichts erspart. Neben den üblichen Härten des Alltags sollen wir uns nun noch der Entwicklung der eigenen Seele widmen? Wie immer, wir haben die Wahl. Wir können unsere Seelenkräfte entwickeln oder diesen mühsamen Weg verweigern. Nur müssen wir dann auch die Konsequenzen tragen.

Wer seinen Weg beginnen möchte, stelle sich in einer einsamen Stunde ein paar einfache Fragen: Was brauche ich? Was brauche ich wirklich? Was wünsche ich mir aus tiefstem Herzen? Es ist weise, für die Dauer dieser Fragestunde dem logischen Verstand zum Ausgleich seiner Überstunden Urlaub zu gewähren. Es kann

Es gibt Genies, die alles ohne Übung beherrschen. Leider sind sie die Ausnahme.

Auch Bücher können begleiten

Richard Bach ILLUSIONEN
Clarissa Estes WOLFSFRAU
Michael Ende OPHELIAS SCHATTENTHEATER
Claude Clement DER MANN DER DIE STERNE GLÄNZEN LIESS
Wolf Erlbruch DIE FÜRCHTERLICHEN FÜNF

sein, daß man dies anfangs üben muß. Wer auf dem begonnenen Weg Begleitung sucht, findet „Partnerannoncen" in den folgenden Kapiteln: Zum Beispiel Meditation, Bewegung, Berührung, Duft. Es ist ratsam, die ersten Erkenntnisse ohne großes Gegacker in den eigenen Alltag umzusetzten. Ein bißchen Verschwiegenheit über die Kursänderung des Innenlebens bewahrt vor unsensiblen Kommentaren der lieben Mitmenschen. Interessant bei dieser Wanderung auf unbekanntem Terrain sind Begegnungen mit anderen Reisenden. Ohne Austausch unter Suchenden gerät man leicht in Gefahr, den schweren Rucksack abzustellen und im Gasthof „Zur ewigen Einkehr" zu versumpfen. Doch verloren ist man selbst dort nicht. Oft ist Einsamkeit die Vorbereitung auf die nächsten Schritte. Neben Rückzug, Besinnung und Meditation können auch Bücher Anstoß sein, den Weg durch die Krise zu finden.

Wer das Lernziel Intuition mit Kindern anstrebt, kann dies tun, ohne selbst perfekt zu sein. Im Gegenteil, Perfektion ist das Todesurteil jeder kreativen Regung. Unerläßlich ist jedoch das eigene Fortschreiten auf diesem Weg.

FREIES SCHREIBEN

Freies Schreiben ist ein Wechselspiel zwischen innen und außen, so einfach wie das Atmen.

Für viele Erwachsene gehört Aufsatzschreiben zu den unangenehmsten Schulerinnerungen. Wenn sich meine Schulkinder auf eine arbeitsreiche Aufsatzstunde freuen, so liegt das auch daran, daß es bei uns kein Versagen mehr gibt. Jedes Kind findet eine Schreibidee und vor der Reinschrift lesen wir jeden Aufsatz vor. Noten werden nicht erwähnt, denn Anerkennung, Schmunzeln und Lachen, Betroffenheit oder auch konstruktive Kritik sind ein viel besserer Ansporn.

ICH-HEFT

Im ICH-Heft sind Fehler unwichtig, weil wir nur auf den Inhalt achten.

Bevor das planvolle Gestalten einer eigenen Geschichte gelingt, müssen die Kinder gewohnt sein, frei zu schreiben. Das gelingt gut in einem ganz besonderen Heft, dem ICH-Heft. Hier dürfen die Kinder alles schreiben, was ihnen einfällt, was ihnen am Herzen liegt, was sie nicht vergessen wollen, was ihnen besonders gut gefällt oder was ihnen Sorgen macht. Wer mag, gibt es mir zum vertrauensvollen Lesen, wobei ich alle Rechtschreibfehler übersehe und statt dessen wahrnehme, was das Kind bewegt. Manchmal entspinnt sich ein schriftlicher Dialog, wir erzählen uns gegenseitig etwas über uns. Für dieses ICH-Heft gibt es auch eine besondere Form der „Textaufgaben", Intuition ist das Lernziel. Beispiele:

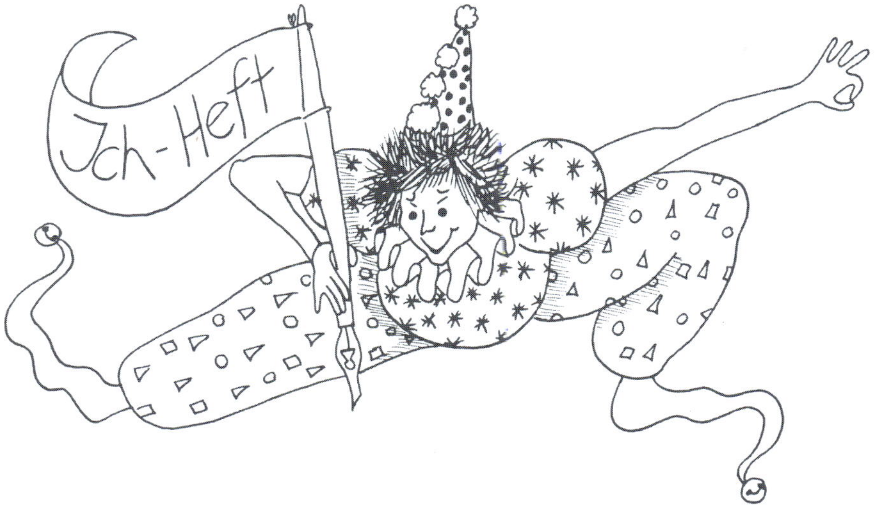

1. (An einem stürmischen, wolkigen Tag:) Nimm eine alte Decke, lege dich draußen auf den Boden und schließe die Augen. Mache eine Entspannungsübung. Öffne die Augen und nimm den Himmel wahr. Laß die Gedanken frei. (Male oder schreibe kurz in dein ICH-Heft.)

2. Schließe die Augen und gehe blind durch dein Zimmer. Taste, bis deine Finger anfangen zu „sehen". Lausche, bis du feinste Geräusche hörst.(Male oder schreibe kurz in dein ICH-Heft.)

3. Spiele einen Hund. Schnuppere überall herum, bis du die feinsten Gerüche wahrnehmen kannst. Finde Stellen, wo du bisher noch nie etwas gerochen hast.(Male oder schreibe kurz in dein ICH-Heft.)

4. Bitte einen älteren Erwachsenen, dir von früher zu erzählen. Frage nach Spielen, Freizeit, Schule, Arbeit, Strafen, besonders lustigen oder besonders traurigen Erlebnissen. Höre gut zu, schau ihm dabei in die Augen und achte auf sein Gesicht.(Male oder schreibe kurz in dein ICH-Heft.)

5. Schreibe 10 Sätze, die mit „Ich" anfangen: z.B. Ich habe...Ich wünsche...Ich mache...Ich werde...Ich will...Ich fühle...Ich träume...Ich erfinde......

Es ist wichtig, am Elternabend zu erklären, welche Bedeutung dieses besondere Heft hat, sonst korrigieren manche Eltern im Übereifer drauflos, und die Schreiblust ist beim Teufel.

Das ICH-Heft eignet sich für Familie, Kindergarten und Schule

So ein ICH-Heft können schon ganz kleine Kinder haben. Wenn sich ein Großer als „Sekretär" zur Verfügung stellt, kann das Kind die Geschichte diktieren und danach mit Bildern schmücken. Allmählich entsteht ein wertvolles Heft. (Immer wieder lesen wir die kleinen Geschichten, wie Kasperl die Prinzessin befreite, oder wie glücklich unser Kind war, als es eine elektrische Eisenbahn gewann. Auch Kinderängste oder böse Träume können beschrieben und gemalt werden.) Fotoalben erzählen die Lebensgeschichte eines Kindes auf ihre Weise, hier stehen die Bilder im Mittelpunkt. Ein schönes dickes Heft regt Kinder und Eltern an, von sich zu erzählen, frei zu schreiben und die Freude an den gemeinsamen Erinnerungen mit anderen zu teilen. Hier sollen keine druckreifen Werke entstehen, sondern kleinste Geschichtchen, die von dem Glück, der Angst und dem Mut der ersten Lebensjahre erzählen. Wenn es gelingt, die erlebten Gefühle mit Text und Bildern einzufangen, ist es völlig egal, wieviele Rechtschreib- und Grammatikfehler drin sind. Das sollten auch diejenigen wissen, die in solch einem Privatheft lesen dürfen. Kinder, die nie mit ihren Eltern Erlebnisse formulieren, Geschichten nacherzählen oder ausdenken, etwas aufschreiben und dabei auch Fehler dürfen, sitzen später in der Schule oft ratlos vor dem Aufsatzheft.

Natürlich kann man die wertvollen ICH-Hefte auch beduften: Auf ein Papiertaschentuch gibt man 3 bis 5 Tropfen einer Kindermischung z.B. Zimt, Vanille, Orange (1 2 4), legt es in die Heftmitte und sperrt die Hefte mindestens eine Woche in eine luftdichte Dose.

KURZGESCHICHTEN

Den meisten Kindern und Lehrern ist die herkömmliche, manchmal schwerfällige Aufsatzarbeit ein Graus. Die Kinder können Stilübung und Thema meist nicht verbinden, und die zweite Überarbeitung einer Geschichte kann eine zähe, lustlose Angelegenheit sein. Für Lehrer ist es alles andere als eine Freude, diesen zweiten Entwurf und sodann auch noch die Reinschrift desselben Themas zu korrigieren.

In der Kürze liegt die Würze

Um dieser Langeweile zu entgehen, schreiben wir „Kurzgeschichten". Dabei gebe ich zum Beispiel mit einem unvollständigen Bild einen Anstoß, zu leiser Musik darf jedes Kind still für sich seine Idee mit Bleistift in das angefangene Bild skizzieren. Nach fünf Minuten kommen wir zum Kreis und erzählen ganz kurz unsere Einfälle. An dieser Stelle kann ich kleine Anregungen zur Gestaltung geben. Nun schreiben wir unsere Geschichtchen flott auf, denn die ganze Arbeit soll nicht länger als eine Schulstunde dauern. Wo es mit der Phantasie hapert, helfe ich flüsternd. Zu Hause korrigiere ich den rechtschreibsicheren Kindern in ihren Entwurf hinein, den unsicheren Kindern schreibe ich ihre Geschichte nochmal ab. Am nächsten Tag bekommen die Kinder ihr Geschichtchen zur Reinschrift. Dieses Abschreiben und dazu ein passendes Bild Malen ist für alle eine genußvolle leise Stunde mit Duft und Musik. Mit etwas Übung entsteht in zwei bis drei Schulstunden ein Aufsatz, Gattung Kurzgeschichte. Grammatik und Stilübungen trenne ich bewußt ab. Die Schreibsicherheit wächst dennoch mit jeder Geschichte.

PHANTASIEREISEN

Dazu möchte ich das Buch von Maureen Murdock empfehlen (17). Die Übung: „Das Haus der Wahrnehmung" ist ein phantasievoller Frühjahrsputz in den Zimmern des Sehens, Hörens und Riechens. Auch Geschmack und Tastsinn kommen dran. Sehr geheimnisvoll ist es, die alte Wendeltreppe zum Dachboden hinaufzusteigen. Zwischen staubigen Spinnweben und flatternden Fledermäusen wohnen dort oben der sechste Sinn, die innere Einsicht und die außersinnlichen Wahrnehmungen. Überall gibt es viel zu entdecken, und es gibt auch ein Fenster nach draußen ...

Die Phantasie reist frei von Zeit und Raum

Phantasiereisen kann man nicht unter Zeitdruck machen, aber es lohnt, sich die Zeit zu nehmen. Diese Übungen sind ein guter Weg, mit der Intuition in Kontakt zu kommen und durch die inneren Bilder den eigenen, oft unzuverlässigen Gefühlen stabiler zu begegnen. Ganz deutlich tragen solche Erfahrungen dazu bei, sich selbst besser wahrzunehmen. Positive Veränderungen geschehen bei jedem einzelnen Kind und in der gesamten Gruppe. Dies zahlt sich in Familie, Kindergarten, Schule und jeder anderen Gruppe doppelt aus.

Dieses grenzüberschreitende Denken und Fühlen soll deutlich strukturiert sein. Kinder brauchen Klarheit, wann sie einerseits bewußt sprechen, zuhören, mitdenken oder arbeiten sollen und wann sie andrerseits mit der eigenen Intuition Kontakt aufnehmen, nach innen lauschen und in Gedanken versinken dürfen. Es ist sehr sinnvoll, mit kleinen Zeichen Beginn und Ende solcher Phasen zu gliedern. Alle Phantasiereisen kann man mit Duft führen oder begleiten.

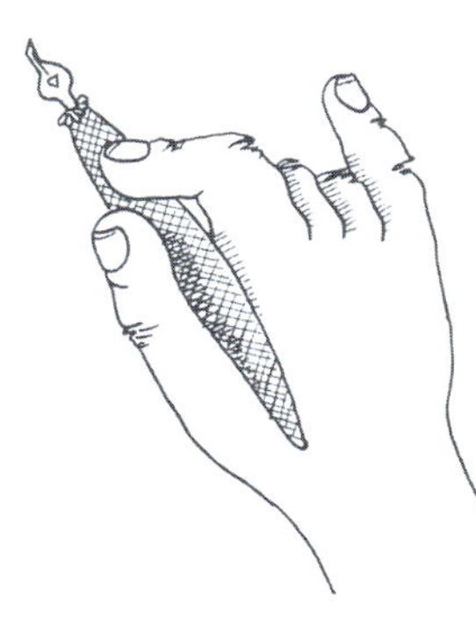

CLUSTER

Cluster sind eine gute Hilfe, intuitive Ideen zu formulieren

Phantasiereisen können auch die Vorbereitung eines Aufsatzes sein. Solch komplexe, intuitive Eindrücke in Worte zu fassen, gelingt am besten mit der Methode des Clusters, nachzulesen im Buch „Garantiert schreiben lernen“ von Gabriele L. Ricco. Im Wesentlichen wird dabei das Thema in die Mitte eines Blattes geschrieben und ringsherum notieren wir mit Stichworten, kurzen Sätzen oder Zeichnungen unsere Ideen dazu. Es entsteht ein Spinnennetz von Worten. Erst dann entscheiden wir, nun kritisch, welche Idee wir zu einer Geschichte ausbauen, welche Stichworte wir dabei berücksichtigen und was wir weglassen. Ganz von selbst trennen die Kinder nun Wichtiges von Unwichtigem, werden zunehmend fähig, Merk“würdiges“ zu erkennen und schriftlich zu formulieren. Diese besondere Art, ein Brainstorming zu notieren, kommt dem Denken der rechten Gehirnhälfte sehr entgegen. Erst im zweiten Schritt benutzen wir wieder die linke oder auch beide Gehirnhälften. Damit die Rechtschreibung kein Problem ist, dürfen die Schüler mit einem Zettelchen zu mir kommen. Sie benutzen mich als Lexikon, erleben, daß ich auch nicht alles weiß und manchmal sogar blättern muß. Ganz unauffällig kann ich dabei Tips für die Gestaltung dieser individuellen Aufsätze geben.

SCHREIBGESPRÄCH

Beim Schreibgespräch kommen Stille zu Wort, Vielredner müssen sich kurz fassen

Ältere Schüler können zu ernsten Themen ein Schreibgepräch machen. Dabei liegen auf Tischen große Blätter mit Satzanfängen. Beispiel zum Thema „Tod und Sterben“:
Tod und Sterben - Ich wünsche mir...
Tod und Sterben - Wenn ich ganz ehrlich sein soll, dann...
Tod und Sterben - Ich weiß nicht recht, aber...
Tod und Sterben - Aus tiefstem Herzen wünsche ich mir...
Tod und Sterben - Manchmal habe ich Angst, weil...
Tod und Sterben - Ich habe schon mal geträumt, daß...
Tod und Sterben - (leer)...
Man braucht für dieses Thema ausreichend Zeit und eine Gruppe, die es gewohnt ist, mit den Äußerungen der anderen vertrauensvoll umzugehen. Die Kinder sollten Erfahrung in Brainstorming und im Umgang mit Clustern haben (siehe oben). Bei einem Schreibgespräch kommen auch die Stillen zu Wort, und notorische Vielredner müssen sich kurz fassen. Jeder kann bereits Geschriebenes aufgreifen, weiterschreiben oder Fragen dazu formulieren. Duft und leise Musik helfen, die Stille und die Konzentration während dieser Arbeit zu halten.

Wer Intuition zum Ziel macht, darf das Thema Sterben und Tod nicht aussparen. Auch Kinder erleben diese Endgültigkeit. Und wenn sich der erste Schmerz gelegt hat, tut es gut, zusammen darüber zu reden. Das Bilderbuch „Fräulein Ophelia" von Michael Ende ist ein schöner Anfang. „Der Mann, der die Sterne glänzen ließ" von Claude Clement führt ebenfalls in unerwartete Ebenen des Lebens.

MASSAGEN

Massieren ist eine Kunst und man sollte selbst hin und wieder eine richtige Massage bekommen. Egal, ob Rücken, Gesicht, Nacken, Beine oder Fußsohlen, es tut sehr gut, auch mal verwöhnt zu werden. Es gibt immer wieder Kurse, in denen man Massage lernen kann. Für den Beginn mit der Kindergruppe ist das noch nicht nötig. Wir klopfen, patschen, kneten, streicheln und krabbeln erst uns selbst und spüren dabei, wie zart oder wie fest es noch angenehm ist.

"Schnurren oder Knurren" heißt die Parole beim Massieren

Nun darf sich ein Kind hinlegen - in der Schule auf die Bank - und wir massieren uns gegenseitig. Das ist auch durch Pulli und Hose noch ein großer Genuß. Kinder sind beim Massieren sehr erfinderisch, probieren vielleicht ein ganz besonderes Kraulen, das sie nach dem Wechsel natürlich auch an sich selbst spüren wollen. „Schnurren oder knurren" heißt die Parole. Wem's gefällt, der schnurrt wie eine sanfte Katze, wem's weh tut, der darf knurren. So hat man Rückmeldung ohne Worte.

Für die kleinen Massagen auf der Haut verwende ich gerne Jojobaöl, doch ist auch jedes andere pflanzliche Hautöl geeignet. Jojobaöl hat den Vorteil, daß es selbst fast ohne Geruch ist und auch nicht ranzig wird.

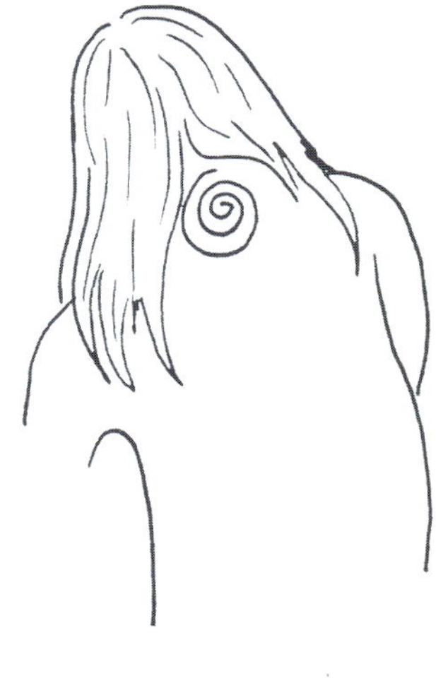

STREICHELSCHNECKE

Dabei wird die Stelle um den siebten Halswirbel im Nacken ganz langsam spiralförmig gestreichelt. Manche mögen es linksherum, manche lieber rechtsherum. Ausprobieren! Ein Tropfen beduftetes Hautöl und leise Musik steigern die Entspannung. Drei Minuten genügen. Wenn sich in der Schule die Banknachbarn abwechseln, ist eine ganze Klasse in kurzer Zeit entspannt.

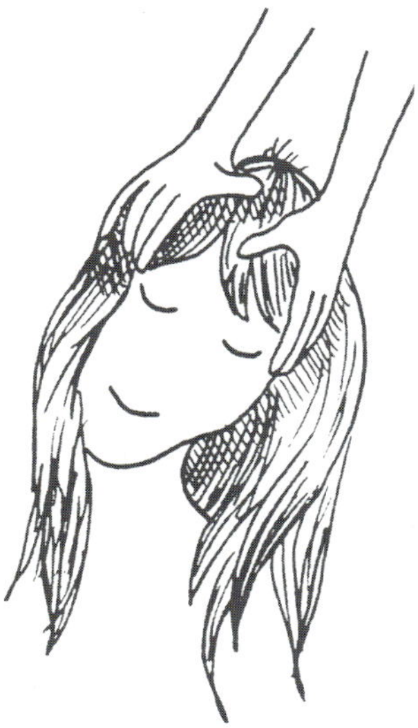

ZAUBERSHAMPOO

Frische Duftnoten (5 bis 20 Tropfen) werden in kohlensäurefreiem Mineralwasser (100ml) verschüttelt. Diese Mischung kann man in eine Sprühflasche geben und Friseur spielen. Vor jedem Sprühen muß die Duftöl-Wassermischung durchgeschüttelt werden. Beim Sprühen macht man die Augen fest zu. Wir massieren die Kopfhaut so sanft und vorsichtig wie ein Meisterfriseur.
Die Kunden dürfen schnurren oder knurren, je nach dem, ob es angenehm oder zu fest ist. Man kann die Haare ausstreifen und erstaunlich fest ziehen, bevor der Partner zu knurren beginnt. Haare sind wie Antennen und geben unserem Kopf mit Leichtigkeit die Duftinformationen weiter. Die Kombination von Berührung, Bewegung und Duft läßt limbisches System und Stammhirn schnurren, und nur wenn sie sich wohlfühlen, sind sie zur Kooperation bereit.

ELEFANTENOHR-MASSAGE

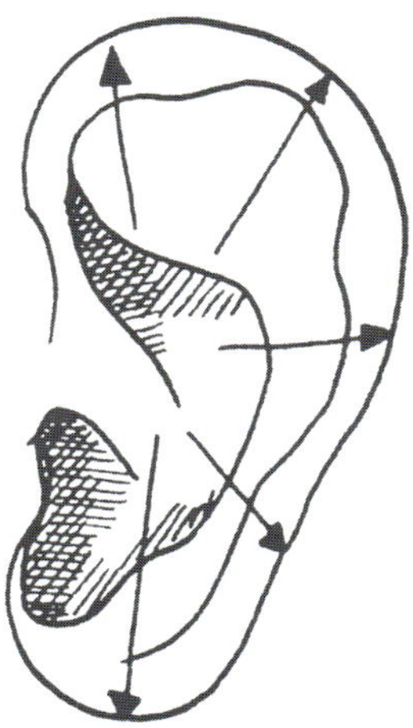

Dabei behandelt sich jedes Kind selbst. Zwischen Daumen und Zeigefinger werden die Ohren massiert, denn hier sind stellvertretend für den ganzen Körper Energiepunkte, und mit einer kurzen Massage wird das ganze System geweckt.
Auf einer Untertasse mische ich wenig Jojobaöl mit Lavandin (pro Schüler 1/2 Tropfen) und mit dem Zeigefinger kann jedes Kind schnell ein bißchen nehmen. Die meisten Kinder mögen Lavendelduft, wird jedoch zusätzlich ein Zitrusöl verwendet (Zitrone, Orange, Mandarine), so sind bestimmt alle einverstanden. Nach dieser kurzen Selbstmassage läßt es sich sehr gut Diktate schreiben, denn die Ohren sind so groß wie bei Elefanten und uns entgeht nicht ein einziger Buchstabe. (Die Ohrmassage findet sich bei der Qi Gong Heilgymnastik und auch als „Denkmütze“ in der Kinesiologie.)

FUSSMASSAGE

An den Fußsohlen sind manche Kinder so kitzlig, daß sie sich nur selbst berühren können, ohne zu kichern. Doch ebenso wie beim Ohr gibt es hier zu jedem Organ Reflexzonen, und eine Fußmassage wirkt stets auf den ganzen Körper. Für Kleine kann man die Fußbehandlung in eine Geschichte verpacken. (Daheim Füße waschen und frische Socken anziehen lassen.)

* DUFTGESCHICHTE: ERFRORNE FÜSSE

Eine Mitmachgeschichte voller Bewegung, Berührung und Duft

Diese Duftgeschichte kann man nicht vorlesen. Man merkt sich die Erzählstationen und entwickelt sie zusammen mit den Kindern. Bereits am Anfang sucht die Gruppe Namen aus und bereichert die Handlung mit wörtlichen Reden. Die Kinder entscheiden mit, welche Aufgabe an der Tür der Fee erfüllt werden muß und erfinden besonders angenehme Streichelarten bei der Duftmassage.

Kinder (Namen geben) spielen im Wald und verlaufen sich. Es wird dunkel und kalt. Sie müssen einen Fluß durchqueren (ein blaues Tuch oder sogar eine Schüssel mit warmem Wasser). Die Nacht bricht herein, und es beginnt zu schneien. Der nächste Fluß ist schon fast zugefroren (ein weißes Tuch oder eine Schüssel mit Eiswürfeln). Die Kinder können kaum noch laufen, da sehen sie ein Licht zwischen den Bäumen. Es ist das Zauberschloß einer guten Fee. Es gibt keine Klingel an der Tür, dafür muß man die Fee mit einem speziellen Zauberspruch wecken (Lied singen, Gedicht aufsagen, zählen, etwas vorrechnen, was auf Englisch sagen...). Die gute Fee läßt die schüchternen Kinder eintreten. Als sie die erfrorenen Füße bemerkt, holt sie schnell eine Schüssel mit warmem Wasser und ein duftendes Zauberöl, mit dem sich die Kinder nach dem Fußbad die Füße einreiben (und vielleicht gegenseitig massieren). Die Fee zeigt den Kindern, wie man mit Streicheln zaubern kann. Eine Hand streicht vom großen Zeh an der Innenseite der Wade bis zum Knie, die andere Hand beginnt beim Knie und streicht gleichzeitig nach unten bis über alle Zehen. Das Streicheln ist so schön, daß wir es ganz oft wiederholen, innen hinauf und außen herunter. Danach sind alle so müde, daß sie auf dem weichen Feenbett einschlafen. Im Traum fliegen sie wie auf einem Zauberteppich in die Zukunft, in die Vergangenheit oder in ein anderes Land.(31)

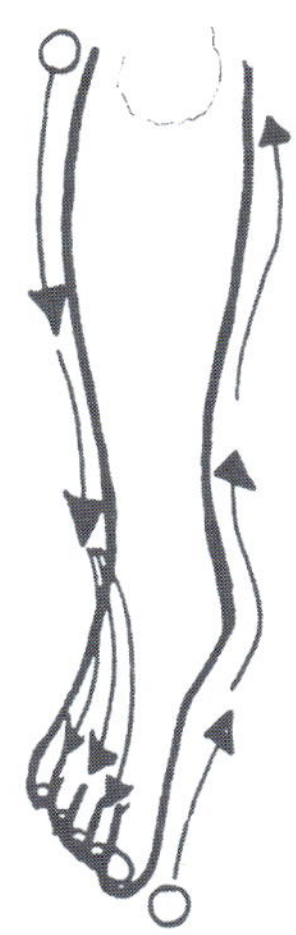

KÖRPERMASSAGEN

Ganzkörpermassagen geben wir uns in der Familie. Die lustigste Kichermassage ist es, sich gegenseitig mit Rasierschaum einzuseifen.

Nach dem Baden massieren wir uns mit duftenden Hautöl. Wird ätherisches Öl bei einer Ganzmassage großflächig auf der Haut verteilt, so sind die Duftmoleküle schon nach zwanzig Minuten in der Blutbahn nachzuweisen. Das fette Hautöl, die Berührung und die Bewegung der Haut durch die Massage ermöglichen es dem ätherischen Öl, so rasch einzudringen. (Wer mag, wagt den Beweis im Selbstversuch. Hierzu die Fußsohle mit einer zerdrückten Knoblauchzehe einreiben. Sehr bald ist der Knoblauchgeschmack in Atem und Mund. Spätestens jetzt wird deutlich, daß eine innerliche Einnahme völlig überflüssig ist.) Auch wenn wir selten in den Genuß einer ganzen Massage kommen, nach dem Duschen oder Baden kann man sich selbst mit einem Duft verwöhnen. Dazu wird in einem Eierbecher etwas Hautöl mit 1 bis 5 Tropfen ätherischen Öles gemischt, und man „salbt" sich, solange die Haut noch naß ist.

WEGE ZUR MEDITATION

Massagen und Meditationen sind schöne Wege, Kindern mehr Selbstvertrauen und größere Zuversicht zu vermitteln. Allerdings sind sie kein Hilfsmittel, um Disziplinschwierigkeiten zu lösen. Ist die Rangordnung in der Gruppe noch nicht klar, kann man mit den besten Absichten enttäuschende Erfahrungen machen. Kreative, offene Angebote eignen sich nämlich besonders gut, um Ärger zu inszenieren. Zudem bedeuten so ungewohnte Sachen wie Massage und Meditation für viele Kinder eine Verunsicherung. Sie brauchen bei den Anfangserfahrungen eine Leitung, der sie sich anvertrauen können. Diese Leitung muß die Konzentration stellvertretend für alle Zappelkinder halten können.

„Spätestens im 6. Lebensjahr ist das Kind dann so weit, daß es sich als Mitglied einer Gruppe fühlen und aus eigener Verantwortung die Regeln dieser Gruppe akzeptieren kann. Das macht seine Schulreife aus."(21). Leider steigt von Jahr zu Jahr die Zahl der Kinder, die in diesem Sinne völlig schulunreif sind. Es ist eine Herausforderung an alle Beteiligten, solchen individuellen Defiziten zu begegnen. Wer den Wissensteil vom Gehirn gelesen hat, weiß auch, warum wir mit unserem Pädagogenlatein so schnell am Ende sind. Es gibt immer mehr Kinder, denen wichtige Grunderfahrungen fehlen, was bei gemeinsamen Erlebnissen ständig stört. Diesen Kindern ist es ein besonderes Bedürfnis zu spüren, daß der Erwachsene wirklich stark genug ist, die Ordnung der Gruppe durchzusetzen. Viele Kinder wollen dies „hautnah" spüren, unter vier Augen, wobei sehr leise Gesprochenes mehr beeindruckt als lautes Geschrei. Doch die Worte sind nicht so wichtig wie überzeugende Mimik und Gestik. Mimik und Gestik sind dann überzeugend, wenn wir intuitiv aus dem Herzen handeln. Wenn Kinder auch nach solch liebevoller Zuwendung nicht fähig sind, sich in die Gemeinschaft einzufügen, müssen sie die Konsquenzen tragen und bei Massage und Meditation die Klasse verlassen. Wir klären dies vorab: „Wähle jetzt, was du tun willst!“ Übrigens, wenn es gelingt zu zeigen, wie schön Massage und Meditation sind, gibt es keinen, der dann lieber geht. Es versteht sich von selbst, daß die Gruppenleitung das schwierigste Kind eng zu sich holt und ihm durch ihre Nähe Sicherheit gibt. Voraussetzung dazu sind eigene Stabilität und persönliche Erfahrungen mit Massage und Meditation.

Ich beschreibe nun mögliche Wege zu Konzentration, Sammlung und Meditation. Hilfreiche Begleiter können Musik und Duft sein.

ENTSPANNUNG

Einzelteile dieser Übung haben wir schon vorweg als Entspannung geübt. Darstellende Spiele wie Schneemann in der Sonne, Butter in der Pfanne, Eis auf der Zunge führen lustvoll zum Ziel. Bei der großen Entspannung liegen die Kinder auf dem Rücken und werden schrittweise durch die Übung geführt, jede Bewegung wird dreimal gemacht:

Entspannung können wir nicht „machen“. Wir erlauben, daß sie geschieht

* *Entspannung mit Bewegung:*
Füße und Zehen hochziehen, anspannen...und locker lassen.
Zehen nach unten drücken, anspannen...und locker lassen.
Beide Beine fest anspannen...und locker lassen.
Den Po anspannen...und locker lassen.
Den Rücken (Wirbelsäule) zum Boden drücken...und locker lassen.
Beide Arme anspannen, dabei Fäuste machen. .und locker lassen.
Den Kopf ganz sanft hin- und herrollen, wie in Zeitlupe, genieß es...und wieder zur Mitte zurück.
Spanne alle Gesichtsmuskeln an, wie zu eine wilden Grimasse...und dann laß es geschehen, daß diese Maske schmilzt wie Schnee im Sonnenschein.

* *Entspannung in der Vorstellung:*
Ohne sich zu bewegen, werden die Kinder nochmals den gleichen Weg geführt, diesmal sollen sie nur wahrnehmen und das angenehme Gefühl verinnerlichen:
Die Füße sind ganz locker, müde, sie schlafen.
Beide Beine sind entspannt, müde, sie schlafen.
Der Po ist ganz locker, weich und müde...(und so weiter, bis zum Abschluß:) Laß deinen Körper nun entspannt schlafen. Gleich-

zeitig ist dein Kopf hellwach, und die Gedanken ziehen vorbei wie weiche Wolken.

Wer mag, bleibt auf dem Rücken liegen, wer mag, kuschelt sich jetzt in eine eigene bequeme Stellung. Eine Phantasiereise kann folgen oder eine besonders entspannte Atemübung, einer Musik kann man nun ganz anders lauschen, einer Geschichte zuhören und das „Kino“ im Kopf genießen.

INNERE BILDER

* Manche Kinder schlafen bei dieser Entspannungsübung ein, sie müssen diesen entspannten Wachzustand erst üben. Manche Kinder kleben aus Unsicherheit so eng an der Realität, daß es in ihrem „Kino“ dunkel bleibt, sie nehmen keine inneren Bilder wahr. Hinführende, häufig wiederholte Übungen und die Erzählungen der anderen machen jedoch alle neugierig und irgendwann klappt es schon.

* Mit den Augen kann man dieses *„Nicht-aktiv-sein-und-dabei-Verborgenes-wahrnehmen“* üben: Es gibt eine neue Generation von 3-D-Bildern, die bei entspannter Betrachtung von einem zweidimensionalen Muster in die dritte Dimension rutschen. Dies gelingt nicht mit Willen und Anstrengung, sondern nur mit entspannter Gelassenheit.

Es ist interessant, welche Beachtung diese Bücher finden. *Mit-den-Augen-die-Welt-sehen-und-beurteilen* ist modernen Menschen sehr vertraut. Mir gefällt es, daß jeder nun auf bekannter Ebene diesen Wechsel der Dimensionen erleben kann. Leider ist es bis auf wenige Bilder geradezu ärgerlich, welch dumme Motive das „magische Auge“ wahrnehmen soll. Was ist denn am Auge „magisch“, wenn es auf kämpfende Kängurus oder verrückte Motorräder getrimmt wird?

Dennoch können wir in der neuen Erfahrung des 3-D-Sehens einen Wegweiser finden für unsere Suche nach anderen Arten der Wahrnehmung, frei von Suchtmitteln und Drogen. Was könnte geschehen, wenn wir analog dazu mit weiteren Sinnen verborgene Ganzheiten wahrnähmen? Unser geistige Horizont hätte als Grenze ausgedient. Wir könnten im Wechsel zwischen Ganzheit und Einzelheit unser Leben vielleicht neu wahrnehmen.

PRÜFUNGEN

Schon bei der Vorbereitung lernen wir auch in den „Sprachen" der älteren Gehirnteile

* *Vorbereitung:* Wenn man sich auf Prüfungen vorbereitet, sollte man den Lernstoff möglichst mit einer „Sprache" der alten Gehirnteile koppeln. Das kann Duft, Farbe, Geschmack, Bewegung oder Berührung sein. Wer zum Beispiel gerne mit Zitronenduft arbeitet, könnte zur Prüfung ein beduftetes Taschentuch oder sogar ein Zitronenölfläschchen mitnehmen. Wer die Farbe Gelb mag, könnte auf einer gelben Schreibunterlage arbeiten, ein gelbes Mäppchen nehmen oder sich in Gelb kleiden.

* *Pausen:* Die Arbeit an Schreibtisch und PC sollte man sowieso durch intuitiv gesetzte kleine Pausen unterbrechen und aufstehen. Ohne je einen Jogakurs besucht zu haben, lassen wir uns nun vom eigenen Körper die gewünschten Ausgleichsbewegungen zeigen, strecken und dehnen uns genußvoll, gähnen, summen und brummen, singen oder tanzen oder erlauben unserer Tiernatur einmal, kräftig aufzuheulen.

* *Aktiverung gelernter Information:* Mit Bewegung und Berührung haben wir in großen Examensprüfungen nicht ganz soviel Freiheiten, doch auch eine symbolisch angedeutete Bewegung kann Gelerntes wieder aktivieren. Ein Beispiel: Am Telefon sagt man uns eine Adresse, und es ist wiedermal kein Stift da, um sie gleich zu notieren. Später, am Schreibtisch, haben wir Stift und Papier, aber die Adresse fällt uns beim besten Willen nicht mehr ein. Wir stehen auf, gehen zurück zum Telefon, doch bevor wir den Hörer in die Hand nehmen, fällt uns die Adresse wieder ein. Die Wiederholung der gleichen Situation schenkte uns den Zugriff auf vergessene Information (25).

* *Mentale Tips für Fortgeschrittene:* Für Prüfungen, bei denen wir nicht aufstehen und uns bewegen dürfen, üben wir es, die „Sprachen" der alten Gehirnteile zu verinnerlichen. Beim Lernen verknüpfen wir zum Beispiel Lerninhalt mit Duft und Farbe. Wer seine geistigen Fähigkeiten trainiert hat, dem genügt schon die Erinnerung an Duft und Farbe, um den Lerninhalt wieder sicherer abzurufen. Die mentale Vorstellung von Duft, Farbe, Bewegung oder Körpergefühl ruft Gelerntes wieder ins Bewußtsein, wenn wir es schaffen, entspannt zu bleiben. Eine vertraute Grundübung erleichtert es enorm, dieser Aufregung vor Proben und Schularbeiten anders zu begegnen.

**Grundübung:* Beide Beine stehen rechtwinklig wie Säulen auf dem Boden. Die Füße reiben hin und her...halten still und spüren die Verbindung zum Boden.
Mit den Händen ziehen wir uns auf die Sitzfläche...ganz fest...und locker lassen.
Die Schultern locker hängen lassen.
Die Augen zufallen lassen. Sich vorstellen, daß die Wirbelsäule wächst und den Kopf in die Höhe schiebt.
Tief Luft holen...anhalten...langsam ausatmen (wenn's nicht stört, dabei brummen und summen, beim zweiten Mal stöhnen und gähnen)...
Ein drittes Mal Luft holen und beim Ausatmen den Zauberspruch sprechen (der gemeinsam gefundene „Zauberspruch" wird dreimal - immer leise werdend - gesprochen).
Nun die Augen aufmachen und gelassen an die Arbeit gehen.

AFFIRMATIONEN

**Affirmationen sind innere Leitsätze,* die uns je nach Inhalt stärken oder schwächen. Wie bei modernen Reklameleuchten laufen diese Sprüche permanent über unser Fühlen und Denken. Leider meist negativ: „Das schaff ich nie!...Das ist viel zu schwierig!...Gib auf, bevor's zu spät ist!...Ich hab's ja gleich gewußt!" Es ist schön, wenn wir es schaffen, solch schwächende Affirmationen aufzulösen. Doch genügt es hierbei nicht, nur positiv zu denken. Man muß unbedingt auch positiv fühlen lernen. Und das geschieht erst dann, wenn der Wechsel zwischen Logik und Intuition klappt.

**„Ich streng mich an, so gut ich kann,"* könnte ein positiver Zauberspruch heißen. Der Leitsatz muß frei sein von Verneinungen und sollte rhythmisch fließen. Weil unser Unterbewußsein keine Verneinung kennt, kommen negative Kommandos bei ihm falsch an. Den Satz: „Ich bin nicht aufgeregt" versteht es so: „Ich bin aufgeregt". Die rechte Gehirnhälfte übersetzt die Worte in Bilder und belichtet sofort die Vorstellung: „aufgeregt sein". Es gibt kein „Nicht-Bild" auf der Gefühlsebene. Dies ist ein wichtiger Grund, möglichst direkt und positiv zu formulieren. Ironische Verneinungen überfordern das emotionale Unterbewußtsein nicht nur von Kindern.

Verneinung ist eine Erfindung der linken Gehirnhälfte

Wer sich von Negativem wie Angst, Sorgen oder anderen Lastern lösen möchte, formuliert so : „Ich bin frei von..." oder „Ich bin frei vom Wunsch nach...". Stärkende Affirmationen sind eine gute

Hilfe, doch sind sie allein zu schwach für große Veränderungen. Man muß mehr im Leben umstellen, als nur die eigene innere Reklametafel.

ANSPANNUNGSÜBUNGEN

* In der Schule brauchen wir nicht nur Entspannungsübungen. Manche Kinder haben *zu wenig Körperspannung*, sie sitzen schlaff in der Bank und halten sich für „cool". Leider sinkt auch ihre restliche Energie Richtung Nullpunkt, und zum „Nullbock" ist's dann nicht mehr weit. Bei vielen wären tonus-steigernde Übungen die richtige Hilfe. Doch wie sollen wir gleichzeitig die einen beruhigen und die andern antreiben?

Kaugummiturnen trainiert die Mundmotorik

* *Schlaffe Kinder lassen oft den Mund offen* und ihren Unterkiefer hängen. Dadurch liegt die Zunge faul im Mund. Eigentlich sollte sie am oberen Schneidezahnrand einen wichtigen Energiekreislauf schließen, doch dazu gehört gesunde Spannung. Das läßt sich mit Kaugummiturnen üben. Wir kauen laut und leise, wir formen im Mund eine Kugel, einen dünnen Pfannkuchen, einen Würfel, eine lange Schlange, wir ziehen den Kaugummi aus dem Mund und holen ihn mit den Lippen - ohne Hände - wieder zurück, wir kleben ihn oben in den Gaumen, lassen ihn um die Zunge Saltos schlagen und dergleichen mehr. Es macht Spaß, jedesmal zu vergleichen, was Mund und Zunge geformt haben, denn das Berührungsempfinden im Mund ist oft ganz anders als das sichtbare Ergebnis.

GRENZEN

* In den heute üblichen Großgruppen kann man diese Übungen meist nur in reduzierter Form improvisieren. Es geht auch. Aber schlecht. Je mehr Kinder, umso weniger Platz, umso weniger Nerven, umso weniger Zuwendung. Die Menge an Konflikten wird unerträglich, die Gruppe wird zum Pulverfaß. Von Konfliktlösung kann keine Rede mehr sein. Ein einzelnes Zappelkind läßt sich ja noch beruhigen, doch auf die Mutation des „Lehrerkörpers" mit zwölf Armen oder mehr läßt uns die Genforschung noch warten.

* Es gibt unzählige Meditationsmöglichkeiten mit Kindern. Voraussetzung ist hierbei allerdings eigene Erfahrung und Übung. Als Anfänger lernt man es am besten in Kursen, denn auch Erwachsene werden durch die Energie einer Meditationsgruppe verstärkt. In Gottesdiensten kann man diese zentrierende Kraft ebenfalls spüren.

DUFTERLEBNISSE MIT KINDERN

Wenn ich nun noch mehr Ideen für den Einsatz von Düften in der Schule aufschreibe, könnte man fast an Verschwendungssucht denken. Allerdings sind durch die Preise der Öle unseren Versuchen, die Kinder zu betören, natürliche Grenzen gesetzt. In Amerika wird alles gerne noch schneller übertrieben als bei uns, und so gibt es dort mitunter schon „duftfreie Zonen“, um vor der - meist synthetischen - Beduftung flüchten zu können. Man sollte auch nicht täglich in Düften schwelgen, denn sonst artet das Ganze zur Zwangsbeduftung aus. Auch ein Tag ohne Wohlgeruch kann ein wunderbarer sein. Viele Anregungen lassen sich in Familie und Kindergarten oder Jugendgruppe meist noch besser als in der Schule verwirklichen. Feiern Sie ab und zu ein Fest der Sinne!

SCHULJAHRESBEGINN

ERSTER SCHULTAG

Den für Schulanfänger, Lehrerin und Eltern so aufregenden ersten Schultag kann ein feiner Duft positiv mitgestalten. Das erste Dufterlebnis in der Schule muß ja nicht aus Putzmittel und Kloduft bestehen. Viele Vorbehalte gegen Schule gründen auf die unangenehmen Riecherfahrungen von Schweiß und Urin, die man sein Lebtag nicht mehr vergißt.
Erklärt man am Elternabend, warum man ätherische Öl verwenden möchte, so sind die Eltern bestimmt gerne bereit, etwas Geld für die Unkosten beizusteuern. Daß Duftöle heilsam sind, weiß mittlerweile fast jeder. Der Unterschied zwischen synthetischen und natürlichen Aromen ist meistens unklar. Die in diesem Buch beschriebenen Wirkungen beziehen sich ausdrücklich auf reine, natürliche Duftöle.

MORGENKREIS

Wir stehen jeden Morgen im Kreis, singen ein Lied und beten: „Lieber Gott, die Schule beginnt. Leg deine Hand um jedes Kind, daß wir alle mit deinem Segen gut und gerne lernen mögen. Amen." Wir legen die Arme umeinander, damit dieser Segen auch spürbar wird. Zum Abschluß kraulen wir den Rücken der Nachbarn ein bißchen. So schön fühlt es sich an, wenn wir zusammenhalten und einander stärken.

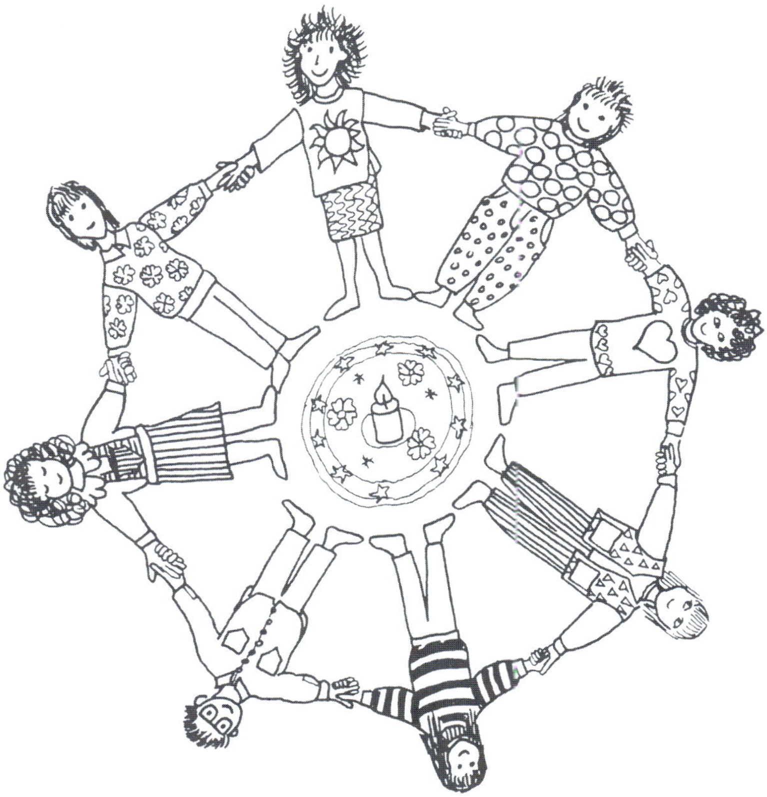

ABC DER DÜFTE

Wo immer es möglich ist, sollen die Kinder mit allen Sinnen lernen dürfen. Um das ABC auch duftend zu erfassen, kann man Riechfläschchen mit Gewürzen aus der Küche, mit getrockneten Pflanzenteilen oder mit einer Duft-Jojobamischung füllen (auf 10ml Jojobaöl kommen 1 bis 5 Tropfen Duftöl). Dieses duftende Hautöl dürfen die Kinder als Parfüm benutzen, andere raten lassen oder den Duft der rechten und der linken Hand mischen. Manche Fläschchen sind so beliebt, daß man sie mehrmals auffüllen muß.

Anis, Angelika
Bergamotte, Benzoe
Clementine,
Cassia
(chinesischer Zimt)
Douglasie, Dill
Estragon,
Eukalyptus
Fenchel,
Fichtennadel
Grapefruit,
Geranie
Honig,
Ingwer
Jasmin

Kiefer, Koriander,
Knoblauch,
Kümmel
Lavendel,
Lorbeerblätter
Mimose,
Majoran, Maggi
Nelke
Orange
Pfeffer, Petersilie,
Paprika, Patchouli
Quendel
(= Feldthymian)
Rose, Rosmarin,
Ringelblumen
Salbei, Sandelholz,

Schafgarbe
Thymian,
Tolu, Tagetes
U: ?
Vanille, Vetiver
Weihrauch, Wacholderbeeren
X: ?
Ylang Ylang
Zimtrinde,
Zitrone

(Zu U und X habe ich noch keinen Duft entdeckt.)

Schön ist es, wenn diese Buchstaben zusätzlich noch verspeist oder getrunken werden:

Apfel-Ananas
Banane-Birne-Breze
Clementine
Dattel
Eukalyptusbonbon-Erdnüsse
Fencheltee-Feigen
Grapefruit-Gänseblümchen.
Honig-Hagebuttentee-Haselnüsse-Holunderküchle-Holunderbeerentee
Ingwerplätzchen
Johannisbeeren
Kamillentee-Kokosnuß-Korianderbrot-Kürbiskerne-Kekse
Lakritze-Lindenblütentee
Mandeln-Melone-Melissentee
Nudeln-Nüsse
Orangen Oreganopizza

Petersilie-Popcorn-Paprika
Quittenmarmelade
Rettich-Radieschen-Rapunzeln (=Feldsalat)
Schokolade-Soße-Suppe-Sanddorn
Trauben
U ?
Vanillepudding-Verbenentee
Walnüsse Wacholderbeeren-Weizen-Wermuttee (er schmeckt schrecklich bitter und wir probieren nur einen winzigen Schluck.)
X ?
Y ?
Zimtzucker-Zitronensaft.

Man soll aber nicht das ganze ABC beduften und verspeisen, Perfektion macht die Sache mühselig und langweilig. Man kann die Kinder zwischen zwei Düften auch einmal prüfen lassen, welcher Duft zum kuscheligen „m“ und welcher zum zischenden „z“ am besten passen würde (Vanille, Minze). Das schafft Querverbindungen im Denken.

HERBST

ERNTEDANK

„Tanzen wir den Erntetanz, wollen wir uns drehen, was wir alles ernten durften, soll ein jeder sehen!" So singen wir am Erntedankfest und freuen uns über Obst und Gemüse, Getreide, Nüsse und Samen, über Kräuter und Honig, wir schmecken und schnuppern. An unserem Erntebaum hing auch schon mal ein Büschel Heu, weil es ja auch zum Erntedank gehört und so gut riecht. Mir tut jede Kuh leid, die statt duftenden Heues stinkendes Silofutter fressen muß.

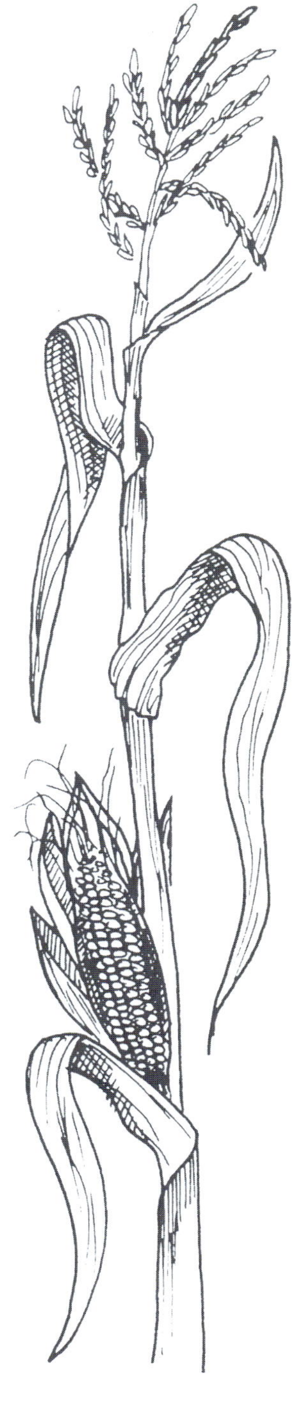

INDIANISCHES ERNTEDANKFEST

Mit dem Märchen von der Maismutter feiern wir Erntedank einmal ganz anders. Schon am Tag zuvor werden als Einstimmung Maiskolben auf braunes Tonpapier gemalt. Die gelben Körner lassen sich mit Borstenpinseln gut stempeln, wenn das Gelb mit Deckweiß gemischt wird.
Bevor die Feier beginnt, setzen wir einen großen Topf mit Wasser und Maiskolben auf. Nun schließen wir die Vorhänge und zünden in unserem Sitzkreis ein „Lagerfeuer" an (ein paar Kerzen). Anschließend wird die „Friedenspfeife" geraucht. In einer Tonschale zündet man eine Räucherkohle an. Jedes Kind bekommt ein getrocknetes Salbeiblatt. Nun wird die Schale zu leiser Musik herumgereicht. Die Salbeiblätter geben auf der Räucherkohle ihren Kräuterduft ab, und mit einer großen Feder fächelt jedes Kind jeweils dem nächsten den Rauch zu. Zum Abschluß lassen wir mit der Feder den heiligen Rauch in jede Himmelsrichtung wehen, eine Zeremonie, die Kinder mit großem Ernst ausführen, wenn sie gewohnt sind, für solche Gesten sensibel zu sein.
In diese herb-duftende Stimmung erzählt man die Geschichte der Maismutter. Es folgt eine leise Aussprache oder eine stille Gestaltungsphase. Man darf die Maismutter malen oder ein Muster aus Maiskörnern legen. Dann kommt das Schönste: Die dampfenden Maiskolben werden mit Butter bestrichen, mit Salz bestreut und - erst dann, wenn alle etwas haben - gemeinsam gegessen. Anfangs wird pro Kind nur ein halber Maiskolben ausgeteilt. Es ist jedesmal schön zu erleben, daß selbst sehr heikle Kinder in dieser Märchenstimmung den oft unbekannten Mais probieren und nicht selten mit Appetit eine zweite Hälfte verspeisen.

* DUFTGESCHICHTE: DIE MAISMUTTER

Kurz nachdem die Welt erschaffen war, lebten die Indianer in einfachen Zelten. Sie zogen im Land umher und suchten mühsam ihre Nahrung. Eines Tages kam eine seltsame Frau aus dem Wald, alt war sie und in Lumpen gekleidet. Den Indianern war die Alte unheimlich, und sie sprachen: „Hier ist kein Platz für dich! Wir haben schon für uns nicht genug zu essen. Warum gehst du nicht ins nächste Lager? Wir haben nichts zu verschenken!" Ohne ein Wort verschwand die Alte im Wald.

Im nächsten Lager erging es ihr nicht anders. Auch hier schickte man sie fort. Schließlich kam sie an ein Lager, das nur aus wenigen alten Zelten bestand. Als die Alte um Essen und einen Platz am Feuer bat, sagten die Frauen: „Komm her, Frau, bei uns ist Platz genug. Etwas zu essen werden wir schon noch finden. Du mußt einen langen Weg hinter dir haben und recht hungrig sein." Nachdem die Alte gegessen hatte, ließen sie sie am Feuer schlafen, denn dort war der beste Platz.

Am nächsten Morgen gingen die Männer auf die Jagd, die Frauen suchten Wurzeln und Beeren. Der alten Frau vertrauten sie das Lager an, damit sie das Feuer nicht ausgehen lasse und auf die Kinder ein Auge habe. Niemand kannte die Alte, doch vertrauten sie ihr. Keiner fürchtete, daß sie etwas stehlen könnte, denn in diesem Lager war noch nie etwas weggekommen. Die Alte aber war die Maismutter selbst, die in Gestalt einer alten Frau auf die Erde gekommen war.

Als die Männer und Frauen am Abend ins Lager zurückkamen, riefen die Kinder fröhlich: „Wir sind schon satt, die alte Frau hat gekocht. Und es hat viel besser geschmeckt als die Wurzelsuppe." Die Indianer wunderten sich, aber als sie den gelben Brei versuchten, mußten sie zugeben, daß er besser schmeckte als alles, was sie bisher gegessen hatten. Doch niemand fand heraus, woher die fremde Frau die Zutaten für ihr Essen genommen hatte.

Eines Tages war die Alte verschwunden. Keiner hatte sie fortgehen sehen. Die Indianer waren betrübt, denn sie hatten die alte Frau lieb gewonnen. Von nun an gab es wieder jeden Tag Suppe aus Kräutern und Wurzeln, die die Indianer auf ihrer Wanderung fanden. Eines der Mädchen konnte die gute Speise der Alten nicht vergessen. Nachts im Traum meinte sie sogar, den herrlichen Duft zu riechen, und das Wasser lief ihr im Munde zusammen.

Viele Jahre später lagerten die Indianer wieder in der gleichen Gegend. Das Mädchen von damals war inzwischen eine junge

Frau geworden. Eines Nachts konnte sie nicht einschlafen. Da erinnerte sie sich wieder an die seltsame Alte. Am nächsten Morgen ritt die Indianerin auf ihrem Pony in den Wald. Sie wollte erst wieder zurückkommen, wenn sie die Alte gefunden hatte. Die Indianerin ritt den ganzen Tag am Bach entlang, ohne jemanden zu finden. Als die Sonne unterging, war es zu spät, ins Lager zurückzukehren. Doch das war nicht schlimm, die junge Indianerin war schon oft allein nachts im Wald gewesen. Sie legte sich neben ihr Pony und schlief ein.
Als sie früh am Morgen aufwachte, stand vor ihr eine Frau mit hellem Haar, das lang über den Rücken herabhing. Freudig erkannte die Indianerin die Alte und bat sie, mit ihr ins Lager zu reiten. Aber die alte Frau wehrte ab und sprach: „Ich kann nicht mit dir gehen, doch wenn du meinen Rat befolgst, wirst du mich nie mehr vergessen. Ich bin die Maismutter. Nimm diesen Sack mit Körnern. Hole deinen Grabstock und lockere die Erde der großen Waldlichtung. Grabe kleine Löcher und lege immer fünf dieser Körner hinein. Dort wird ein neues Gras aus dem Boden schießen, und es wird viel höher wachsen als das alte. Bald wirst du zwischen den Blättern mein Haar hervorschauen sehen, dann ist der Samen reif. Eßt die Maiskolben oder zerreibt die trockenen Körner zwischen flachen Steinen. Mit Wasser, Kräutern und Salz wird daraus Brei gekocht. Das ist das Geheimnis der Speise, nach der du so lange gesucht hast.“ So sprach die Alte und verschwand im Morgennebel.
Als die Indianerfrau wieder ins Lager kam, erzählte sie von ihrer Begegnung. Noch am gleichen Tag lockerten die Frauen den Boden, gruben kleine Löcher und legten die Maiskörner in die Erde. Das neue Gras wuchs schnell und war bald schon höher als die Köpfe der Indianerinnen. Überall zwischen den Blättern aber sah man ein Stückchen vom Haar der alten Frau. Die Indianerfrauen ernteten die Maiskolben und gaben die frischen süßen Körner ihren Kindern zu essen. Sie trockneten auch viele der gelben Körner, zerrieben sie und kochten aus dem Mehl einen Brei - ganz so, wie die alte Frau es gesagt hatte. Der Brei schmeckte gut und sättigte. Und die Indianerfrauen behielten immer genügend Körner übrig, um sie in die Erde zu legen, damit neuer Mais wachsen konnte - ganz so, wie die alte Frau es gesagt hatte.
Die Geschichte der Maismutter kennen die Indianerkinder bis zum heutigen Tag. Jede Mutter erzählt ihrem Kind, woher die Maiskörner kommen. Bis zum heutigen Tage tragen die Maiskolben am oberen Ende einen Haarschopf, und die Indianer wissen, daß die Maismutter sie auch nicht vergessen hat.(28)

GESCHMACKSZONEN

Mit Früchten, Gemüsen oder verschiedenen Säften können wir ausprobieren, wie eng Riechen und Schmecken zusammenhängen. Wer kann mit verbundenen Augen pürierte Apfelstückchen von püriertem Kohlrabi unterscheiden? Wer kann das mit zusätzlich zugehaltener Nase? Mit Wattestäbchen können die Kinder auf ihrer Zunge die Geschmackszonen für süß, sauer, bitter und salzig entdecken: Salzwasser, Honigwasser, Zitronensaft und Wermuttee.
Ohne unsere Nase wären wir geschmacklich wenig begabt und könnten Suppe vom Spülwasser nicht schnell genug unterscheiden. Jeder hat das schon erlebt. Ist die Nase beim Schnupfen verstopft, dann schmeckt kein Essen.

KRÄUTERTEES

Zum Erntedank gehören auch die Kräuter. Da viele Kinder heute oftmals die Automarken, aber kaum Pflanzen kennen, sind die einfachsten Dinge schon unbekannt: Beruhigungstee kochen aus frischer Zitronenmelisse oder Erfrischungstee aus Pfefferminzblättern. Im Früchtetee finden wir Apfel- und Orangenschalen, Hagebuttenstücke und Hibiskusblüten. Mit Kamillenblüten kann man Tee machen oder auch inhalieren. Selbstgezogene und scharf riechende Kresse schmeckt auf Butterbrot auch heiklen Kindern.
Die Geschmäcker sind begrenzt auf süß, sauer, bitter und salzig. Unsere Wahrnehmung von Düften ist schon vielfältiger: Die Unterschiede zwischen Blumen, Kräutern, Nadelbäumen und Gewürzsamen kann man mit einigen Vergleichen und ein bißchen Übung bald erschnuppern.

SCHOKOSCHLECKBÄR

Das ist mit Sicherheit eine der beliebtesten Schulstunden. Mit verbundenen Augen bekommt man kleine Stückchen von verschiedenen Schokoladesorten in den Mund gesteckt. Wer kennt nun Haselnuß-, Mandel- oder Erdnußschokolade auseinander? Wer erkennt ohne Augen Vollmilch, Zartbitter und weiße Schokolade? Nun müssen Riechen, Schmecken und der Tastsinn der Zunge eng zusammenarbeiten, denn jeder will ein guter Schokoschleckbär sein.
Das Schmecken kann immer wieder beteiligt werden, auch wenn es nicht gerade ausdrücklich auf dem Plan steht: Ist das Eichhörnchen dran, so malen wir diese schwierig zu malenden Tier-

chen mit verschiedenen Brauntönen und knabbern dabei seine Lieblingsspeise: Haselnüsse! Eichhörnchen legen entlang ihrer Wege Duftspuren, ihre Wegweiser durchs Gestrüpp lesen sie also mit der Nase. Viele Tiere haben duftende Landkarten im Kopf, eine Orientierung auf die wir Menschen uns nicht mehr verlassen können. Dennoch ist das Lernen und Behalten leichter, wenn wir zusätzlich zur Sprache auch Geschmack, Geruch, Berührung und Bewegung in unser Tun mit einbeziehen.

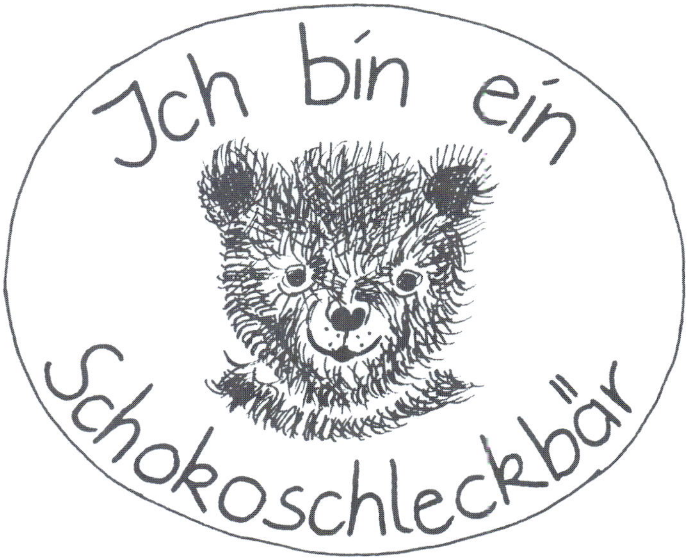

WINTER

* DUFTGESCHICHTE LUISA

Die folgende Geschichte kann man erzählen, wenn der Winter die Landschaft zum ersten Mal unter einer Schneedecke verschwinden läßt. Sie handelt von einem wilden Mädchen, das überall aneckt. Sie handelt auch von zauberhaften Edelsteinhöhlen, in denen es geheimnisvoll dunkel, feucht und archaisch riecht: Vetiver („In die Tiefe gehen, um zu wachsen“), aber auch Patchouli und Eichenmoos eignen sich gut. Verschiedene Edelsteine, ganz sicher aber der Schneeflockenobsidian, spielen eine Rolle.

DIE WILDE LUISA

Es war einmal ein Mädchen, das hieß Luisa. Sie war meistens fröhlich, doch es gab Tage, da ärgerte sie sich über die ganze Welt. Die Mutter sagte dann : „Vorsicht, aufgepaßt, Luisa hat ihre wilde Viertelstunde. Geht ihr aus dem Weg!“ Ihr Bruder sagte dann: „Na, du dumme Zippe, warum bist du denn so bockig?“ Der Vater schimpfte dann: „Halt sofort den Schnabel, Luisa! Noch einen Ton, und du bleibst in deinem Zimmer!“

Jetzt war Luisa erst recht wütend. Im Zimmer bleiben, das war ja wohl das Letzte! Draußen war herrliches Herbstwetter, zu einer Zeit, zu der es in früheren Jahren schon neblig, kalt und stürmisch gewesen war. Die Sonne schien warm, und die Luft war seltsam windstill. Kein Herbststurm hatte bisher die Bäume von ihren Blättern befreit.

Aber alle Drohungen des Vaters nützten nichts. Zu ihm machte Luisa ein böses Gesicht, dem Bruder streckte sie die Zunge heraus, und beim Essen stieß sie eine Tasse vom Tisch. Natürlich gab es Scherben, und natürlich war nun auch die Mutter endgültig böse. Luisa wurde ins Bett geschickt. Sie konnte lange nicht einschlafen, doch schließlich fielen ihre Augen zu.

Ein Traum führte sie auf den Spielplatz. Die Sonne schien so hell wie noch nie, und Luisa flitzte immer wieder lachend die Rutsche hinunter. Doch plötzlich war es wie verhext, die Rutsche hörte gar nicht mehr auf. Luisa rutschte in die Erde hinein, immer schneller und immer tiefer, bis sie in einem dunklen Loch landete.

Ihre Knie zitterten, als sie aufstand, und ihr Herz klopfte bis zum Hals. Zuerst konnte sie nichts erkennen, denn für eine, die von draußen aus dem hellen Licht kam, war es stockfinster in der Höhle. Es roch geheimnisvoll und fremd. Nur langsam gewöhnten sich die Augen an die Dunkelheit, und Luisa bemerkte, daß die Wände der Höhle merkwürdig schimmerten. Als Luisa die Wand mit den Fingern berührte, spürte sie glatte Steine, und es sah aus, als würden sie von innen heraus leuchten.

Luisa begann, ihre Umgebung zu erforschen. Sie fand einen Gang, in dem ein schwaches Licht leuchtete. Dieses Licht führte sie zu weiteren Räumen. Jeder war von dem sanften Leuchten einer anderen Farbe erhellt. Seltsame Wesen schliefen in diesen schimmernden Höhlen, und das Mädchen bewegte sich vorsichtig und leise, um sie nicht zu wecken. Muffig und unheimlich roch es in dieser unterirdischen Welt. Am Ende des Ganges fand das Kind eine große Höhle, und es erschrak, denn dort saß

eine alte Frau. Diese Alte sprach mit seltsamer Stimme: „Luisa, du wildes Mädchen, da bist du ja endlich. Komm her, laß dich einmal sehen."
Langsam näherte sich Luisa der alten Frau. „Du mußt wissen", sprach diese weiter, „ich bin die Mutter der Stürme. Meine Kinder heißen: Ostwind, der Zarte. Südwind, der Hitzige. Westwind, der Nasse. Und Nordwind, der Kalte. Nun höre, Luisa. Alle meine Kinder sind mir eingeschlafen. Deshalb ist es so ruhig auf der Erde. Aber das ist gefährlich, niemals dürfen alle Winde gleichzeitig schlafen. Jemand muß sie wecken. Doch ich bin alt und müde, darum habe ich die Sonne gebeten, ein wildes Kind auf die Rutsche zu locken."
Luisa schaute der alten Frau ungläubig in die Augen.„Wie soll ich dir denn helfen?"
„Der Nordwind muß dringend seine Arbeit tun. Er soll Winter machen in deiner Welt. Aber er schläft tief und fest. Ich habe schon alles versucht. Bitte, Luisa, wecke den Nordwind auf. Nur so ein wildes Mädchen wie du kann das schaffen!"
Luisa überlegte nicht lange, hier roch es nach Abenteuer. So führte die Alte das Mädchen in eine der schimmernden Höhlen. Und richtig, dort schlief der Nordwind, tief und fest. Luisa zwinkerte der alten Mutter der Stürme zu, stampfte um den schnarchenden Wind herum, kreischte und pfiff dabei so schrill und laut, wie es zu Hause keiner aushalten würde. Beim Hüpfen rutschte ihr ein Stein in den Schuh, und nun schrie sie noch viel lauter.
Der Nordwind fuhr entsetzt auf, schüttelte seine wilde, weißgraue Zottelmähne und polterte los: „Wer wagt es, mich zu wecken? Ich puste dich gleich mit den Schneewolken übers ganze Land!"

Kaum hatte er dies gesprochen, fuhr er mit klirrender Kälte und schweren, dunklen Schneewolken aus seiner Höhle. Wenn er sich aber gedacht hatte, Luisa würde vor Angst zittern, so hatte er sich ganz und gar getäuscht. Das Mädchen ritt auf dem Winterwind einmal um die ganze Welt und lachte dabei vergnügt. Nach diesem wilden Ritt setzte der Nordwind Luisa wieder bei der alten Mutter ab. „Alle Achtung!" sprach der Sturmwind zum Abschied. „Du bist ein wirklich wildes Kind. Aber ich lege mich jetzt wieder schlafen. Gute Nacht!"
Langsam wärmte sich Luisa in der Höhle der Alten auf. Sie bekam heißen Tee, lehnte sich an den warmen Ofen und schlief ebenfalls ein. Als Luisa am nächsten Morgen aus ihrem Fenster sah, war die ganze Welt verzaubert. Der Garten, der Spielplatz, der Wald, alles war weiß verschneit. Dicke, weiche Flocken schwebten leise aus grauen Schneewolken herab. Auf dem Schulweg ging sie am Spiel-

platz vorbei. Ganz genau besah Luisa sich die Stelle am Ende der Rutsche, sie schob sogar den Schnee zur Seite, aber sie konnte nichts mehr entdecken.
Die Lehrerin in der Schule und die Familie zu Hause wunderten sich. So eine stille Luisa wie an diesem Tag hatten sie selten erlebt. Sie lehnte am warmen Ofen, trank heißen Tee und hielt in der Hand einen seltsamen Stein, den Stein, den sie in ihrem Schuh gefunden hatte. Schwarz war er, mit vielen kleinen, weißen Flecken. Wie ein Schneegestöber in der Nacht.(32)

NIKOLAUS

Der Nikolaus bringt bei uns einen großen Sack für die ganze Klasse, und wir beschnuppen und verschmausen die feinsten Sachen: Lebkuchen, Schokoladen-Nikoläuse, Nüsse und Mandarinen. Die Kinder können auch bald passende Düfte zuordnen: Vanille, Honig, Zimt, Kakao, Mandarine. Das ätherische Öl der Mandarinenschale kann man sehen: Wir quetschen eine Schale nahe an der Kerzenflamme. Die duftende Essenz spritzt heraus, und es gibt winzige Stichflammen. Alle sehen: Duftöle sind brennbar, und deshalb müssen wir vorsichtig mit ihnen umgehen.

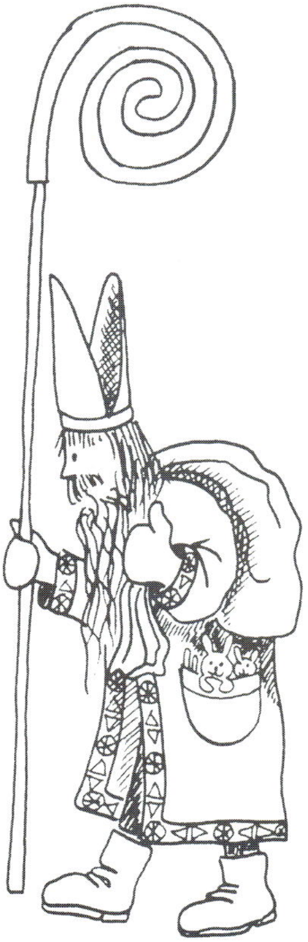

Der Advent ist in Kindergarten und Grundschule immer eine besondere Zeit. Aus der Hektik des kommerziellen Weihnachtsrummels möchten wir die Kinder gerne zu gemeinschaftlichem Erleben in Ruhe und Besinnlichkeit führen. Manche Kinder erleben so selten gemeinsame stille Momente, daß sie vor lauter Unruhe die ganze Stimmung zerstören. Eine Atmosphäre mit entspannendem, zur Mitte führendem Duft kann hilfreich sein; ganz zappelige Schüler brauchen aber zusätzliche Nähe.

NUSSSCHIFFCHEN

Schön ist es, bei sanfter Musik Walnußschiffchen in einer großen flachen Wasserschale schwimmen zu lassen. Es gibt ein Orakel: Die Boote, die sich berühren, gehören zwei Verliebten. In unserem Adventsee, einem riesigen Topfuntersetzer, berührten sich am Ende alle Boote. Ein schöner Wunschtraum vom Verliebtsein. Bei einer dicken Kerze kann man ins flüssige Wachs ätherische Öle geben (dabei unbedingt Flamme löschen). Diesen Duft gibt die Kerze erst wieder ab, wenn sie neu angezündet wird.

ADVENTSSPIRALE

Das Spiel von der Adventspirale habe ich aus der Waldorfpädagogik übernommen. Es braucht dazu viel Vorbereitung, aber die Stimmung ist sehr schön. Ich lege im ausgeräumten Klassenzimmer schon tags zuvor aus kleinen Zweigen eine große begehbare Spirale auf den Boden. Bis zum nächsten Morgen duftet das Zimmer nach Wald. In der Mitte, zunächst also nicht sichtbar, ist eine versteckte Krippe aufgebaut. Das Zimmer muß ganz dunkel sein.

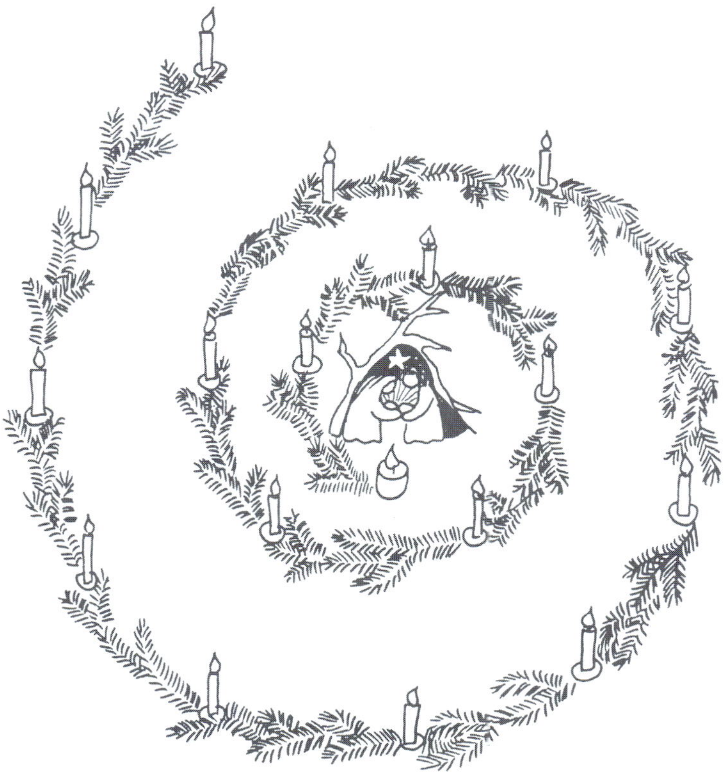

Am nächsten Tag sammeln wir uns vor der verschlossenen Tür. Leise führe ich die erwartungsvollen Kinder zur Sitzecke, wo ich ihnen im dunklen Zimmer „Die heilige Nacht" von Selma Lagerlöff erzähle. Erst als der Mann in der Geschichte sein Feuer bekommt, wird eine einzelne Kerze entzündet. Mit dieser Kerze gehe ich langsam den Weg bis zur Mitte und zünde dort in der „Höhlenkrippe" ein Lichtlein an. Meine Kerze stelle ich auf dem Rückweg in der Spirale ab. Danach darf jedes Kind zu leiser Musik langsam durch den Spiralweg ziehen, das Geheimnis in der Mitte betrachten, dort seine Kerze anzünden und diese beim Rückweg abstellen. Nach und nach wächst ein Lichterweg, der uns den dunklen Advent erhellt. Wir freuen uns an seinem Licht, schauen es an und schließen dann die äußeren Augen, um die Helligkeit auch in uns wahrzunehmen. Immer wieder leite ich die Kinder an, mit diesen inneren Augen zu schauen. Nun lösche ich langsam Licht für Licht aus, denn es vergeht ja noch der ganzen Advent, bevor dieses Wunder geschieht. Bis auf die Kerze für den ersten Advent ist es nun wieder dunkel im Zimmer, und wir singen zum Abschluß ein leises Lied. Für dieses Spiel kann man in der Duftlampe Rosenwasser (Hydrolat) mit zwei Tropfen Rosenöl benutzen, eine Mischung aus Weihrauch, Styrax und Honig (2 2 3) nehmen oder Myrte mit Vanille (4 4) mischen. Etwas Besonderes sollte es sein.

FRÜHLING

FRÜHBLÜHER

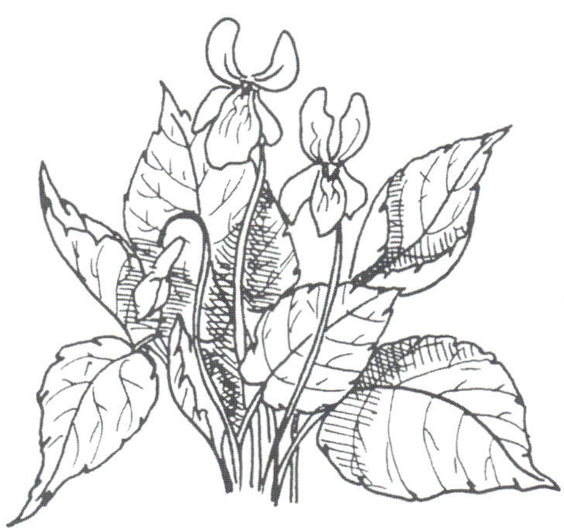

Er ist´s

Frühling läßt sein blaues Band
wieder flattern durch die Lüfte;
süße, wohlbekannte Düfte
streifen ahnungsvoll das Land.
Veilchen blühen schon,
wollen balde kommen.
-Horch, von fern ein leiser Harfenton!
Frühling, ja du bist´s!
Dich hab ich vernommen.

Eduard Mörike

Zu den Blumen und den Kräutern des Frühlings wissen viele Kinder nicht mehr die Namen. Schneeglöckchen erkennen sie noch, aber Leberblümchen, Huflattich und Veilchen meist schon nicht mehr.

Der erste wohl-duftende Frühlingsbote ist dieses Veilchen, und man kann die Kinder seinen Duft schnuppern lassen. Käuflicher Veilchenduft wird oft synthetisch hergestellt. Natürliches Veilchenöl dagegen gewinnt man als Absolue aus den grünen Blättern. Es ist sehr teuer.

Heute ähneln die Poesiealben eher Datensammlungen, früher gab es die Sprüchesammlungen: „Sei wie ein Veilchen im Moose, sittsam bescheiden und rein. Nicht wie die stolze Rose, die stets bewundert will sein."
Diesen altmodischen Veilchen-Rosen-Mädchen-Vergleich fand ich, zeitgemäß verändert, in einem modernen Album: „Sei wie die stolze Rose, selbstbewußt, sicher und frei. Nicht wie das Veilchen im Moose, schüchtern, bescheuert und scheu."

GRÜNDONNERSTAG

Kein Tag ist so geeignet, eine grüne Kräutersuppe zu essen, wie der Gründonnerstag. Sogar junge Brennesseln kann man essen. Diesen Mut bringen die meisten Kinder nicht auf, aber es interessiert sie brennend, wie man selbst ausgewachsene Brennesseln ohne Schmerzen pflücken kann. Dabei umfaßt man die Pflanze locker mit der Hand, (nur Mut, es tut nicht weh, wenn man's kann) und zieht dann die Hand rasch nach oben. Jetzt läßt sich die Brennessel an der abgestreiften Stelle schmerzfrei pflücken. Wer diese Mutprobe nicht wagt, kann die anderen immer noch mit Taubnesseln erschrecken. Wir lernen dadurch, genau zu beobachten. Unterschiede zu kennen, ist ja bei Pflanzen und Pilzen oft lebenswichtig.

OSTERN

Wenn die Kinder heute mit süßem Zeug auch überreich versorgt sind, so ist die Suche nach Ostereiern trotzdem ein beliebtes Spiel. An ganz vertrackte Ostereiverstecke meiner Kindheit erinnere ich mich noch heute genau. Wie bei der Schnitzeljagd ist der versteckte Schatz nicht so wichtig. Die Suche ist das Schöne. Eine schöne Vorbereitung kommender Lebensaufgaben.

Eieruhr und Dufteier

Muß man wegen Regenwetter das Spiel ins Zimmer verlegen, so läßt sich dies schöne Suchgefühl mit der Schnuppersuche nach Dufteiern (Wattebällchen) verlängern. Wird's den Erwachsenen dabei zu laut, sucht man zum Schluß - ohne Hände, nur mit den Ohren lauschend - die versteckte tickende Eieruhr.

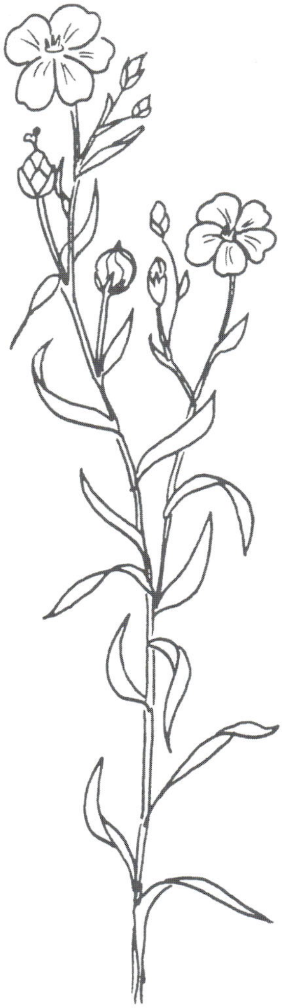

STOFFE UND DUFT

Früher hieß unsere Gegend das „blaue" Allgäu, weil die zur Flachsgewinnung angebaute Leinpflanze blaue Blüten hat. Ein „Cafe Webereck" erinnert in unserer Stadt an die mittelalterliche Zunft der Weberei. Die feuchten, muffig riechenden Arbeitskeller der Leineweber gehören inzwischen der Vergangenheit an. Die ungesunden Arbeitsbedingungen haben sich jedoch nur verschoben. Baumwollernte und moderne Schafschur gelten wegen der verwendeten Chemikalien als gesundheitsschädliche Arbeitsplätze. Schon lange ist bekannt, daß selbst reine Woll- und Baumwollstoffe in großem Maße chemisch behandelt werden. Hautallergien und Gesundheitsprobleme bleiben nicht aus.
Auch Stoffe können ganz verschieden riechen, mit etwas Übung können wir Leinen, Baumwolle und Schafwolle erschnüffeln, zumindest aber ertasten.

FARBEN

Während der Spaziergänge durch den winterlichen Wald sahen wir nur gedeckte Farben und strenge Kontraste. Eine Stimmung die uns nicht gerade aufbaute, es sei denn, die Sonne verwandelte Schnee und Eis in glitzernde Lichtspiele. Es waren diese Lichtblicke, die uns bis zur Farben- und Formenexplosion des Frühlings durchhalten ließen:

Der Jasminenstrauch

Grün ist der Jasminenstrauch
abends eingeschlafen;
als ihm mit dem Morgenhauch
Sonnenstrahlen trafen,
ist er schneeweiß aufgewacht
„Wie geschah mir in der Nacht?"
Seht, so geht es Bäumen,
die im Frühling träumen!

Friedrich Rückert

Bereits vor der Jasminblüte können wir heutzutage ein „gelbes" Allgäu bewundern. Während schon ein Spaziergang über frischgrüne Wiesen gesund für Augen und Herz ist, so stimmt uns das üppige Löwenzahngelb heiter und beschwingt. Die Farbe Gelb wirkt entspannend auf unser Sonnengeflecht, diese Stelle über

dem Bauchnabel, die sich bei Angst und Schrecken zusammenzieht. Hier im Solarplexus spüren wir es, wenn uns etwas bedrückt. Also dann, nichts wie raus in die Natur, zur Löwenzahnfarbtherapie!
Wenn uns der Frühling mit Regenwetter versorgt und wir uns wieder mit „gelben Gefühlen" an die Sonne erinnern wollen, gibt es ja die Zitrusöle. Alle verbreiten Sommerstimmung, selbst bei Aprilwetter. Auch das blumige Litsea, die zärtliche Mimose oder der ungestüme Muskatellersalbei erheitern uns und wecken Frühlingsgefühle.

SOMMER

KÜHLENDE DÜFTE

Wenn es heiß ist, reißen wir die Fenster auf und es macht tagsüber wenig Sinn, eine Duftlampe zu benutzen. Es sei denn, man mischt sich einen erfrischenden Duft (alle Zitrusöle, Lemongrass, Minzen, Lavandin, Litsea, Eukalyptus citriodora, Petit Grain, Douglasie, Fichtennadel oder Kiefer) und schließt vorrübergehend die Fenster. Zu Hause können kühlende, duftende Fußbäder unter dem Schreibtisch oder eine erfrischende Minzmassage des Nackens den Arbeitsgeist erhalten.

DUFTZEUGNISSE

Mit großer Motivation schreiben Kinder Duftzeugnisse. Jeder Duft bekommt Note, Farbe, Form oder Symbol, Märchengestalt, Lebensalter, vielleicht auch noch ein Instrument, eine Bewegung, eine Turnübung, eine Berührung oder sogar einen Tanz zugeordnet. Danach lassen sich Duftereignisse inszenieren: Bilder, Mandalas, Texte, Gedichte, Tänze und kreative Darstellungen in jeder Form.

DUFTENDER STUNDENPLAN

KUNST UND MUSIK

Dufträtsel komponieren Intuition und Nase gemeinsam

Zur genauen Beschreibung eines Duftes fehlen uns die Worte. Schon im „Duftzeugnis" sind wir auf Vergleiche angewiesen, wir weichen aus auf Begriffe der Malerei und der Musik. Thematisch können Duft- und Musikvorliebe harmonieren oder kontrastieren, es gibt Heavy-Metal-Fans, die Vanille und Mimose mögen.

**Dufträtsel:* Welche Farben und Formen passen zu Orange, Ylang Ylang oder Vertiver?
Wie duften die Gemälde von Guiseppe Arcimbaldo (1573), z.B. der Winter?
Wie würden wir eine Person malen, die einen Duft verkörpern soll? Wie duften die „Bilder einer Ausstellung"?
Welche Instrumente passen zu Zitrone, Mimose oder Patchouli?
Welche Rhythmen bevorzugen sie?
Welche Schritte würden diese Düfte tanzen?
Kinder, die sprachlich sehr geschickt sind, können mit Worten ein Dufträtsel zu ihrer Lieblingsmischung formulieren.

Geheimnisse machen das Leben schön

**Schatzkisten:* In Kunsterziehung basteln wir ganz persönliche Schatzkisten. In einer Schuhschachtel wird ein Raum ausstaffiert, wie man es am liebsten hat: kuschelig, glitzrig, weich mit Fellen und Federn, mit persönlichen Schätzen, bemalt in der Lieblingsfarbe und beduftet mit ätherischen Ölen. Dazu wird der Lieblingsduft auf Stückchen vom Papiertaschentuch geträufelt und in der Schachtel versteckt. Das Öffnen einer solchen Geheimkiste ist ein bezauberndes Erlebnis.

RELIGION

**Die Zehn Gebote*

Mose erhielt mit den Zehn Geboten auch die Anweisung für ein heiliges Salböl

„Und der Herr redete mit Moses und sprach:
Nimm zu dir die beste Wohlgerüche:
die edelste Myrrhe, 500 Lot
und Zimt die Hälfte soviel, 250 Lot
und Kalmus auch 250 Lot
und Cassia 500 Lot,
nach dem Lot des Heiligtums und Öl vom Ölbaum ...und mische ein heiliges Salböl nach der Kunst des Salbenbereiters..." (2. Mose/Exodus 30).
Statt Lot nehmen wir Tropfen (6 3 3 6) und mischen alles mit 20 ml Olivenöl. Es riecht intensiv und gut, auch wenn der Kalmus fehlt.

* Die Schöpfungsgeschichte: Die sieben Schöpfungstage lassen sich wunderbar in Farben, Bildern, Tönen und Bewegungen erleben, warum denn nicht auch mit Duft? Dazu könnte es sieben verschiedene Kartons geben, die - ähnlich wie die persönlichen Schatzkisten - mit Bildern, Farben, Figuren und Duft auf spezielle Art die Schöpfungsgeschichte vermitteln.

1. Tag: Licht und Dunkel bekommen eine spannungsreiche Duftmischung aus einer Kopf- und einer Basisnote, z.B. Zitrone-Eichenmoos (8 3) · Bergamotte-Vetiver (8 3) · Neroli-Narde (5 3).
2.Tag: Trennung der Wasser: Rosmarin.
3. Tag: Land, Meer und Pflanzen entstehen: Zitrus-, Nadel-, Blumen- oder Holzdüfte: Kiefer-Lavandin-Zitrone (2 3 5) · Zeder-Jasmin-Bergamotte (3 1 5).

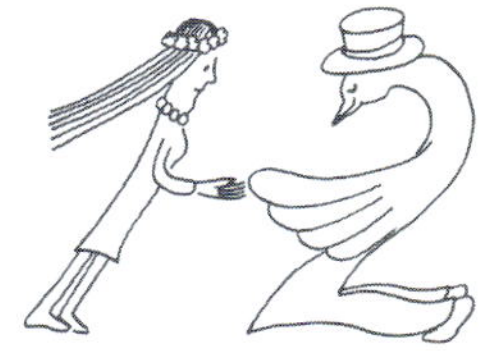

4. Tag: Sonne, Mond und Sterne: helle Düfte wie Grapefruit, Orange, Limette, Bergamotte, Zitrone. Diese Kopfnoten verfliegen schnell, man muß sie großzügig dosieren (bis 8 Tropfen) und manchmal nachduften.
5. Tag: Wassertiere und Vögel: Minze, Melisse, Eukalyptus citriodora (bis 4 Tropfen).
6. Tag: Tiere und Menschen: Mimose, Jasmin-Clementine (2 8), Sandelholz-Ylang Ylang-Mandarine (3 1 5), Vanille-Honig-Orange (2 2 5).
7. Tag: Heilige Ruhe: Lavendel, Rose, Weihrauch.

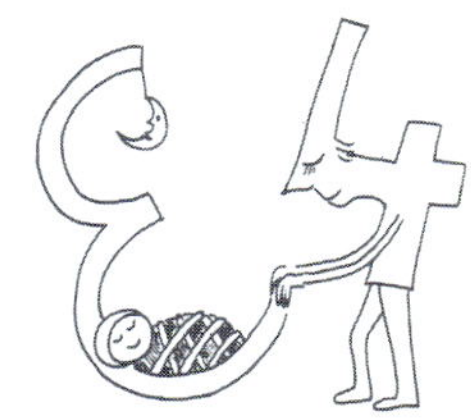

MATHEMATIK

**Rechnen mit Duft?* Verknüpfte Informationen werden leichter behalten. Ein Schüler von Maureen Murdock verknüpfte das Neuner-Einmaleins mit dem Duft von Pfannkuchen, die sein Vater buk, als sie es übten. Diese Verknüpfung zwischen den Sinnen ist auch das Geheimnis der Gedächtniskünstler. Aber nicht nur die ganz Verrückten dürfen ihre Sinne überkreuz benutzen. Mit den Augen zu riechen und mit der Nase zu sehen ist trainierbar und bereichert unsere Wahrnehmung. Das macht schlau, weil derart Ungewohntes die „Dendriten" herausfordert! (17)

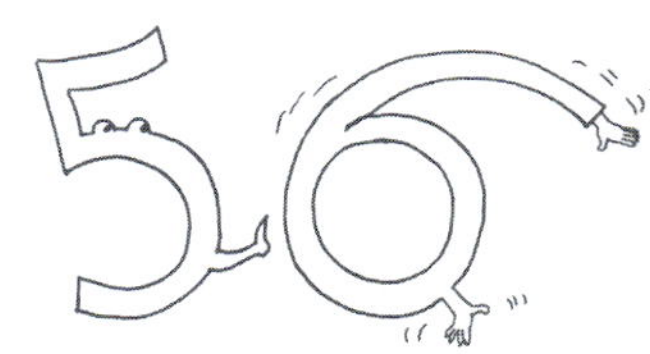

**Einmaleins:* Die Einmaleinsreihen könnten eigene Bewegungen, Düfte, Farben oder Bilder bekommen. Im Grunde ist Zählen ein gleichmäßiges Gehen durch den Zahlenraum, und wenn das vorwärts und rückwärts ohne Stolpern gelingt, darf man das Gehtempo im Takt der Einmaleinsreihen steigern. Die folgenden Bilder sollen sich mit den Zahlen verknüpfen. Dabei ist wichtig, daß das äußere Tun zur inneren Vorstellung wird.

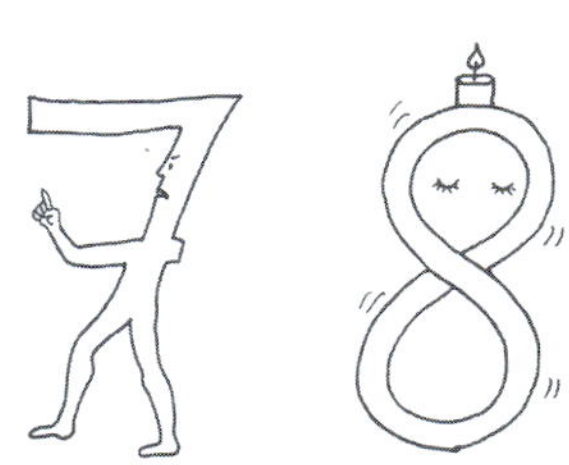

Zwillinge hüpfen über Steine im Fluß, sie lassen dabei immer einen Stein (=Zahl) aus und zählen beim Hüpfen leise mit: 2, 4, 6, ...Sie gehen vorwärts und rückwärts, bleiben stehn und ändern abermals die Richtung. Das kann man in der Turnhalle spielen.

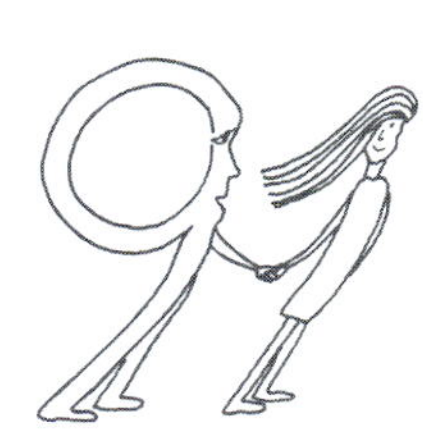

Bei der Dreierreihe schwimmen rote Dreimastsegler auf dem Wasser. (Zur Faschingsmelodie „Jetzt geht sie los, die Polonaise..." singen wir: „ Drei, sechs und neun / zwölf, fünfzehn, achtzehn / einundzwanzig, vierundzwanzig, siebenundzwanzig, dreißig / heut bin ich fleißig / ich kann das Einmaleins!")

Jedes Pferd hat vier Hufe, da braucht der Schmied 4, 8, 12 ... Eisen, und schon galoppieren wir los. Mit Kokosnußschalen oder auch nur mit hohlen Händen lassen wir das Pferd gehen, traben und galoppieren. Das Pferd nimmt auch mal die kleine Blumenfee mit, wenn sie es eilig hat (Verwandtschaft 2/4).

Für die Fünferreihe treffen sich Seesterne zu einem Fest und massieren sich fünfarmig. Ein tolles Gefühl! Ein Kind legt sich mit dem Bauch auf den Tisch und bekommt den Rücken massiert, erst von einem Seestern (=5 Finger), dann zwei, drei usw. Wieviele Seesterne haben Platz? Wieviele Finger massieren?

Bei der Sechserreihe denken wir an den Würfel. Zweimal die Sechs gewürfelt - zwölf Schritte vor.

Alle sieben Zwerge wollen uns besuchen, da heißt es kochen und rechnen: Jeder will zwei Kartoffeln, drei Knödel, vier Pfannkuchen, fünf Kekse ...

Da ist die Fahrt in der Achterbahn schon schöner: In jedem Wagen sitzen acht Kinder, und los geht die wilde Rechenfahrt. Auch Blumenfee und Pferd dürfen mal in die Achterbahn (Verwandtschaft 2/4/8).

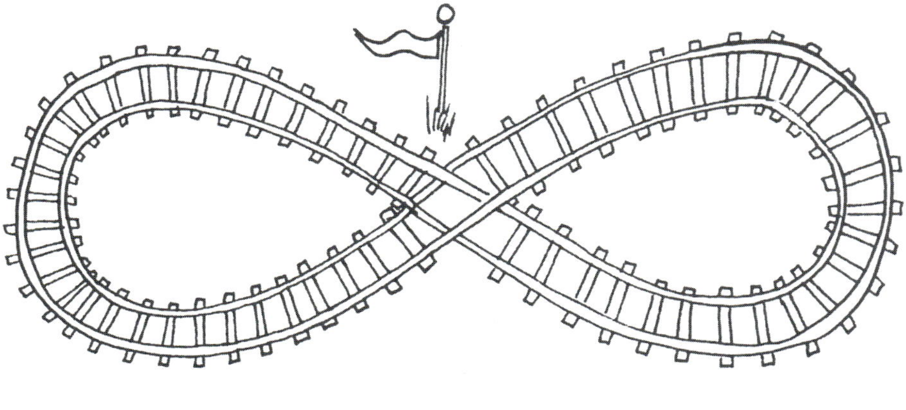

Eine liegende ACHT hängt über der Tafel und ermöglicht den Augen Achterbahnfahrten, die ganz nebenbei den Austausch zwischen den Gehirnhälften unterstützen. Die Kinder starten in der Mitte in Richtung des Fähnchens. Solch ein Achterbahnbildchen kann auch im Mäppchen sein und vor der Hausaufgabe „befahren" werden.

Einige Fahrten der Augen um die Achterbahn animieren die Gehirnhälften zur Zusammenarbeit

Der Kegelclub feiert seine „Alle Neune!" und springt vor Freude mit riesigen Neunerschritten durch den Zahlenraum. Bei Vera Birkenbihls:„Stichwort Schule" findet sich ein verblüffendes Fingerrechenspiel zum Neuner-Einmaleins.

Das Zehnereinmaleins ist ja sowieso einfach:
Zehn Hopser mit beiden Füßen, die zehn Zehen kommen dabei immer gleichzeitig auf.
Man kann diese Zahlenreihen in der Turnhalle stampfen, hüpfen und tanzen lassen. Vor allem Kinder mit schwacher Merkfähigkeit profitieren vom Bewegungsrechnen. Außerdem lernen alle Kinder, daß man sich etwas leichter merken kann, wenn es mit inneren Bildern und rhythmischen Bewegungen verbunden wird, bis die neue Aufgabe den Dendriten und Axonen zur Gewohnheit geworden ist. Diese Lernart hilft auch bei Gedichten, Merksätzen, Vokabeln, Formeln usw.

* *Schwere Aufgaben:* Ein böser Finsterling ist die Aufgabe 7 mal 8. Weil die meisten Menschen Schwierigkeiten mit ihr haben, bekommt sie ein eigenes Bild: Auf einer Waldlichtung sehen wir ein Feuer, es riecht brenzlig, die Flammen schlagen hoch. Der Rauch beißt in den Augen, deshalb machen wir sie zu. Um das helle Feuer tanzt das Rumpelstilzchen und auf seinem Pulli steht vorne 7 mal 8. Jedesmal, wenn es sich dreht, sieht man das Ergebnis: 56! Diese Szene müssen die inneren Augen (Ohren, Nase, kinästhetische Wahrnehmung) nur ein paar Sekunden einspeichern, und die Sache hat sich ein für allemal.

Sieben mal acht gleich Rumpelstilzchen?

* *Lernen mit inneren Bildern:* Die Bilder der Einmaleinsreihen sind auch sonst sehr nützlich. Diese Verknüpfung aus Zahl und innerer Vorstellung erleichtert ebenso das Memorieren anderer Inhalte. Dazu nochmals in Kurzform die Bilder: Zur Eins merken wir uns ein Haus mit Hausnummer Eins. Zur Zwei sind es Zwillinge, zur Drei rote Dreimastsegler, zur Vier ein Pferd mit seinen vier Hufen, zur Fünf den Seestern und zur Sechs den Würfel. Die Sieben bekommt sieben Zwerge, die Acht eine Achterbahn, die

Neun vertritt ein Kegelclub und die eigenen Zehen beider Füße sind die Zehn. Jedes dieser Bilder muß man sich einige Zeit intensiv vorstellen, dann ist es eingespeichert und verfügbar.

Merkzettel ohne Stift und Papier

Auch die Einkaufsliste können wir uns jetzt leicht merken. Wir brauchen vielleicht Milch, Eier, Zitronen, Brot, Tintenpatronen, Senf, eine Müslischüssel, Taschentücher und Limo. Wir merken uns:

1. Eine Milchflasche vor der Haustür mit Nummer Eins.
2. Zwillinge, die mit Eiern jonglieren.
3. Rote Dreimastsegler voller Zitronen.
4. Ein Pferd, das wir mit Brot füttern.
5. Den Seestern, der in jedem Arm eine Tintenpatrone schwenkt.
6. Ein Riesenwürfel, auf dem das Senfglas tanzt.
7. Eine Müslischüssel, in der sieben Zwerge baden.
8. Eine rasante Achterbahnfahrt, bei der alle Passagiere mit Taschentüchern winken.
9. Ein Kegelklub, der mit Limo „alle Neune" feiert.

Die Bilder dürfen Bewegung enthalten oder absurd sein, denn so werden sie merk"würdig". Jedes Bild wird ein paar Sekunden innerlich belichtet, und bleibt dann verfügbar bis wir es wieder abrufen oder neu besetzen. (Solche Systeme des Merkens fand ich bei Kurt Tepperwein und Vera Birkenbihl.)

HEIMATKUNDE

Viele Möglichkeiten ergeben sich bei der Arbeit mit Geschichten. Eine zum Thema passende Duftlampe oder drei tiefe Atemzüge als trockene Inhalation können helfen, die Aufmerksamkeit der Kinder von den äußeren Vorgängen im Zimmer zum Erleben eigener, innerer Bilder zu führen.

* *Trockene Inhalation:* Man verreibt einen Tropfen Duftöl in den Händen, hält diese vors Gesicht und atmet tief ein. Vorsicht! Der erste Atemzug kann zu streng sein. Wesentlich milder ist es, den entsprechenden Duft mit Hautöl zu vermischen und dieses in den Händen zu verreiben. Vorteil: Es duftet länger. Man kann auch mit Stückchen von Papiertaschentüchern kleine parfümierte Duftmarken vorbereiten, die viele Kinder mit Vorliebe sammeln.

* *Sag mir, wie es früher roch:* Mit Sicherheit wird das „innere Bild" zu geschichtlichen Fakten lebendiger, wenn wir bei Lehrererzählungen auch Düfte miteinbeziehen. Es gibt schöne Bilderbücher, die auch duftend erzählt werden können. Fix, Phillip: „Kaum hundert Jahre ist es her" und „So leben die Bauern, früher und heute". Rettich, Margret: „Erzähl mal, wie es früher war".

Duft und Gestank vergangener Jahrhunderte

Ist die mittelalterliche Stadt Thema, so gehört zu einem kindlichen Geschichtsbild auch eine Duftvorstellung. Wie es damals roch, kann man bei Corbin: „Blütenduft und Pesthauch" lesen. Besonders drastisch beschreibt Patrick Süskind gleich zu Anfang seines Romanes „Parfum" den Alltagsduft vergangener Zeiten.
Mangelnde Hygiene machte es notwendig, ein starkes Parfum zu verwenden, insbesondere wenn die oder der Angebetete erst noch zu überzeugen war. In unser Denken hat sich diese Gewohnheit anscheinend sehr tief eingeprägt, denn es ist eigentlich unverständlich, den eigenen Menschgeruch erst penibel abzuwaschen, um ihn dann mittels tierisch duftender Erotika zu parfümieren. Neben Blüten- und Kräuterdüften enthalten kommerzielle Parfummischungen als Basis oft tierische Düfte: Moschus/Hirsch, Zibet/Katze und Ambra/Pottwal. Heute greift die Parfumerie allerdings auf ihre chemischen Ersatzstoffe zurück, denn zum Glück für die Tiere sind ihre Duftstoffe nahezu unbezahlbar geworden.
„Laut G.H. Dodd produziert der Mensch Sekrete, die moschusähnliche Moleküle enthalten. In der Gebärmutter haben wir einst diesen Geruch wahrgenommen, was seine allgemeine Beliebtheit erklären würde."(16). Wer pflanzlich gewonnenen Moschusduft schnuppern möchte, nehme Moschuskörner, den Samen einer Hibiskusart (Abelmoschus moschatus).

* DUFTGESCHICHTE SCHLORGGER

Die Schlorggergeschichte ist so recht zum Gruseln, und danach gemalte Nachtgespenster sind fast zu schrecklich, um sie auszustellen. Da sich alle Schulkinder gerne gruseln, habe ich der Sage vom Schlorgger ein bißchen Gänsehaut verpaßt, historisch belegbar ist dies keinesfalls. Auch die Namen Nepumuk und Balthasar sind frei erfunden. Zwar ist der Schlorgger ein Kaufbeurer Gespenst, doch läßt sich diese Mär in die Gemäuer jeder mittelalterlichen Stadt übertragen. Natürlich duftet es um eine Kirche herum stets ein bißchen nach Weihrauch. Eine Mischung mit Weihrauch, Vetiver, Eichenmoos und Patchouli (3 3 3 1 in 10 ml Hautöl) unterstreicht Graus und Grusel, und die Phantasie entwickelt schaurige Bilder.

Die gar schröckliche Geschichte vom Kaufbeurer Schlorgger

Vor vielen Jahren lebten in Kaufbeuren zwei Brüder, Nepumuk und Balthasar. Das waren zwei baumstarke Kerle, beide Schmiedegesellen und ganz große Angeber. Abends, in der Wirtschaft zur Traube, tranken sie gerne ihr Bier, und dann legten sie los: „Wir sind die Stärksten! Keiner ist so mutig wie wir!“
Bis es den anderen Gesellen zuviel wurde: „Na, ihr Angeber! Seid ihr wirklich so mutig? Dann geht doch heute um Mitternacht den Schlorgger besuchen!“
Plötzlich wurde es ganz still in der Gaststube. Niemand, auch nicht der Mutigste, hatte sich je nachts zur Martinskirche gewagt, wo um Mitternacht der seltsame Schlorgger sein Unwesen trieb.
In diese Stille hinein sprach Nepumuk: „Ihr Armleuchter! Ihr Hasenfüße! Vor einem Gespenst soll ich Angst haben? Daß ich nicht lache! Doch umsonst tu ich's nicht. Zahlt ihr meine Zeche, dann gehe ich zum Schlorgger!“ - „Jawohl“, schrie Balthasar, „und ich gehe mit!“

Weil es auch schon fast Mitternacht war, machten sich die beiden auf den Weg. Still war es in den Gassen, dunkel und unheimlich. Schauerlich klang ein Eulenruf vom Pulverturm herüber. Nepumuk und sein Bruder schlichen sich zum Gottesacker.
Kaum waren sie an der Friedhofsmauer, da flüsterte Balthasar: „He! Muckl! Geh du allein, ich muß mal, du weißt schon...“ Das sprach er und rannte schnell nach Hause.

Nun war Nepumuck mutterseelenallein im Friedhof. Die Zeiger der Turmuhr rückten auf zwölf. Die Glocke schlug! Mitternacht! Geisterstunde! Nepumuk versteckte sich hinter einem Grabstein. Schon wollte er gehen, da hörte er ein Schlurfen, das immer lauter wurde. Er spitzelte vorsichtig über den Grabstein und sah den Schatten einer gespenstischen Gestalt mit riesigen Schuhen vorbeischlurfen. Schnell duckte er sich wieder und lachte sich schon ins Fäustchen.
Doch da! Der Schlorggger drehte sich um und kam zurück! Nepumuk wurde ganz starr vor Angst. Das Herz klopfte ihm bis zum Hals. Die Zähne klapperten laut vor Entsetzen.
Schon hatte ihn der Schlorggger gesehen und sprach mit schauerlicher Stimme: „Nepumuk, du freches Bürschlein! Du elender Angeber! Zu Stein sollst du werden, steif wie ein Grabstein sollst du stehen, bis die Sonne über die Friedhofsmauer scheint! Das soll dir eine Lehre sein!“ Sprach's und verschwand in der Kirche, wo alsbald das Licht anging und ein unheimlicher Gesang zu vernehmen war.

Beim ersten Hahnenschrei machte sich Balthasar auf die Suche nach seinem Bruder, der die ganze Nacht nicht nach Hause gekommen war. Wie froh war er, als er Nepumuk auf dem Friedhof entdeckte. „He, Muckl, komm heim!“ rief er. Aber Nepumuk antwortete nicht. Balthasar lief zu seinen Bruder hin und schüttelte ihn. Doch dieser blieb kalt und steif. Balthasar weinte und glaubte seinen Bruder schon verloren. Doch da ging die Sonne auf, und die ersten Sonnenstahlen fielen über die Friedhofsmauer. Nun kam wieder Leben in Nepumuk. Er schlug die Augen auf, zog sich an einem Grabstein in die Höhe, taumelte und ließ sich von seinem Bruder heimführen. So neugierig Balthsar auch fragte, über seine nächtliche Begegnung mit dem Schlorggger sprach Nepumuk niemals auch nur ein Wort.
Noch Jahre später hörte Balthasar in der Nacht seinen Bruder im Schlaf angstvoll schreien. Da wußte er: Jetzt geistert der Schlorggger wieder in Nepumuks Träumen...

Nachts wagte sich nun niemand mehr auf den Friedhof. Da wurde es anscheinend auch dem Schlorggger zu langweilig, und als der Gottesacker aus Platznot vor die Tore der Stadt verlegt wurde, da war alsbald auch der Schlorggger verschwunden.

Wo schlurft er wohl heute herum? (33)

SCHLUSSWORT

Alle Düfte dieser Welt laden uns ein. Eine echte Reise wird sicherlich, duftgeschult wie Sie nun sind, ein völlig neues Erlebnis sein. Die Provence lockt mit Lavendel- und Muskatellersalbeifeldern, auch Kräuter wie Thymian, Estragon und Melisse werden hier angebaut und destilliert. Die Hitze des Südens läßt sie besonders viel ätherisches Öl produzieren. Kräuter, die bei uns wachsen, bilden mehr Grün, aber dafür weniger ätherisches Öl aus.
Der Duft einer blühenden Orangenplantage kann nach Italien oder Isreal locken, Eukalyptuswälder nach Australien, Ravensarabäume und blühende Vanille-Ranken findet man am besten auf Madagaskar.
Eine Fahrt „zum Land, wo der Pfeffer wächst", ist heute keine Verwünschung mehr sondern eine Reise nach Malaysia, Indien, Indonesien, Brasilien, Madagaskar oder Sri Lanka.
Egal, wohin man reist, es ist immer interessant, welche Pflanzen am Urlaubsziel wachsen, angebaut und verarbeitet werden; sei es zu Gewürzen, Tees, Düften, Speisen, Möbeln, Häusern oder was auch immer. Geheimnisse locken...

Doch es gibt eine weitere Art von Reise, und deren Ziel ist wesentlich geheimnisvoller als es eine wirkliche Fahrt rund um den Globus sein kann. Es ist die Reise ins Land der eigenen Intuition. Duft könnte die Fahrkarte sein...

IMMERWÄHRENDES FLÜSTERN,
DAS TAG UND NACHT ERGEHT:
ETWAS VERBORGENES -
GEHE HIN UND FINDE ES!

GEHE UND BLICKE
HINTER DIE GRENZEN;
ETWAS VERLORENES
HINTER DEN GRENZEN,
VERLORENES WARTET AUF DICH.
MACHE DICH AUF!

RUDYARD KIPLING,
„THE EXPLORER"

QUELLENVERZEICHNIS

(1) Adams, Douglas: Die letzten ihrer Art, © 1990 by Serious Productions Limited und Mark Cawardine./ ©der deutschen Ausgabe 1991 by Rogner & Bernhard, Hamburg (Mit freundlicher Genehmigung des Verlages)

(2) Andres, Inge: Duftmonographie Ravensara, Leutkirch, 1993

(3) Bauer/Dümotz/Golowin/Röttgen: Lexikon der Symbole, fourier 1980

(4) Davis, Patricia: Aromatherapie von A bis Z, Knaur, 1990

(5) Davis, Patricia: Aromatherapie und Chacren, Knaur 1993

(6) Die Bibel

(7) Dittrich, Bernd : Duftpflanzen für Garten, Balkon und Terasse, 1992 (Zitiert mit freundlicher Genehmigung der BLV Verlagsgesellschaft München)

(8) Fischer-Rizzi,Susanne: Himmlische Düfte, Hugendubel 1991

(9) Fischer-Rizzi,Susanne: Aromamassagen, Hugendubel 1993

(10) Fischer-Rizzi,Susanne: Duft und Psyche, Joy 1991

(11) Franchomme, Penoël: l`aromatherapie exactement, Roger Jollois, Edition, collaboration et redaction (Ein medizinisches Fachbuch, aus dem die biochemische Analyse der Inhaltsstoffe übernommen wurde)

(12) Gööck, Roland: Das Buch der Gewürze, Mosaik 1965

(13) Goodrich, Janet: Natürlich besser sehen, Verlag für angewandte Kinesiologie, Freiburg i.B., 1990

(14) Nachzeichnung nach einer Illustration von Vincent Perez aus: Keleman, Stanley: Verkörperte Gefühle, mit freundlicher Genehmigung des Kösel Verlags, München 1992.

(15) Kreuter, Marie Luise: Nimm Rosen zum Dessert, Eß- und trinkbare Rezepte mit Blüten, Ariston Verlag, 1976

(16) Lavabre, Marcel: Mit Düften heilen, Bauer, 1992

(17) Murdock, Maureen: Dann trägt mich meine Wolke, Bauer Verlag, 1987

(18) Neville, P.: Katzen verstehen, Tierpsychologie im Alltag

(19) Ohloff, Günther: Irdische Düfte himmlische Lust - Eine Kulturgeschichte der Duftstoffe, Birkhäuser Verlag, 1992

(20) Perry, Frances: Blumen der Welt, Herder, 1982

(21) Prekop, Jirina/Schweizer, Christel: Kinder sind Gäste, die nach dem Weg fragen, Kösel Verlag, 1990

(22) Ritter, Heinz: Eins und alles, Verlag Freies Geistesleben, 1982

(23) Schönfeldt, Sybill, Gräfin von.: Feste und Brauchtum, Ravensburger Verlag, 1980
(24) Schwaegerl, Tony: Muntermacher oder Droge? „Fitmacher“ auf dem Prüfstand, BLV Verlag, 1988
(25) Vester, Frederic: Denken, Lernen, Vergessen, dtv 1978
(26) Vroon, Piet: Drei Hirne im Kopf - Warum wir nicht können, wie wir wollen, Kreuz Verlag, 1993
(27) Weltler, Christian: Ursprung und Geheimnisse der Edelsteine, Aquamarinverlag, Grafing, 1992

* DUFTGESCHICHTEN

(28) „Die Maismutter“: Nach einem Märchenmotiv der Creek Indianer von Iris Jerman neu erzählt und dabei verändert
(29) Taogeschichte „Vielleicht“: Kindgemäß nacherzählt von Iris Jerman
(30) „Die beiden Prinzen“: Duftmärchen von Iris Jerman
(31) „Erfrorene Füße“: Mitmacherzählung von Iris Jerman
(32) „Luisa“ Duftgeschichte von Iris Jerman
(33) „Schlorgger“ Duftgeschichte von Iris Jerman

WEITERE LITERATURANGABEN

Bach, Richard: Illusionen, Ullstein Verlag, 1977
Bucher, Christina: Neues Lesen, neues Lernen, Verlag Bruno Martin, 1991
Clement/Howe: Der Mann, der die Sterne glänzen ließ, Verlag an der Este, 1992
Ende/Hechelmann: Ophelias Schattentheater, Thienemann Verlag 1988
Erlbruch: Die fürchterlichen Fünf, Peter Hammer Verlag 1991
Estes Clarissa,P.: Die Wolfsfrau, Heyne Verlag
Holler, Johannes: Das neue Gehirn, Verlag Bruno Martin, 1991
Kosmos Naturführer: Der Kosmos Tierführer, 1986
Kosmos Naturführer: Was blüht denn da? 1988
McCutcheon, Marc: Der Kompaß in der Nase - und andere erstaunliche Fakten über uns Menschen, dtv Sachbuch, 1991
Meister-Vitale, Barbara: Lernen kann phantastisch sein, Synchron Verlag, Berlin 1988
Ricco, Gabriele: Garantiert schreiben lernen, Rowohlt Verlag 1984
Rieder, Wollner: Duftführer, Selbstverlag Börwang 1992
Süskind, Patrick: Das Parfum, Diogenes 1985
Van der Meer, Ron und Atie: Zunge meldet Sahneeis, Carlsen Verlag 1988
Werner, Monika: Ätherische Öle, GU, 1993
Zeitschriften: „Forum Essenzia" Ein Forum für Aromatherapie und Aromapflege, Panoramastr. 17, 8961 Moosbach/Sulzberg

Someo

Duft- und Steinkarten

Mit unseren Karten werden Duftöle und Edelsteine zu liebevollen Geschenken.

Someo Verlag
Andreas Jerman
Wörishofener Str. 26
87600 Kaufbeuren
Tel/Fax: 0 83 41 / 86 34